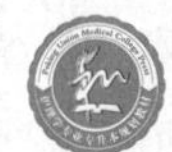

全国普通高等医学院校护理学专业规划教材

护理心理学

供护理学（专科起点升本科）及相关专业使用

主　编　李红玉　王　研

中国协和医科大学出版社
北　京

内容提要

本教材是“全国普通高等医学院校护理学专业规划教材”之一，系根据本套教材的编写指导思想和原则要求，结合专业培养目标和本课程要求的教学目标编写而成。内容涵盖了绪论、心理学基础知识、应激与心理健康等，注重阐述经典的心理学知识在临床心理护理实践中的应用，反映了本学科教学及理论研究的新进展、新成果。此外，本教材还增加了教学课件、思维导图、能力测试等数字资源，丰富了教材内容，增强了线上和线下教学的联动性，以提升学生学习的主动性和积极性。

本教材主要供护理学专业（专科起点升本科）使用，也可供其他起点护理学专业使用，还可作为广大护理专业教师、临床护理人员使用的参考书。

图书在版编目（CIP）数据

护理心理学／李红玉，王研主编．-- 北京：中国协和医科大学出版社，2024.8

全国普通高等医学院校护理学专业规划教材

ISBN 978－7－5679－2396－6

Ⅰ.①护…　Ⅱ.①李…　②王…　Ⅲ.①护理学－医学心理学－医学院校－教材　Ⅳ.①R471

中国国家版本馆CIP数据核字（2024）第092220号

主　　编　李红玉　王　研

策划编辑　张　晶

责任编辑　郑成巍

封面设计　邱晓俐

责任校对　张　麓

责任印制　黄艳霞

出版发行　**中国协和医科大学出版社**

（北京市东城区东单三条9号　邮编100730　电话010－65260431）

网　　址　www.pumcp.com

印　　刷　三河市龙大印装有限公司

开　　本　889mm×1194mm　1/16

印　　张　16.5

字　　数　410千字

印　　次　2024年8月第1版

版　　次　2024年8月第1次印刷

定　　价　66.00元

全国普通高等医学院校护理学专业规划教材
建设指导委员会

周谊霞（贵州中医药大学）
郑琳琳（辽东学院）
孟红英（江苏大学）
赵　冰（沈阳医学院）
赵丽萍（中南大学）
姜兆权（锦州医科大学）
韩　琳（兰州大学）
裘秀月（浙江中医药大学）
臧　爽（中国医科大学）

全国普通高等医学院校护理学专业规划教材
评审委员会

编者名单

主　编　李红玉　王　研

副主编　才　岩　胡丹红

编　者　（按姓氏笔画排序）

才　岩（锦州医科大学）

王　茹（锦州医科大学）

王　研（辽东学院）

王　宪（浙江中医药大学）

王凤琴（西安外事学院）

孔令磷（湖北科技学院）

石元洪（扬州大学）

许瑞罡（锦州医科大学附属第三医院）

孙妞妞（河南科技大学）

苏爱华（山东第一医科大学）

杜精晴（锦州医科大学）

李　丽（赣南医科大学）

李红玉（锦州医科大学）

吴春燕（山西医科大学）

迟　源（锦州医科大学）

张　瑜（滨州医学院）

张东花（西安交通大学）

赵　莉（赤峰学院）

胡丹红（温州医科大学附属第二医院）

段雅琴（遵义医科大学）

耿秀超（台州学院）

柴树鹰（长治医学院）

徐庆怡（沈阳医学院）

郭先菊（长治医学院）

崔玲玲（锦州医科大学附属第一医院）

符冬梅（锦州医科大学）

符宁宁（辽宁中医药大学）

惠春影（锦州医科大学附属第一医院）

出版说明

党的二十大报告提出，“推进健康中国建设”“把保障人民健康放在优先发展的战略位置”。在这一发展战略下，护理工作的范畴从个体向群体，从医院向家庭、社区、健康服务机构扩展，促进健康、预防疾病、协助康复、康养照护已成为护理专业实践的目标。专业实践领域的扩展和社会需求的源动力，驱动了人才培养的提速。20多年来，高等护理教育的规模迅速扩大，为了不断满足基层医疗卫生机构对高水平、高素质应用型人才的需求，我国大幅提升了护理学专业专升本招生规模。人才培养规模的快速提升，使得依托高质量、有权威的教材对教学活动进行规范，成为现阶段护理学专业专升本教育最为现实的需求。

教材是体现教学内容和方法的载体，在人才培养中起着至关重要的作用。加快推进护理学专业专升本教材体系建设，全面提升教材建设水平，是推动护理学专业建设、护理教育高质量发展的重要基础，是进一步深化护理教育教学改革、提高人才培养质量的重要环节。

为打造适应时代要求的精品教材，中国协和医科大学出版社联合全国40多所医学院校和医疗单位，开创性地组织了本套全国普通高等医学院校护理学专业规划教材（专科起点升本科）的编写工作。来自全国医学院校和医疗单位的300余名从事护理教育教学的教师、学者和临床一线护理工作者、管理者，秉承着护理学专业教材应体现终身教育的理念，在教材建设中对标一流，结合相关国家政策、行业标准，同时，立足当前国内护理学发展实际，紧密结合并充分体现当今护理事业及相关产业发展水平，融合思政内容，进行探索研究，悉心编撰。

本套教材涵盖护理学专业专升本课程共计24门，定位清晰、特色鲜明，具有如下特点。

一、全国首套成体系的护理学专业专升本教材

本套教材作为全国首套针对普通高等医学院校护理学专业（专科起点升本科）的规划教材，坚持“系统思维，明理致用”的编写理念，结合护理学专业专升本人才培养目标定位，找准教材重点、亮点和突破点，特色鲜明。

二、与时俱进，紧紧围绕需求导向

经过长期发展，高等护理学专业教材建设形成了鲜明的专业特色和质量品牌，在教材编写过程中，我们努力做到既遵循教学规律，又适应行业对人才的要求，主动对标健康中国战略需求，突出时代性与先进性，充分满足社会发展对护理学专业人才素质与能力的要求。

三、坚持立德树人，融入课程思政

把立德树人贯穿于教材编写的全过程、全方面，发挥中医药文化育人的优势，指导学生树立正确的世界观、人生观、价值观。

四、突出“三基五性”，注重内容严谨准确

遵循教材编写的“三基五性”原则。三基，即基本知识、基本理论、基本技能；五性，即思想性、科学性、先进性、启发性和实用性。教材编写充分考虑学科间的交叉与融合，注重理论与实践的结合，突出护理学专业专升本特点。

五、加强数字化建设，丰富拓展教材内容

发挥信息化技术的优势，数字赋能教材，以适应现代教育的需求。在纸质教材的基础上，强化数字化教材开发建设，融入更多实用的数字化教学素材，如教学课件、简述题、案例题及自测题等，丰富拓展教材内容。

在编写过程中，我们得到了教材建设指导委员会和教材评审委员会的大力支持和指导帮助，各位编者充分地展现了认真负责的精神，不辞辛劳，在宏大的护理学专业体系中梳理关键知识点，以帮助学生更快、更好地掌握护理学专业核心知识，在此，出版社深表谢忱！教材编写力求概念准确、内容新颖完整、理论联系实际，尽管力臻完善，但难免有不足与疏漏之处，请广大读者批评指正，使教材日臻完善。

前 言

随着现代医学的发展，人们越来越认识到心理健康在疾病治疗和康复过程中的重要作用。护理心理学作为一门交叉学科，不仅关注患者的心理状态，还致力于提高护理人员的心理素质和沟通能力。本教材旨在为护理专业人员提供全面的护理心理学视角，帮助其更好地理解患者的需求，提升护理质量，同时也关注护理人员自身的心理健康。

本教材紧紧围绕中华人民共和国国家卫生健康委员会“十四五”规划教材建设会议精神，力求体现护理心理学学科特点，紧跟研究前沿，将新理论、新技术融入教材编写。本教材在内容和形式上有所创新，每章设置学习目标、案例、思维导图式本章小结及思考题，前后呼应，便于学生复习和掌握主要知识点；另外，每章都设置相关知识拓展，以增强教材的可读性和趣味性。

本教材以心理学基础理论为主线，兼顾教学与临床的实际需要，按照先基础后应用、先理论后实践的顺序进行编排，同时将本学科教学及理论研究的新进展、新成果有机地贯穿其间，使教材在整体内容布局上更加系统和全面，叙述及逻辑性更为清晰。本教材是起点较高、特色鲜明的护理心理学教材，内容贴近临床工作。通过对本教材的学习，学生能够掌握必要的心理学基础理论、心理评估工具、干预方法等，并在实践中有效地应用，以促进患者的康复和心身健康。

本教材主要供护理学专业（专科起点升本科）使用，也可供其他起点护理学专业使用，还可作为广大护理专业教师、临床护理人员使用的参考书。

本教材在编写过程中，得到了中国协和医科大学出版社的大力支持和帮助，在此予以感谢。本教材的编者均是我国护理心理学教学或临床的一线教师，在教材编写、互审过程中，各位编者认真负责、努力工作，在此对所有优秀的编者深表谢忱！

本书的全体编者都以高度负责的工作态度参与了编写，尽管力臻完善，但教材中难免存在疏漏和不足，敬请读者和同行不吝指正，及时提出宝贵意见与建议，以期再版时改进和完善相关内容。

编　者

2024 年 5 月

目 录

第一章 绪　　论

教学课件

学习目标

1. 素质目标

（1）培养学生的整体健康观和临床思维，使其具备护理职业精神和人文情怀。

（2）培养学生树立学科交叉的协作意识和职业价值观。

2. 知识目标

（1）掌握：护理心理学的概念、研究任务和研究方法，护理心理学的理论基础。

（2）熟悉：护理心理学的发展历史、现状和趋势。

（3）了解：护理心理学研究的基本原则。

3. 能力目标

（1）能够建立对护理心理学整体的学习认识。

（2）能够掌握主要的心理学基础理论知识，理解学科交叉的意义。

（3）能够理解研究任务，了解将心理疗法应用于临床心理护理的重要性。

案例

【案例导入】

霍桑实验

社会心理学家霍桑1985年在美国西屋电气公司霍桑工厂进行了一项实验，实验过程是这样的：他从工厂选出6名普通装配女工进行实验，实验分为12个阶段。第一阶段，女工们在原车间工作，测量她们的一般效率；第二阶段，把她们转到类似车间的实验室里，测量每个女工的工作效率，其他条件不变；第三阶段，改变先前支付工资的办法，先前支付工资取决于全车间工人（100人）的工作量，现在则取决于她们6人的工作量；第四阶段，增加2次休息，上午1次、下午1次，每次休息5分钟；第五阶段，休息时间延长到10分钟；第六阶段，休息时间增加到6次，每次休息5分钟；第七阶段，工厂给女工们提供简单午餐；在以后的3个阶段，每天提前半小时停工；第十一阶段，工作日改为每周5天；第十二阶段，女工们回到开始时的工作条件。

【请思考】

这个实验的目的是什么？

【案例分析】 

第一节 护理心理学概述

随着医学模式的转变及卫生事业改革的不断深化，护理理念不断更新，促使护理工作的内涵发生了深刻的变化。当前，引入以患者为中心的整体护理，对护理工作提出了新的挑战。护理人员在面临诸多疾病与健康问题时，不仅要做好患者的基础护理，更要时刻注意患者的心理变化。这就要求护理人员应用心理学理论，为患者提供优质的护理服务。因此，随时关注及预测患者的心理变化、满足患者的心理需求、提高患者化解心理危机的能力、促进患者早日康复等成为临床护理工作的重要目标，学习和掌握护理心理学理论知识和实践技能成为现代护理工作者的重要任务。

一、护理心理学的概念

护理心理学（nursing psychology）是在护理学和心理学相结合的基础上，研究护理人员及护理对象的心理现象、心理活动规律及特点的一门交叉学科；是将心理学的理论、方法和技术应用于护理领域，解决护理实践中的心理问题，以期实施最佳整体护理（holistic care）的一门应用性学科。

护理心理学首先是通过心理学理论，阐明护理过程与患者个体、护理人员间的相互作用，揭示其心理学规律；护理人员在了解患者心理需要的基础上，对不同患者开展有针对性的心理护理，调动其与疾病作斗争的勇气，减轻或消除其心理危机，加速其康复的进程。护理人员在提高心理护理水平的同时，也要重视自身心理健康的维护，从而成为符合社会需求的优秀护理人才。

二、护理心理学的学科特点

护理心理学涉及多学科的知识、方法和技术，属于交叉学科；但从基础和应用的角度来看，护理心理学本身既是护理学的一门基础学科，也是临床护理学的一门应用学科。

（一）交叉学科

护理心理学与护理学、心理学、临床医学、预防医学、康复医学、社会学等学科有着密切的联系和交叉。护理心理学既需要用心理学理论阐明护理过程与护理人员、患者个体间的相互作用关系，揭示其心理学规律，体现学科“以人为本”的功能和作用，还需要应用临床医学、护理学等知识，协同解决护理领域中的心理问题。如护理心理学基础内容中，应激的生理防御机制等就涉及了生理学、神经学和生物学等学科的知识；A 型行为的诊断和矫正技术主要应用于心血管领域患者的心理干预，护理人员对患者的健康教育常常涉及预防医学和康复医学等学科的知识；护患沟通、婚姻、家庭、习俗、环境等心理行为问题又涉及人类学、社会学等学科的知识。

（二）基础学科

护理心理学阐述了护理工作中个体心理活动的生物学及社会学基础，心理活动和生理活动的相互影响，以及它们对健康与疾病的发生、发展、转归及预后的作用规律和特点，寻求人类战胜疾病、保持心身健康的基本途径，加深人们对健康和疾病规律的认识，提高整体护理的质量。因此，护理心理学属于护理专业的基础课程范畴。学习和掌握护理心理学理论知识和实践技能，一方面使护理专业的学生和临床护理人员能更加系统全面地认识健康和疾病，在临床护理工作中真正做到以患者为中心，自觉遵循心理行为科学规律为患者服务，提高护理质量；另一方面可以提高护理人员的自身修养，进行自我分析和自我调节，消除学习、工作和生活中的矛盾和压力，提高自身的综合素质。

（三）应用学科

护理心理学不仅是一门基础学科，而且是临床护理工作中非常重要的应用学科。如临床各科室、社区、疗养院，以及康复中心、疾控防疫机构、健康服务中心、戒毒中心、学校的保健部门等，这些领域的护理人员都需要学习和掌握护理心理学的理论知识和技能。护理心理学的发展促进了护理专业的快速发展，若护理人员成功地将护理心理学的理论和技能应用到临床护理工作中，将有效地提升整体护理水平。

三、护理心理学的研究对象

护理心理学的研究对象主要涉及护理对象和护理人员两大范畴。

（一）护理对象

护理对象包括患者、处于亚健康状态的人群和健康人群。

1. 患者 主要是指患有各种躯体疾病、心理障碍或心身疾病的个体。护理心理学主要研究疾病对患者心理活动的影响和心理因素对疾病和健康的作用，以及生理与心理因素之间的相互作用；还研究患者普遍的心理反应和不同年龄段、疾病不同阶段的心理变化特点，以及一般病症和特殊病症患者的心理特点和心理护理方法。

2. 亚健康状态人群 主要指健康状况受到潜在因素威胁的人群，其身体状况处于健康和疾病之间。潜在因素包括社会文化因素、情绪因素、人格因素、不良行为方式等。

3. 健康人 护理心理学研究正常的生理心理活动、健康的生活行为方式和应激的心理防御机制等对健康的维护和促进作用。

（二）护理人员

护理心理学研究在特定职业环境下护理人员的心理特征，护理人员的职业心理素质及其优化的方法，护理人员的心理活动对护理对象的积极影响和消极影响，以及护理人员的心理活动如何受他人或团体的影响等，从而维护和促进护理人员的心身健康。

四、护理心理学的研究任务

护理心理学的任务就是将心理学的相关理论、方法和技术应用于护理领域，指导护理人员解决临床护理中的心理问题，从而提高整体护理的质量，促进自身职业发展。所以护理心理学的研究任务主要包括以下几个方面。

（一）研究患者的心理活动规律及特点

护理心理学重要的研究任务之一是研究各类患者的一般心理活动规律、特殊心理活动特点，以及疾病过程中的心理行为变化规律，以便实施最佳的整体护理。首先，要了解患者患病后心理活动的一般规律。住院患者对医院陌生环境的恐惧、对自身疾病的发生发展及预后的担心等都是患者共同的心理活动，护理人员一定要掌握这些心理活动规律。其次，不同年龄段及不同性别的患者患病后的心理反应各有差异；不同的家庭社会背景、经济收入状况、社会支持系统的患者对同一疾病的心理反应也不尽相同；疾病的不同时期，患者的心理活动也各有差异；患者本身的性格特点及心理承受能力对于疾病的发生、发展和预后都产生不同程度的影响。所以，护理心理学不但要研究患者的一般心理活动规律，更要注重研究患者心理活动的特点，从而更好地提供个性化的心理护理，促进患者早日心身康复。

（二）研究心理社会因素对患者的影响

心理社会因素对个体的健康和疾病及其相互转化具有非常重要的影响。早在2000多年前，我国古代医书《黄帝内经》就记载了“五脏所藏：心藏神，肺藏魄，肝藏魂，脾藏意，肾藏志”“人有五脏化五气，以生喜怒悲忧恐”“喜伤心”“怒伤肝”“忧伤肺”“思伤脾”“恐伤肾”等关于躯体和心理相互作用的论述，注重不同气质类型的人及其性格特点与对疾病反应的关系，把这些因素当作一个整体来认识。所以，在疾病的病因，诊断、治疗和预防方面，中国传统医学都很重视心理因素在其中的作用。西方医学在古希腊时代，也有类似观点，希波克拉底认为，人的身体由四种液体构成，即血液、黏液、黄胆汁与黑胆汁，由此形成不同的体型、气质、个性特点和对生活环境的反应方式，这些因素能影响某种疾病的发生和发展。所以，护理心理学要研究和阐明心理社会因素在疾病的发生、发展和转归过程中的规律，研究心理社会因素（如应激事件、情绪、人格、生活方式）在疾病和健康中的意义及作用，并了解这些因素对患者的遵医行为、治疗效果及患者的生活质量等产生何等程度的影响，特别是对患者的心理活动产生的影响，以便更好地对患者进行整体护理。

（三）研究护理心理评估和干预的理论与技术

护理心理学不仅要研究患者的心理活动特点和规律，而且要在此基础上进一步探讨、评估和干预患者的异常心理活动。一方面，护理人员要掌握正确有效的心理评估技术，能给患者提供客观准确的心理活动量化自评工具，如焦虑自评量表（SAS）、抑郁自评量表（SDS）等，并能建构评估心理护理效果的科学体系。另一方面，护理人员能根据患者当前存在的心理问题、人格特性以及其他生物学表象，结合自身的经验，为患者提供合理有效的护理措施，使其心理问题得到缓解或解决。

（四）研究心理学相关理论、方法和技术

护理心理学的主要任务就是将心理学的相关理论、方法和技术应用于护理领域，指导和解决护理实践中的心理问题。护理人员应针对患者的心理特点和当前存在或潜在的心理问题，依据心理学的相关理论和技术，选择合适的心理干预方法，制定出个性化的心理护理方案，促进患者的心身康复，同时使护理心理学理论和技术不断地完善和发展，从而促进工作质量的提高。

（五）研究如何培养护理人员的职业心理素质

护理人员的主要任务是促进健康、预防疾病、恢复健康和减轻痛苦。要做好这项工作，就要求护理人员必须具备良好的职业心理素质，即忠于职守，富有爱心，具有积极的正性情感、高度的责任心和同理心、良好的情绪调控能力，具有较出色的人际沟通能力、较强的抗挫力、耐受力及心理韧性。同时，护理人员在工作中承载着繁重的工作，随时面临着许多突发事件和意外，因此，现代护理工作对护理人员的职业心理素质提出了更高的要求。而如何培养这些优良的心理品质，是护理心理学重要的研究内容。

第二节 护理心理学的发展历史、现状和趋势

了解护理心理学的发展历史、现状和趋势，对于本学科的学习、研究和未来的发展都具有重要的指导意义。

一、护理心理学的发展历史

德国著名的心理学家赫尔曼·艾宾豪斯（Hermann Ebbinghaus）曾经说过，心理学有着漫长的过去，却只有短暂的历史。真正科学的护理学仅有百余年历史，而护理心理学作为由两门学科交叉产生的新兴学科，历史则更为短暂。但若追根寻源，究其学科思想的发展由来，护理心理学还是一门有着几千年历史的古老学科。

（一）护理心理学的起源

自人类社会诞生之初，护理工作就植入了护理心理学的内容。在人类面对的一切生老病死所采取的相应措施中，都闪现着属于护理心理学职能范畴的多种元素，可见护理心理学思想是伴随着人类社会共同成长的。护理与医疗相辅相成，所以几千年来传统医学理论中关于人的心身的各种论述，无时无刻不在向护理心理学领域渗透，并对护理观念产生深远的影响。有“西医之父”之誉的古希腊名医希波克拉底创建的“体液学说”，主张把人的气质划分为四种不同类型，并认为医治疾病时应考虑患者的个性特征等因素，这对护理工作应根据患者的个性特征做到因人而异产生了很大影响。创立于公元4世纪的大教会病院，视照顾患者伤残与拯救患者灵魂为同等重要，认为护理重于医疗，其主要目的在于帮助人们“洗净灵魂”，最高理想是爱和信心。

在我国医学的漫长发展历史中，护理心理学的思想理念早已初具雏形。我国最早的经典医学论著《黄帝内经》就心理因素等在人体健康与疾病的相互转化过程中的影响曾做过十分精辟的论述，如“喜怒不节则伤脏，脏伤则病起”“怒则气上，喜则气缓，悲则气消，

恐则气下，惊则气乱，思则气结”。这充分说明，中国传统医学早在几千年前就已经注重强调情绪对健康的重要影响了。

（二）护理心理学的发展

自1886年英国弗洛伦斯·南丁格尔（Florence Nightingale）创立现代护理事业以来，护理学经历了三个明显不同的发展阶段，正是在这三个阶段中，护理心理学得以形成和发展。

1. 第一个发展阶段 20世纪40年代以前，生理学、生物学、微生物学、病理学等医学基础学科的逐渐形成和快速发展，极大地促进了医学的发展，“生物－医学”医学模式随之形成。在这种模式的影响下，护理学理论和实践都以疾病为中心，护理工作实行的是功能制护理，即按照人体的不同功能，由护理人员各负其责，这种分工操作是效仿工厂流水作业制造机器的方法，人的整体性、社会性没有得到重视。护理工作的主要任务是协助医生诊断疾病、执行医生的医嘱和治疗方案。这个阶段，护理工作主要关注的是躯体上的病症及其治疗。

2. 第二个发展阶段 20世纪40年代至70年代，随着心理学、社会学的发展，特别是1977年美国医学教授恩格尔（Engel）“生物－心理－社会”医学模式的提出，促使护理学理论和实践进入第二个发展阶段，即以患者为中心的阶段。此后，我国开始实行责任制护理，以患者为中心，由责任护士对患者的心身健康实行有计划、有目的的整体护理。责任制护理中明确提出了心理护理，这一变革是护理事业的巨大飞跃。这一时期最重要的特征是强调对“人”的关注。南丁格尔曾经提出，护士必须“区分护理患者与护理疾病之间的差别，要着眼于整体的人”。护理工作不仅应关心患者的病症和障碍，而且应注意到引起病症或由疾病导致的心理、家庭、社会角色、经济，甚至伦理等方面的问题，心理护理在这一阶段被提升到了重要的地位。

3. 第三个发展阶段 20世纪70年代以来，世界卫生组织（World Health Organization，WHO）提出“2000年人人享有卫生保健”的全球战略目标，充分体现了人类对健康需求的飞跃发展。护理学进入了以人的整体健康为中心的第三个发展阶段，系统化的整体护理模式由西方传入我国，弥补了责任制护理制度的不足。世界卫生组织对健康的定义为“健康不仅仅是没有疾病或异常，而且是生理、心理以及社会适应各方面都要保持最高、最佳的状态”。当这一健康新观念被人们广泛接受时，护理领域即会面对更多与疾病、健康相关的心理学问题。在这一背景下，1988年美国护理学会将护理概念更新为“护理是诊断和处理人类对现存的和潜在的健康问题的反应”。这就更明确地提出，护理对象应包括已患病的人、尚未患病但可能会患病的人、未患病但有“健康问题”的人。

心理护理的范围也从医院扩展到社区、家庭，护理心理学的理论不断得到完善，心理护理的诊断方法和干预技术也不断增多。许多国家相继把心理学作为护理专业的必修课，如在美国高等护理教育的课程设置中，心理学类课程占数百学时；我国各层次护理教育也大都已经实施护理心理学的普及性教学，护理心理学进入了全面、快速、蓬勃发展的时期。1995年11月，中国心理卫生协会护理心理专业委员会（由中国科学技术协会统一领导，辖属中国心理卫生协会的二级学术机构）在北京成立，这是我国护理心理学发展的重要事件，标志着我国护理心理学的学科发展进入了一个新时期。21世纪初，第二军医大学护理学院在全国率先招收护理心理学方向硕士研究生，2005年又在全国率先招收护理心理学方向博士研究生。由此，我国的护理心理学进入了更为稳健、趋于成熟的学科发展阶段。

二、护理心理学的发展现状

随着大健康时代的到来，以“患者的健康”为中心的整体护理观念的确立，护理心理学研究在理论和实践方面均取得了一定的进展。

（一）国外护理心理学的发展现状

1. 强调心身统一的护理心理学发展 1955年，美国护理学者海尔（Hall）首先提出责任制护理。1961年，奥兰多（Orlando）在《护士与患者的关系》一书中第一次使用“护理程序”的概念后，护理领域发生了革命性的进展。1970年，马莎·罗杰斯（Martha Rogers）提出了“人是一个整体”的护理学说，其主要论点为人的自然属性是不可削弱的，人是一个开放的系统，人与其所处的环境是一个综合体。因此，人必须被视作一个多元的整体，包括生理的、心理的、精神的、环境的等多个层面，而不能仅注重其某一方面。1977年，美国曼彻斯特大学恩格尔（Engel）教授提出的“生物-心理-社会”医学模式，进一步强化了护理界将“以人为中心的护理方式”作为工作重点的宗旨，在护理临床实践中，以护理程序为核心，全面收集患者的生理、心理、社会等方面的资料进行评估，提出护理诊断，进而为患者制订并实施心身整体护理计划。护理工作的内容由单纯的疾病护理转变为以患者为中心或以健康为中心的整体护理，临床心理护理通过良好的护患关系及沟通交流，使个性化护理、程序化护理、文化护理和宗教护理等形式得以体现。护理工作除完成各项护理技术操作之外，更多地侧重对人的研究，进一步认识到心理、精神、社会状况和文化对病情转归和健康的影响，从而有效地帮助患者最大限度地达到生理、心理、社会的平衡和适应。护士角色也呈现了综合化的趋势，成为患者的照顾者、教育者、咨询者和健康管理者。在治疗过程中，医生和护士有分工有合作，患者有权参与其治疗和护理等方案的决策。

2. 注重护理人才培养的心理学教育 为了提高护理专业人才适应人类健康事业蓬勃发展所需要的能力，一些发达国家和地区在逐步普及高等护理教育的同时，根据现代护理人才的培养目标，对专业教育的课程设置及人才的知识结构进行了大幅调整，特别强调护士应具有丰富的人文学科知识（包括心理学在内）。一些发达国家的护理教育的课程设置已显著增加了心理学课程的比重，如英国的三年制护理教育，无论是在公共基础课学习阶段，还是在专业理论课学习阶段，都十分重视心理学、交谈与安慰艺术学等课程的学习，以培养具有临床心理护理和生活护理等能力的实用型护士。法国的护理学院课程中，除专业知识外，人文科学占有相当大的比重，如心理学、社会医学、行为学。美国四年制本科护理教育的课程计划中，平均每年有近百学时的心理学课程内容，包括普通心理学、发展心理学、生理心理学、社会心理学、变态心理学、临床心理治疗学，课程中特别强调护患关系及治疗性沟通对患者心身康复的重要性及护士的沟通技能训练。

3. 应用心理疗法于临床实践 心理护理运用心理治疗方法对患者进行心理护理成为国外护理心理学发展的一个特点。在应用过程中，一方面突出强调实用效果，许多研究采用心理量表进行对照测验，取得了肯定的效果；另一方面强调无损患者心身的原则。目前国外较常应用于临床心理护理的心理治疗方法有支持性心理治疗、认知行为疗法、松弛训练法、音乐疗法等。

4. 量性研究和质性研究相结合 国外历来非常盛行在护理心理学研究中运用量性研究揭示患者及家属的心理特点及变化规律，了解心理干预策略和心理护理的效果。而近年来质性研究受到护理学界越来越广泛的重视，众多研究报道采用了质性研究。质性研究可以描述和促进对某些人类经验或经历的理解；另外，质性研究更注重对整体的理解，与护理的整体观念是一致的。质性研究强调主观性、个体性、整体性、相对性，重视意义产生的背景、事实的自然活动性以及现象间的相关性。因此，护理整体观念的本质决定了可以运用质性研究的方法去进一步明确护理现象。例如，对老年人、慢性病患者等的心理问题进行科学研究，均取得了显著效果。这些研究的开展，提高了护理心理学的科学性和实践价值，对学科发展起到了极大的推进作用。

（二）国内护理心理学的发展现状

1. 学科建设日趋成熟和完善 自 1981 年我国学者刘素珍提出“应当建立和研究护理心理学”以来，我国的护理心理学研究逐渐深入人心，其科学性以及在临床护理工作中的重要性得到普遍认识和接受，并引起护理学界及卫生行政管理部门的高度重视。1991 年，人民卫生出版社出版的《医学心理学》，将护理心理学归为医学心理学的一个分支学科。1995 年 11 月，中国心理卫生协会护理心理专业委员会在北京正式成立，护理心理学领域有了国内最高层次的学术机构。1996 年在四川成都华西医科大学召开的高等教育护理专业教材编审委员会会议上，护理心理学教材被正式命名为《护理心理学》，并被列为“九五”国家级重点教材。自此，护理心理学成为一门独立的学科。随着人类健康事业的发展，护理心理学作为一门具有心理学本质属性、应用于护理实践领域的新兴独立学科，在进一步确立学科发展目标、构建独特理论体系、探索临床应用模式的过程中逐渐走向成熟。

2. 护理心理科研活动开展广泛 随着系统化整体护理在我国广泛开展，心身疾病的发病率和病死率不断提高，心理因素对疾病的发生、发展和转归影响巨大，广大临床护理工作者也积极投入到护理心理的具体工作和科研活动中。在从事护理心理工作的同时，对患者心理活动共性规律和个性特征进行科学研究，护理心理学方面的论文已经由经验描述性向科学统计方面转化。同时，论文质量在不断提高，论文内容更加丰富，更具有指导性、创新性和可行性。这些对心理诊断、心理护理程序、心理评估体系、护理人员选拔及培训都起到了积极的推动作用，促进了护理心理学专业的发展。但是，还必须清醒地看到，护理心理必须着眼于学科的长远发展，把广大护理人员的满腔热情引导到“瞄准学科前沿，力求开拓创新”的高水平发展的轨道上来。

3. 护理心理在临床中的广泛应用 随着医学模式的转变，临床护理工作内容和范围的拓展，护理心理学的地位和作用日益突出，广大临床护理人员积极探究针对性的心理护理方法，根据患者的人格心理特征、对疾病的反应和承受能力、社会角色和社会经历不同等，广泛开展了针对不同的个体实施个性化心理护理措施，在提高了心理干预质量和效果的同时，有效地推动了我国护理心理事业的发展。在实际工作中，部分护理人员仅局限于一般的宣教式心理护理，缺乏具体的、有针对性的心理护理措施，对患者心理问题也缺乏动态研究。值得欣喜的是，我国护理人员对护理心理重要性的认识已越来越深刻。他们强烈渴望提高心理学知识水平和心理护理技能；众多护理心理学教育工作者也在积极探索，寻求教学改革之路；临床护理管理者和护理人员也在探索临床心理护理的工作模式，创新护理心理的方法。我们相信，随着社会的发展、科技的进步和人类健康意识的加强，护理心理学在构建独特的理论体系、明确学科发展目标的过程中，会逐渐走向成熟。

三、护理心理学的发展趋势

随着科学技术的发展，心理学研究在心理社会因素与健康的关系方面已取得了重大进展，力求有效地控制不良心理社会因素对健康的影响。心理护理也应该进一步加强和完善，使护士能更好地发挥保护健康、促进健康的作用。

1. 护理心理学的发展促进人类健康的发展 在高速发展的现代化社会环境下，人类的健康受到更多心理压力的困扰，心理社会因素在许多疾病的发生、发展和防治中的重要作用已得到医学界的高度重视。护理心理学正与临床心理学、咨询心理学等学科一起，成为人类健康事业的最重要支撑。

现代社会的高速发展，突出了心理社会因素对人们健康的威胁，如精神疾病、心理压力所致社会生活事件增多，与社会心理因素密切相关的心脑血管疾病、肿瘤等发病率大幅增高且发病年龄显著提前；社会发展和生活节奏等变化，都可对个体心身健康造成直接威胁，均需要卫生保健事业的提前干预。护理心理学的理论研究与实践探索，无疑可以更好地为维护人类心身健康提供服务。

2. 护理人员的心理学知识和心理护理技能不断提高 临床护理人员参加各种形式的继续教育提高其心理护理能力。心理护理继续教育的心理学知识和技能课程体系参考国家心理咨询师培训课程的设置，理论基础包括普通心理学、发展心理学、生理心理学、社会心理学、变态心理学、健康心理学等，技能包括心理诊技能、心理咨询技能、心理测试技能。护理人员的心理护理继续教育如果能在结合护理临床经验的基础上进行心理咨询的专业培训，并取得相应的资格证书，既可以使护士的专业技能得到提高，也可以使心理护理的专业严谨性和资格合法性得到很好的保证。我国正逐渐完善各种技术准入制度，护士通过取得相应的资格证书来保障职业学术活动的严肃性和患者的合法权益。

为在校护生设置的心理护理课程密切结合临床，提高和患者沟通的能力，同时培养学生共情、真诚和热情的人格特质。护理心理学教学不断改革，在教学中以激发学生的兴趣、诱发学生的积极情感、启迪学生的创造性思维为教学目标，同时结合实验录像、幻灯、情景模拟实验和问卷测量等设计多种实验课教学方式以加深学生理解和印证心理学基础知识，使学生能准确评估患者心理状态、正确评价治疗和护理效果。海斯（Hayes）等研究已发现，学习心理护理课程的同时进行临床实践，可使学生在沟通、共情、心理学知识和技能的掌握方面都得到发展。

3. 心理护理的研究方法不断创新 人的心理活动是复杂的，促进心理健康的方式也应该是多样化的。护理人员利用与患者密切接触的机会，结合心理学知识，可以不断探索研究新的心理护理理论与技能，促进心理护理和心理治疗的发展，如对高龄患者实施愉快因子刺激疗法。明登（Minden）研究证实，使用幽默疗法对精神疾病患者的健康恢复有良好效果。护理心理学与健康心理学一样，虽然相关工作的开展大大提高了护理质量，但还处在不断发展的过程中，其理论体系、方法和技术、运用范畴都需要在实践中不断完善。

第三节　护理心理学的相关学科

近百年来，心理学的迅速发展也带动了护理心理学的发展。一方面，因为实际生活的需要，在高速发展的现代化社会环境下，心理因素越来越受到人们的重视；智力开发、人才培养引起了社会各界的普遍关注；心理社会因素带来的威胁为人们所熟知，人们必须采取对策。这一切都推动了护理心理学的研究。另一方面，由于关系密切的学科飞速发展及其与心理学的相互影响，形成了很多与心理学交叉的新兴分支学科，护理心理学就是得益于这种学科裂变。下面具体介绍一些与护理心理学发展关系密切的学科。

一、基础类相关学科

1. 生理心理学　探讨的是心理活动的生理基础和脑的机制，主要研究神经系统的结构及内分泌系统与心理功能的关联。这些研究包括脑与行为的演化、脑的解剖与发展及其和行为的关系，诸如认知、运动控制、动机行为、情绪和精神障碍等心理现象和行为的生理机制，以及神经过程及神经机制。这些研究可以揭示心理现象和它的物质本体，科学地解释各种心理现象，涉及本能、情绪、动机、学习与记忆等活动等，是详细介绍人的日常行为及经验的生物学规律的学科。护理心理学的某些基础知识均来源于生理心理学，因此生理心理学也是护理心理学的入门学科，在帮助学生理解及掌握心理学知识方面奠定了基础。例如，损伤海马会引起遗忘、刺激颞叶会使人回忆起童年的事情。生理心理学的研究成果，对指导临床护理实践、临床心理护理工作有重要的意义。

2. 神经心理学　主要阐述大脑与心理活动的关系。神经心理学分为实验神经心理学和临床神经心理学。临床神经心理学与医院神经科的心理护理工作关系密切，大量的心理护理工作在揭示了某些心理现象的神经机制的前提下进行，而实验神经心理学又是临床神经心理学的基础。因此，神经心理学为护理心理学的发展及临床心理护理工作提供大量的基础理论知识。

3. 变态心理学　研究行为的非正常偏离，揭示不正常心理现象的原因、种类及规律等。变态心理学与医院精神科的心理护理关系较密切。精神科心理护理的某些理论及证据来源于变态心理学，它使心理护理工作在有证可循、有据可依的基础上得以高效顺利进行。

二、临床类相关学科

1. 临床心理学　主要研究及解决临床心理问题，包括心理评估、诊断、治疗、会谈、咨询等工作。有专家学者将临床心理学定义为主要研究人类及人类的心理问题，旨在帮助人们调整及解决心理问题，进而改变人们的行为方式，并最大限度地发挥人类的潜能。其宗旨与护理心理学的宗旨基本一致，因此护理心理学临床工作中大量的心理学知识及技术在防病及治病中的应用均来源于临床心理学。

2. 咨询心理学 对正常人解决生活、家庭、职业、婚姻及教育等方面的心理学问题进行指导帮助，也对神经症、心身疾病及处于恢复期的精神病患者及其家人就疾病恢复过程中的护理、康复问题进行指导。咨询心理学与临床心理学有大量相似之处，主要不同是前者更多用于职业咨询及解决个人烦恼。虽然咨询心理学与护理心理学有很大的交叉和重叠，但掌握了咨询心理学，护理人员在临床工作中能够适当地指导及帮助更多非患者的咨询者。

三、其他相关学科

1. 康复心理学和缺陷心理学 康复心理学是研究如何解决伤残患者、老年人及慢性病患者存在的心理行为问题，促使其适应生活、工作及社会，从而最大限度降低其不能自理程度。缺陷心理学研究生理或心理缺陷者的心理行为问题，通过对伤残患者指导及训练，使其在生理及心理方面得到一定补偿。因此，这两门相近的学科可看作护理心理学在康复医学方面的相关学科。

2. 心身医学 被广泛认为即心理生理医学，主要研究心身疾病（psychosomatic disease）的发病机制、诊断、治疗及预防，研究生理、心理与社会因素三者如何相互作用，从而影响人类的健康。应用心身医学的有关知识，护理人员即可根据不同心身疾病的发病机制及影响因素，有针对性地对心身疾病患者实施高效的心理护理，并向患者及家属进行疾病知识宣讲，从而加快心身疾病患者的康复进程，也能起到对心身疾病的预防作用。

3. 行为医学 是行为科学与生物医学相结合的交叉学科，研究有关疾病和健康的生物医学和行为科学的知识及技术，并将这些知识及技术应用于疾病的诊断、治疗、康复及预防。目前行为医学研究重点在将行为治疗方法应用于临床及常见的不良行为，如酒精依赖、烟草依赖、A 型行为及多食肥胖。护理人员可在了解行为治疗技术的基础上，掌握如何通过心理护理提高患者的行为治疗依从性，在提高行为治疗效率的同时，加快患者的康复进程。

第四节 护理心理学的理论基础

作为交叉学科，心理学理论是护理心理学的重要来源和理论基础，心理学的技术、方法和知识推动了护理实践，有助于改善和提高整体护理的质量和水平。这些理论各具特色，能从不同角度、用不同研究方法分别解释心身问题，在护理工作中各具实际应用价值。主要介绍以下几种基本理论：精神分析理论、人格结构理论、性本能理论、心理防御机制理论、行为主义学习理论、认知理论和人本主义理论。

一、精神分析理论

精神分析理论（psychoanalytic theory）属于心理动力学理论，是阐述人的精神活动，包括欲望、冲动、思维、幻想、判断、决定、情感等，在不同的意识层次里发生和进行，分为意识、潜意识和前意识三个层次。该理论是由奥地利精神科医生西格蒙德·弗洛伊德（Sigmund Freud，1856—1939 年）于 19 世纪末 20 世纪初创立的。精神分析理论是现代心理学的奠基石，它的影响远不止局限于临床心理学领域，它对于整个心理科学乃至西方人文科学的各个领域均有深远的影响，甚至可与达尔文的进化论相提并论。

1. 意识（consciousness） 指个体能够觉察的心理活动及对可感知的各种外界刺激等产生的心理反应。当集中注意时，个体就会发觉内心存在一个观念、意象或情感，如感知觉、情绪、意志、思维。意识活动是遵循现实原则来行事的，只有合乎社会规范和道德标准的观念才能进入意识。

2. 潜意识（unconsciousness） 指潜伏着的无法被个体觉察的心理活动，主要包括不被社会现实、社会道德和本人理智所接受的各种本能的冲动、欲望和需要等。潜意识虽然不被意识所觉察，但它是整个心理活动中最具动力性的部分，是人类心理活动的原动力所在。正常人的心理活动是在潜意识中进行的，大部分日常行为受潜意识驱动。而且被压抑到潜意识中的各种欲望或观念，如果不能被允许进入意识中，就会以各种变相的方式出现，表现为心理、行为、躯体的病态。

3. 前意识（preconsciousness） 是介于意识与潜意识之间，主要包括目前未被注意或不在意识之中，但通过自己集中注意或经过他人提醒又能被带到意识区域的心理活动和过程。其作用是尽可能按照外界现实的要求和社会道德，来保持对欲望的需求和控制。

二、人格结构理论

根据弗洛伊德的理论，人格是一个整体，这个整体包括三个部分：本我、自我和超我。人格中的三个部分彼此交互影响，在意识与外界接触不同的时间内，对个体行为产生不同的内在动力支配作用（图 1–1）。

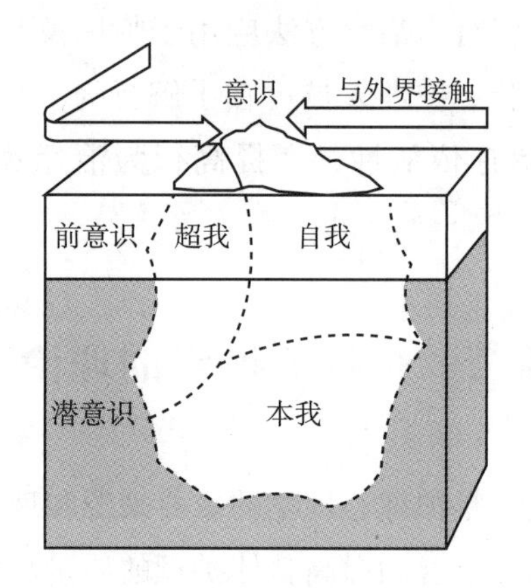

图 1–1 精神分析示意图

1. 本我 是人格结构中最原始的部分，是人格结构深层的基础和人类活动的内部驱动力，从出生之日起就存在。本我由先天的本能、基本欲望所组成，如饥、渴、性。需求产生时，本我要求立即满足，故支配本我的人性原则是“快乐原则”，它从不考虑客观现实的环境，只追求立即得到满足，如婴儿饥饿时要求立即喂奶，决不考虑母亲有无困难。

2. 自我 是个体出生后，在现实环境中由本我中分化发展而产生的。由本我而来的需求，如果不能在现实中立即得到满足，它就必须迁就现实的限制，并学会如何以适当的手段来满足需要。故支配自我的人性原则是“现实原则”。如看到别人吃汉堡，本我很想立即吃到，但自我必须克制自己的欲望，以合适的方式来获得想吃的食物。由此可见，自我在本我的冲动欲望和外部现实对人的制约之间起调节作用，从而使人的行为适应社会和环境。自我的发展及其功能决定着个体心理健康的水平。

3. 超我 是人格结构中居于管制地位的最高部分，是个体在现实生活中，接受社会文化道德规范的教养而逐渐形成的。超我是人格结构中的道德部分，大致相当于人们所说的良知、良心、理性。其特点是按照社会规范、伦理、习俗等来辨明是非和善恶，从而对个体的动机进行监督和管制，使其行为符合社会规范和要求，即按照“完美原则”来指导自我、限制本我、达到自我完美的高度。如以饥饿为例，个体很饿，本我发出需求“我要吃东西”，而此时此刻正在上课过程中——现实；超我认为“课堂上不应该吃东西”，于是自我的应对是“吃东西的欲望应该被压抑”，此时的本我在上课时便被压抑了；课间休息时间，此时现实的条件改变了，超我的观念中也允许了，于是本我“吃东西”的欲望便可以满足了。

本我表达基本需要；自我约束本我冲动，以便有足够的时间去寻找现实的手段来满足这些需要；超我决定自我解决问题的策略在道德上是否可以被接受。本我、自我、超我三者相互联系、相互作用，以动态的形式相互结合着。如果三者保持平衡，人格就得到正常发展。但是，三者的行动原则各不相同，所以冲突无法避免，当三者失去平衡或彼此长期冲突，就难免导致个体生活适应困难，甚至演变为心理异常。

三、性本能理论

弗洛伊德认为，人的精神活动的能量来源于本能，本能是推动个体行为的内在动力。人类最基本的本能有两类：一类是生的本能，另一类是死亡本能或攻击本能。生的本能包括性欲本能与个体生存本能，其目的是保持种族的繁衍与个体的生存。弗洛伊德是泛性论者，在他的眼里，性欲有着广义的含义，是人们一切追求快乐的欲望，性本能冲动是人一切心理活动的内在动力，当这种能量（弗洛伊德称之为“力比多”）积聚到一定程度就会造成机体的紧张，机体就要寻求途径释放能量。弗洛伊德将人的性心理发展划分为五个阶段，即口欲期、肛欲期、性蕾期、潜伏期、生殖期，在每一个阶段都可能发生人格三部分的冲突，如果得不到解决或解决不好，就可能产生人格障碍或成为心理疾病的根本原因。

四、心理防御机制理论

心理防御机制（mental defense mechanism）是自我的一种防御功能。超我与本我之间、本我与现实之间，经常会有矛盾和冲突，这时人就会感到痛苦和焦虑。这时自我可以在不知不觉之中以某种方式调整冲突双方的关系，使超我的监察可以接受，同时本我的欲望又可以得到某种形式的满足，从而缓解焦虑，消除痛苦。这就是自我的心理防御机制。它包括压抑、否认、投射、退化、隔离、抵消转化、合理化、补偿、升华、幽默、反向形成等各种形式。人类在正常和病态情况下都在不自觉地运用这些机制，运用得当，可减轻痛苦，帮助患者渡过心理难关，防止精神崩溃；运用过度，就会表现出焦虑、抑郁等病态心理症状。

精神分析理论在护理心理学中意义重大。精神分析理论是最早的系统解释人类心理及行为的心理学理论，它既可以解释正常的心理现象，又可以解释异常的心理现象。学习此理论，有助于在临床护理工作中深入认识患者心理问题的原因，以及采用适当方式帮助患者缓解痛苦。

五、行为主义学习理论

行为主义学习理论（behaviorism learning theory）又称刺激－反应理论。它认为人的正常和病态行为包括外显行为及其伴随的心身反应模式，可以在学习过程中形成。这样，学习就成了支配行为和影响心身健康的重要因素。通过对行为学习各环节的干预，可以矫正行为问题，进而治疗和预防疾病。它主要包括经典条件反射、操作条件反射、内脏操作条件反射、社会观察学习理论。

1. 经典条件反射理论 20世纪20年代，苏联生理学家巴甫洛夫（Pavlov，1849—1936年）进行了著名的条件反射实验研究。实验中，食物刺激狗的口腔产生唾液分泌反应，此时食物是无条件刺激，引起唾液分泌的反射过程就是无条件反射。无条件反射是本能行为，不是由后天学习获得。如果上述实验中，食物与另一种与唾液分泌原本无关的中性环境刺激（铃声）总是配对出现，那么经过一段时间的训练，单独给予铃声也会引起唾液分泌。此时中性刺激就称为条件刺激，引起的反射过程就是条件反射。条件反射是由后天学习获得的，因而是习惯行为。所以，经典条件反射是指某一中性刺激（铃声、气味、语言等）通过反复与无条件刺激相结合的强化过程，最终成为条件反射，从而引起原本只有无条件刺激才能引起的行为反应。

2. 操作条件反射理论 是桑代克（Thorndike）和斯金纳（Skinner）等行为心理学家通过实验建立起来的。1953年，斯金纳在“斯金纳实验箱”里进行了操作条件的典型实验。在实验中，老鼠在饥饿情况下会产生一系列行为反应（如乱窜寻找食物），但每当其中的一种反应（如按压杠杆动作）出现时，总是可以立即获得食物刺激的结果，这种食物刺激的结果对按压杠杆的行为是一种强化，老鼠逐渐学会通过主动按压杠杆这一行为获取食物，即操作性条件反射形成。

3. 内脏操作条件反射理论 米勒（Miller）于1976年进行的内脏学习实验，证实了内脏反应也可以通过操作性学习加以改变，即内脏操作条件反射。在内脏学习实验中，对动物的某一内脏反应行为，如心率下降，就给予食物奖励，经过这种选择性的定向训练强化，结果动物逐渐学会了“操作”这种内脏行为。

4. 社会观察学习理论 是由美国心理学家班杜拉（Bandura）创立的。该理论认为，人类的许多行为都不能用传统的学习理论来解释，现实生活中的个体在获得习惯行为的过程中其行为并不都得到强化。班杜拉把依靠直接经验的学习（传统的学习理论）和依靠间接经验的学习（观察学习）综合起来说明人类的学习。观察学习是社会学习的一种最主要形式，人类的大量行为都是通过观察他人的所作所为之后进行模仿学习而学会的。

行为主义学习理论在护理心理学中具有现实意义。行为主义学习理论可以解释和解决许多护理心理学问题。例如，固执的性格特点可以在儿童期从父母那里经过学习强化而获得，一种良好的习惯可以经过反复强化固定下来，许多不良行为问题（如吸烟、饮酒、慢性病患者的依赖行为）也可以通过强化固定下来等。利用这些知识，可以促进对患者心理行为问题的理解，指导患者按照行为主义学习理论原则加以注意和矫正。

六、认知理论

认知理论（cognitive theory）是20世纪50年代在美国兴起的一种心理学理论。它不是由某位心理学家独创的，而是由许多学者的努力逐渐发展而成的。较具有代表性的心理学家是美国临床心理学家埃利斯（Ellis）和美国精神病学家贝克（Beck）。

1. 埃利斯的ABC理论 埃利斯认为，激发事件（activating event，A）只是引发情绪和行为后果（consequence，C）的间接原因，而引起C的直接原因则是个体对激发事件A的认知和评价而产生的信念（belief，B），即人的消极情绪和行为障碍后果（C）不是由某一激发事件（A）直接引发的，而是由经受这一事件的个体对它不正确的认知和评价所产生的错误信念（B）直接引起的。他的合理情绪疗法就是促使患者认识自己不合理的信念以及这些信念的不良情绪后果，通过修正这些潜在的非理性信念，最终做出理性的选择。

2. 贝克的情绪障碍认知理论 贝克提出情绪障碍者有独特的认知模式，并开辟了认知行为理论和相应的认知行为疗法。他认为，情绪和行为不是由事件直接引起的，而是经由个体接受、评价，赋予事件以意义才产生的，情绪障碍和行为障碍与适应不良的认知有关。一方面，贝克将情绪障碍认知模型分为两个层次，即浅层的负性自动想法和深层的功能失调性假设或图式；另一方面，他还注意到情绪和认知的互相影响。据此，他用负性认知和情绪障碍的恶性循环来理解情绪障碍的发展和维持。

认知理论在护理心理学中对于患者心理的认知具有深层次的意义。心理障碍不一定都是由神秘的、不可抗拒的力量产生，相反，日常生活中的事情，如错误的学习、依据片面的或不正确的信息做出的错误推论，也会引起心理障碍。在临床护理工作中，可以据此分析患者认识问题背后的价值观等因素，加深对患者心理问题的认识和理解，为开展心理护理工作奠定扎实的护患关系基础，通过改变患者的认知过程和影响这一过程的观念，来帮助患者适应并矫正不良的情绪或行为。

七、人本主义理论

人本主义于20世纪50年代至60年代在美国兴起，20世纪70年代至80年代迅速发展，它既反对行为主义把人等同于动物，只研究人的行为，不理解人的内在本性；又批评弗洛伊德只研究神经症和精神病患者，不考察正常人的心理；因而被称为“心理学的第三种运动”。人本主义的创始人是美国心理学家马斯洛（Maslow，1908—1970年）和罗杰斯（Rogers，1902—1987年）。人本学派强调人的尊严、价值、创造力和自我实现，把人的本性的自我实现归结为潜能的发挥，而潜能是一种类似本能的性质。人本主义最大的贡献是看到了人的心理与人的本质的一致性，主张心理学必须从人的本性出发研究人的心理。

1. 马斯洛的自我实现理论 马斯洛认为，人类行为的心理驱力不是性本能，而是人的需要。他将其分为两大类、五个层次，好像一座金字塔，由下而上依次是生理需要、安全需要、归属与爱的需要、尊重的需要、自我实现的需要五个层次。之后，马斯洛又将尊重的需要之后再加上求知的需要、审美的需要，构成七个层次。人在满足高一层次的需要之前，至少必须先部分满足低一层次的需要。第一类需要属于基本需要，可产生匮乏性动机，为人与动物所共有，一旦得到满足，紧张消除，兴奋降低，便失去动机。第二类需要属于成长需要，可产生成长性动机，为人类所特有，是一种超越了生存满足之后，发自内心的渴求发展和实现自身潜能的需要。满足了这种需要，个体才能进入心理的自由状态，体现人的本质和价值，产生深刻的幸福感，马斯洛称之为“顶峰体验”。马斯洛认为，人类共有真、善、美、正义、欢乐等内在本性，具有共同的价值观和道德标准，达到人的自我实现，关键在于改善人的“自知”或自我意识，使人认识到自我的内在潜能或价值。人本主义心理学就是促进人的自我实现的学科。

2. 罗杰斯的自我理论 罗杰斯以人为中心的治疗目标是将原本不属于自己的、经内化而成的自我部分去除掉，找回属于自己的思想和行为模式。用罗杰斯的话来说，就是“变回自己”“从面具后面走出来”，只有这样的人，才能充分发挥个人的功能。人本主义的实质就是让人领悟自己的本性，不再倚重外来的价值观念，让人重新信赖、依靠机体评估过程来处理经验，消除外界环境通过内化而强加给他的价值观，让人可以自由表达自己的思想和感情，由自己的意志来决定自己的行为，掌握自己的命运，修复被破坏的自我实现能力，促进个体的健康发展。

人本主义理论赋予了护理心理学更加深刻而丰富的意义与内涵。护理工作者掌握人本主义理论，将有助于认识和把握对患者实施的“无条件关注”和“共情理解”等心理策略，帮助患者认识自己内心真实的自己，找回自己的思想情感和行为方式。如马斯洛的需要层次论实质上就是人类基本需要被满足的程度与健康水平成正比，护理就应满足患者各种合理的需要，从而有利于患者的心身健康，提高患者的生活质量。将马斯洛的需要论与以患者为中心的整体护理模式相结合，在提高整体护理质量的同时，进一步丰富了整体护理的内涵。

第五节 护理心理学研究的基本原则与方法

护理心理学是一门新的学科，目前还处于发展探索阶段，其研究原则和研究方法一直跟随着人类科学研究的发展轨迹。随着心理学和护理学研究的深入和科学的进步，护理心理学的研究方法也会逐渐成熟起来。

一、护理心理学研究的基本原则

1. 客观性原则 即实事求是原则，既不能歪曲事实，也不能主观臆断。研究各种心理现象都应以事物本来的面目进行研究，在设计、收集整理、分析心理资料时，都要有实事求是的态度，不能用主观感受代替客观观察。在护理心理研究和临床护理工作中始终都要遵循客观性原则，以使研究成果真实可靠，护理措施全面有效。

2. 系统性原则 是指要以系统论为基础，把心理护理作为一个整体。各种特殊的心理问题是心理整体系统中的一个组成部分。各种心理现象之间存在动态的联系，从而进行多层次、多因素、多水平的系统分析。因此，在护理心理学的研究中，必须在各个因素的相互作用中去认识整体，考虑各种内外因素及其之间的相互关系和制约作用，反对片面、孤立、静止的临床护理工作。

3. 发展性原则 要求不能用静止的观点研究护理心理学，而要把护理心理活动看作一个不断变化的过程，用发展的观点去认识心理活动。任何心理现象都是处于不断发展变化中的，即便是较稳定的心理特征，在较长一段时间内，由于各种因素的作用也可能发生变化。因此，在研究心理护理的过程中，一定要坚持动态发展的原则。

4. 医学伦理学原则 是评价医护人员医疗行为善恶的基本标准，是整个医德规范体系的总纲和精髓，它要求研究者对在研究过程中所收集到的个人资料，实行严格的保密原则，未经被研究者本人允许，不得将任何涉及个人的原始研究资料公之于众；研究者必须奉行被研究者自愿的原则，不能采取强迫命令的手段强求其参与某项实验，即使被研究者在研究中途提出中止合作的要求，研究者也应从维护被研究者的个人权利出发，尊重他们的选择。

二、护理心理学研究的方法

护理心理学研究的基本的常用方法有观察法、实验法、调查法和测验法。每种方法都涉及研究设计要解决的问题，采用合适的搜集资料的方法，并按照一定的研究程序进行资料分析。

（一）观察法

观察法（observation method）是在自然情境或预先设置的情境中，对个体或团体的行为活动进行观察和记录，从而探究两个或多个变量之间存在何种关系的方法。观察法是科学研究中最为古老、应用最为广泛的一种方法。根据划分的依据不同，观察法可分为不同的种类。

1. 根据是否预先设置情境划分 可分为自然观察法和控制观察法。

（1）自然观察法：是在不加任何人为干涉的自然情境中，对研究对象的言谈、举止、行为和表情等进行观察、记录和分析，从而解释某种行为变化规律的方法。自然观察到的内容虽然比较真实，但由于影响个体活动的因素众多，难以对自然观察的结果进行系统推论。此观察法中，研究者不能直接引发所要观察的行为，故可能出现所要观察的行为一直不出现，从而浪费时间的情况。

（2）控制观察法：是指在预先设置的观察情境和条件下进行观察的方法，其结果带有一定的规律性和必然性。如在具有单向透视窗的房间，将一切可变因素予以控制，然后再观察个体的活动。在进行有关儿童行为、社会活动或动物行为的观察时，多采用此观察法。控制观察法可以让研究者主动引起自己所感兴趣的行为，但也降低了研究结果的真实性。

2. 根据观察者的身份划分 可分为参与性观察和非参与性观察。

（1）参与性观察：观察者主动参与被观察者的活动，作为被观察者的一员，将所见所闻随时加以观察记录，但不干预被观察者的活动。

（2）非参与性观察：观察者不参与被观察者的活动，以旁观者的身份进行观察并记录被观察者的行为。

需要指出的是，无论采用哪一种观察法，原则上都要尽量客观，不应使被观察者发现自己被别人观察而影响观察的效果。

（二）实验法

实验法（experimental method）是在控制的情境下，研究者有系统地操纵某种变量的变化，来研究这种变量的变化对其他变量所产生的影响。简单地说，就是研究自变量的变化与因变量的变化之间存在何种关系。实验法主要分为实验室实验和现场实验两种形式。

1. 实验室实验 这是在实验室条件下，严格控制各种无关变量，借助一定实验仪器所进行的实验。此方法可以精确观察和记录实验变量（自变量）与反应变量（因变量）之间的数量关系，以分析和研究其中的规律。实验室实验最大的优点是对无关变量进行了严格的控制，对自变量和因变量可进行精确的测定，实验结果精确度高。其主要缺点是实验情境是人为的，脱离实际情境，难以将结论推广到日常生活中。

2. 现场实验 在日常生活条件下，对实验条件适当控制所进行的实验。其优点是把需要研究的内容与实际情境结合起来，研究问题来源于现实，具有直接的实践意义。其缺点是容易受到无关因素的影响，不容易严密控制实验条件，精确性较差。现场实验是护理心理学研究常用的方法，如设计护患沟通的模拟情境，请人扮演患者，以了解护理人员的人际沟通能力等；研究“住院患者心理状态与疾病的发展及转归的相关性”，即需以病房为现场开展实地研究。

（三）调查法

调查法（survey method）是以调查者所要了解或关心的问题为范围，预先拟定问题，通过被调查者自由表达其态度或意见而获得资料，并对资料加以分析研究，以了解客观事实的一种方法。调查法可以采用两种不同的方式进行，一种方式是问卷调查，也称问卷法；另一种方式是访谈调查，也称访谈法。

1. 问卷法 是调查者事先拟好调查问卷，由被调查者在问卷上回答问题，然后收集问卷对其内容进行逐条分析研究。问卷发放可集中发放或个人发放，也可邮寄，因此可以同时调查很多人。问卷法的研究质量取决于调查者的思路（研究的目的、内容、要求等）、问卷设计的技巧及被调查者的合作程度等，如问卷所设计的提问能否反映调查者的研究重心、指导语能否让被调查者一目了然、设问策略得当与否、结果是否便于统计分析，开放式问卷的题量适中与否、能否引起被调查者的回答兴趣，封闭式问卷有无一致的答卷标准、分级适当与否等。

2. 访谈法 是通过与被调查者面对面会谈，了解其心理活动，同时观察其在交谈时的行为反应，以其非语言信息补充、验证所获得的语言信息，经记录、分析得到研究结果的方法。采用这种方法要注意以下几点：调查者要事先拟好提纲，交谈时要注意把握内容和方向；谈话应在轻松的情况下进行；对被调查者的回答（包括反应的快慢、伴随的表情和动作、具体的回答内容等）要详细记录。访谈法在临床护理心理过程中应用广泛，如了解患者在进行某项特殊治疗或检查前的心理反应，可采取与患者面对面交谈的方式，了解其焦虑水平、应对方式、对治疗的期待等。

调查法的优点是能够同时收集到大量的资料，使用方便，并且效率高，故被广泛应用于护理心理学的研究中。调查法的缺点是研究结果难以排除某些主客观因素的干扰，特别是被调查者回答问题时的态度影响，这是调查者难以把握的，因而资料的真实性易受到影响。

（四）测验法

测验法（measurement method）是通过运用标准化的心理测量工具对被研究者的某些心

理特点、行为表现进行测量，以研究其心理活动的方法。此方法通常被用来确定被研究者某些心理品质的实际水平。所使用的测验量表必须标准化，是经过信度、效度检验且有比较标准（常模）的测量工具。测验的内容必须具备适用性和科学性。护理心理学研究主要使用测评人格、行为、症状等量表，一般不采用智力测验量表。如“护理人员的个体人格与职业角色的匹配性研究”“心身疾病与人格特质的相关性研究”均需采用测验法。

心理测验最大的优点是能数量化地反映人的心理发展水平和特点，为临床心理护理提供依据。但必须明确指出，各种测验量表尚在完善之中，对测验结果的采信不能绝对化。同时测验法对使用者的要求也较高，测验法的使用者必须接受过专门训练，解释结果要谨慎全面，不能偏颇、妄断。

护理心理学的研究方法远不止这些，除了上述四种比较常用的方法，还有个案法、内省法等。每种研究方法都有各自独特的优点，但也都有局限性。因此，在研究和应用的过程中，不能单独采用某一种方法，应根据客观现实的需要，几种方法兼而用之，使之能互相补充，提高护理心理学研究水平，优化临床心理护理方案。

知识拓展

脑成像技术

人们一直迫切希望找到一种方法，能够“看见”整个脑部在一个人做出反应、进行思考或想象时的活动情况。计算机辅助脑成像技术使这一梦想得以实现。下面简要介绍目前几种常见的脑成像技术。

计算机断层扫描（CT）：计算机辅助的X射线扫描在对脑部疾病和损伤的诊断中起着革命性的作用。传统的X线检查最多只能产生一幅脑部阴影的图像，这样的影像分辨率不高。为了解决这个问题，研究者设计了CT。

功能磁共振成像（fMRI）：是MRI的一种运用和深入发展。在心理学研究中，fMRI被广泛应用于探测认知功能的源定位，如感觉、知觉、运动、记忆、语言、思维、决策以及儿童大脑发育等研究。

正电子发射体层成像（PET）：PET也许是目前脑成像技术中应用最多的方法之一。在含有微量的放射性核素葡萄糖溶液进入血液被脑吸收后，PET能检测到这种溶液发射的正电子。脑工作时必须消耗能量，这样PET扫描就能显示脑的哪个区域在消耗更多的葡萄糖。

脑电图（EEG）：脑电图的价值是使我们能够清晰地看到脑总体活动水平的升降状况。脑电图可以揭示脑瘤、癫痫和其他疾病，也可以揭示在睡眠和其他意识状态下的脑活动情况。

心理活动扫描技术（MANSCAN）：MANSCAN是EEG的改进装置，一般的EEG只有能够记录16点或30点EEG数据的软头盔，而MANSCAN却有能够记录124点EEG数据的软头盔，计算机在对脑波活动进行追踪的同时，其数据就并入一个MRI扫描成三维脑成像。

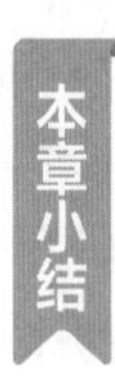

思考题

1. 简述护理心理学的概念、研究对象和研究任务。

2. 护理心理学国内外的发展现状如何？

3. 详述与护理心理学相关的学科有哪些？

更多练习

（李红玉　迟　源　才　岩）

第二章　心理学基础知识

教学课件

学习目标

1. 素质目标

（1）培养学生对情绪的整体认知。

（2）培养学生对人生观和价值观的建立。

（3）培养学生对知识主动探索求知的兴趣路径。

2. 知识目标

（1）掌握：感觉、知觉、记忆、思维、注意、人格、需要、动机、兴趣、能力、气质、性格的概念，需要层次理论，动机冲突的种类、能力的种类、常见的气质类型。

（2）熟悉：记忆的基本过程、记忆的分类。

（3）了解：心境、激情、应激三种情绪状态的区别。

3. 能力目标

（1）能够了解心理过程与健康的关系。

（2）能够利用遗忘的规律培养良好的记忆习惯与能力。

（3）能够理解表达情绪情感的重要性与职业倦怠之间的联系。

案例

【案例导入】

记忆实验

记忆实验是心理学研究中的一个重要领域，它涉及如何存储、编码和检索信息的过程。以下是一些著名的记忆实验案例。

系列位置效应：这个效应描述了在一系列项目中，不同位置的项目被记忆的效果是不同的。通常，人们会发现列表的开始和结尾部分更容易记住，这被称为首因效应和近因效应。一个典型的实验是帕金（Parkin）在1993年进行的自由回忆任务实验，其中观察到负近因效应，即近因部分的回忆率低于其他部分。

遗忘症患者：亨利的案例是一个非常特殊的记忆研究案例。他因为接受了海马切除手术而导致严重的遗忘症，无法形成新的长期记忆。

内隐记忆：内隐记忆是指不需要有意识地回忆就能表现出来的记忆，例如骑自行车或打字。研究者通过实验性分离的方法来证明内隐记忆和外显记忆是不同的。这些研究表明，即使在无法意识到的情况下，先前的经验也能影响行为。

记忆模型：随着计算机技术的发展，研究者尝试通过数学模型来模拟记忆过程。

感觉记忆：斯伯林的感觉记忆实验通过局部报告法增加了声音的种类，从而扩大了记忆容量。

【请思考】

系列位置效应现象与注意力的联系是什么？

【案例分析】

心理学是一门介于自然科学和社会科学之间的边缘科学。早期的心理学研究属于哲学的范畴。1879 年，德国心理学家冯特在莱比锡大学建立了世界上第一个心理学实验室，标志着心理学成为一门独立的科学。本章将对人的心理活动进行阐述。

第一节　心理现象与心理实质

一、心理现象

心理学（psychology）是研究心理现象及其发生、发展规律的科学。心理现象（mental phenomenon）是个体心理活动的表现形式，是一个复杂的、多水平的反映系统。例如，人能看到五彩缤纷的世界，听到优美动人的乐曲，记忆丰富的知识，借助语言符号把握事物的本质和规律，还能通过活动去满足自己的各种需要，并产生七情六欲等，这些都属于心理现象。

一般把心理现象分为两个方面：心理过程和人格。心理过程和人格是相互联系、相互制约的两个不同方面。人格是在心理过程的基础上形成的，同时，已形成的人格又制约一个人心理过程的进行，并在心理过程中得到体现，使得每个人在认知、情感、意志等方面表现出明显的人格差异。

二、心理实质

人们对心理实质的认识经历了很长的历史时期。在辩证唯物主义思想指导下，现代心理学吸取各种科学研究的成果，对人的心理实质做出了科学的阐述。心理是脑的功能，脑是心理的器官。

（一）心理是脑的功能

长期以来，人们一直认为心脏是心理活动的器官。随着科学的发展，人们逐渐认识到心理活动的器官是脑而非心脏。清代著名医生王清任通过解剖和临床病理研究，于1830年提出了“灵机、记性不在心而在脑”的著名论断，明确指出脑是心理的物质载体（即表达器官）。巴甫洛夫的高级神经活动学说进一步揭示了心理是脑的功能。物种进化史及个体发育过程也证明心理的发生、发展与脑的发育密切相关。临床观察也证明，人脑的一定部位受到损伤时，除生理功能障碍外，也会引起相应的心理功能的丧失。

（二）心理是人脑对客观现实的主观反映

心理是脑的功能，但心理活动并不是人脑凭空产生的，只有当客观事物作用于人的感觉器官时，人们才能产生感觉、知觉、记忆等心理现象。无论简单或复杂的心理现象的产生，都离不开客观现实。如人们可以想象出猪八戒、孙悟空等现实生活中不存在的形象，但构成这些形象的原始材料仍然来源于客观现实。因此，客观现实是人的心理活动产生的源泉，如果没有客观现实的刺激作用，即使有健全的大脑，也无法引起相应的心理活动。客观现实包括自然现实和社会现实。其中，社会现实对人的心理起制约作用。印度“狼孩”事例表明，心理的健康发展是社会学产物，没有来自社会生活的实践，仅有健全的大脑，也不会产生健康的心理。

作为人脑对客观现实的反映，心理的形成和发展以人的活动为中介，而活动通过主体与客体的相互作用表现出来。人们已有的知识经验、情绪情感、意志及人格特点等主观因素必然会影响人们对客观现实的反映。不同的人对同一事物会产生不同的反映，甚至同一个人在不同的时间、情境下对同一事物也会产生不同的反映。因此，心理是人脑对客观现实的主观映象。

第二节 心理过程

一、认知过程

（一）感觉

1. 感觉的概念 感觉（sensation）是人脑对直接作用于感觉器官的客观事物的个别属性的反映。感觉是最基本、最简单的心理活动形式，是人们认识客观世界的开端。人们只有通过感觉才能获得各种信息。

感觉虽然是最简单的心理活动，但在人们的生活中却具有十分重要的意义。首先，感觉提供了内、外环境信息。人们通过感觉不仅认识客观刺激物的各种属性，如颜色、气味；还能认识自身内部的各种状态，如饥饿、寒冷，从而有可能调节自己的行为。没有感觉提供的信息，人就不可能实现自我调节。其次，感觉是保证机体与环境平衡的重要条件。人类的正常生活，离不开感觉提供的各种信息，信息不足或超载都会破坏信息平衡，影响人类健康。

知识拓展

感觉剥夺（sensory deprivation）实验

20世纪50年代，心理学家赫布（Hebb）在麦吉尔大学首先进行了感觉剥夺实验：在封闭的房间里戴上半透明护目镜，剥夺了被试的视觉；用棉手套和卡片纸做的护腕，剥夺了被试手指的触觉；用耳边嗡嗡作响的空调机，干扰了被试的听觉。几个小时后，被试变得焦躁不安。随着时间的延长，被试有焦虑、恐惧、幻觉出现，思维混乱。实验表明，剥夺了人的感觉，所有高级的心理活动都会受到影响。

2. 感受性和感觉阈限 感受性（sensitivity）是指感觉器官对刺激的感觉能力，其高低程度可以用感觉阈限（sensory threshold）来衡量。感觉阈限可分为绝对感觉阈限和差别感觉阈限。

人的感觉能力是有限的，并不是所有刺激都能引起感觉，刺激物至少要达到一定的量才能引起感觉。刚刚能引起感觉的最小刺激量称为绝对感觉阈限，个体觉察出最小刺激量的能力称为绝对感受性。引起感觉的刺激在数量上可能发生变化，但并非所有的变化都能被觉察，要引起感觉的变化，刺激必须增加或减少到一定数量。这种能觉察出两个同类刺激的最小差别量称为差别感觉阈限，对最小差别量的感觉能力即差别感受性。感受性与感觉阈限之间成反比。感觉阈限越低，感受性越高，感觉越敏锐；反之，感觉阈限越高，感受性越低，感觉越迟钝。人的感受性不是一成不变的，实践活动和专门训练都能使感受性得到发展和完善（如儿童感觉较为敏感、老年人感觉则迟钝）。

3. 感觉的特征

（1）感觉适应：感觉适应是指感受器在同一刺激物的持续作用下导致感受性发生变化的现象。它可以引起感受性的提高或降低，从明亮的日光下进入暗室时，开始什么也看不清楚，过一会才能看清楚物体，表明感受性提高了。游泳时，开始觉得水是冷的，几分钟后就不觉得冷了，表明感受性降低了。大部分感觉都有适应现象，嗅觉的适应性最强，如“入芝兰之室，久而不闻其香；入鲍鱼之肆，久而不闻其臭”。痛觉作为伤害刺激的信号有其生物学意义，很难适应，以提醒个体防止进一步受到损害。感觉适应可以降低个体对不良刺激的敏锐度，从而更好地适应环境，减轻心身负担。但人的适应是有限度的，过度的适应则导致疲劳、降低感受性。

（2）感觉对比：感觉对比是指同一感受器在不同刺激的作用下导致感受性发生变化的现象，包括同时对比和先后对比。不同刺激物同时作用于同一感受器而产生的感觉对比称为同时对比，在视觉中最为常见。例如，从同一张纸上剪下的两个灰色图形，放在白色背景上看起来暗些，放在黑色背景上看起来亮些。不同刺激物先后作用于同一感受器而产生的感觉对比称为先后对比。例如先吃糖再吃中药，感觉中药更苦。

（3）感觉补偿：感觉补偿是指人的某种感觉受损或缺失后，其他感觉的感受性增强的现象。例如，盲人缺失视觉，但其听觉、触觉十分敏锐，可以听声辨位，可以借助触觉阅读盲文等。

（4）感觉后像：客观事物对感受器的刺激作用停止以后，感觉映像并不立即消失，还能保持极短的时间的现象称为感觉后像。感觉后像的发生是由于神经兴奋所留下的痕迹作用，存在于各种感觉中。其中，视觉后像最明显。感觉后像可以分为正后像和负后像。当神经兴奋尚未达到高峰，由于感觉惯性作用残留的后像称作正后像；由于神经兴奋过度产生疲劳并诱导出相反的结果称作负后像。

（5）联觉：对一种感官的刺激作用触发另一种感觉的现象称为联觉。最常见的是“色－听”联觉，如“彩色音乐”就是这一原理的运用。色觉又可以引起温度觉，例如，红、橙、黄色会使人感到温暖，所以这些颜色被称作暖色；蓝、青、绿色会使人感到寒冷，因此这些颜色被称作冷色。

4. 感觉的类型　感觉分为外部感觉及内部感觉，其中外部感觉包括视觉、听觉、肤觉、味觉、嗅觉，内部感觉则包括动觉、平衡觉和内脏觉（图 2–1）。如苹果具有多方面属性，人可以通过眼睛看到它的颜色，通过鼻腔嗅到它的芳香，通过手部皮肤触摸到它的软硬和温度。每种感官只能反映它的某个方面的个别属性，此过程为感觉。感觉不是个人凭空产生的，而是客观事物直接作用于人的感官时产生的结果。

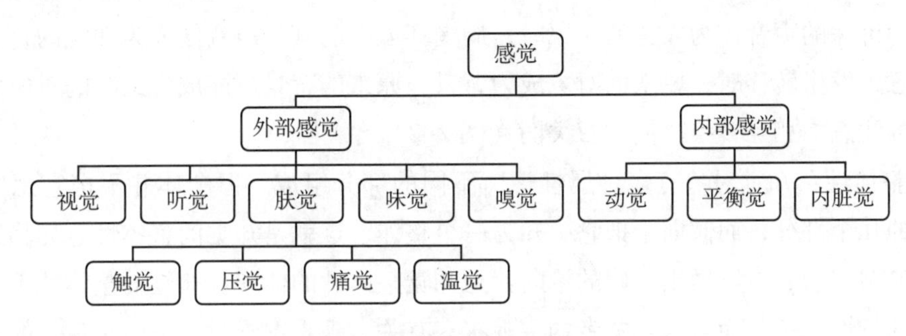

图 2–1　感觉类型树图

（1）外部感觉：具体如下。①视觉（vision）：是人类最重要的感觉。它主要由光刺激作用于人眼所产生。在人类获得的外界信息中，80% 来自视觉。人类的视觉使得他们意识到物理环境中特点的变化，并采取相应的行为。②听觉（hearing）：是人们进行言语交际与欣赏音乐的重要器官。我们在对世界的体验中，听觉和视觉起着相互补充的作用。尽管我们对进入视野中的物体的视觉辨认优于听觉，但通常是因为你已经用耳朵将眼睛引向正确的方向之后才看见物体。③肤觉（skin sense）：皮肤是一个多功能器官。除了能保护人体免受皮肤的损伤，还能保持体液和帮助调整体温。皮肤包含了感知压力、温暖与寒冷感觉的神经末梢。这些感觉被称为肤觉。④味觉（gustation）：刺激是溶于水的化学物质。味觉的感受器是分布在舌面各种乳突内的味蕾。人的味觉有甜、苦、酸、咸四种，负责它们的味蕾在舌面的分布是不一样的。舌尖对甜味最敏感，舌两侧和舌后分别对咸、酸和苦最敏感。⑤嗅觉（olfaction）：是由有气味的气体物质引起的。这种物质作用于鼻腔上部黏膜中的嗅细胞，产生神经兴奋，经嗅束传至嗅觉的皮质部位——海马回、沟内，因而产生嗅觉。

（2）内部感觉：具体如下。①动觉：又称运动感觉，它反映身体各部分的位置、运动以及肌肉的紧张程度，动觉是随意运动的基础。②平衡觉：又称静觉，它是由人体做加速或减速度的直线运动或旋转运动时引起的。平衡觉的感受器位于内耳的前庭器官。③内脏觉：又称机体觉，是由内脏的活动作用于脏器壁上的感受器产生的。这些感受器把内脏的活动及其变化的信息传入中枢，并产生饥渴、饱胀、便意、恶心、疼痛等感觉。

（二）知觉

1. 知觉的概念 知觉（perception）是人脑对直接作用于感觉器官的客观事物的整体反映。如我们看到一个人、听到一首乐曲都是知觉现象。从感觉到知觉是一个连续的历程，合称感知觉。感觉和知觉都是客观事物直接作用于感觉器官而产生的，所反映的都是事物的外部特征，都属于认识过程的低级阶段。但区别在于感觉反映的是事物的个别属性，而知觉反映的是事物的整体属性。感觉是知觉的基础；知觉以感觉为前提，但并不是各种感觉信息的简单相加。知觉的产生不仅需要客观事物，而且需要借助个体的知识经验将各种感觉信息整合起来，形成更高阶段的认识。如初次使用显微镜观察细胞结构时，很难获得正确的知觉信息。

2. 知觉的特征

（1）选择性：在某一瞬间，作用于人们感官的刺激很多，但个体并不是对所有的刺激都做出反应，而总是有选择地以少数事物作为知觉的对象，而把其他事物作为知觉的背景，以便更清晰地感知一定的事物与对象，这就是知觉的选择性。强度较大、色彩鲜明而又活动的客体容易被选择为对象，知觉的对象和背景在一定条件下可以相互转换。如课堂上，学生选择把老师讲课的声音作为知觉的对象时，周围环境中的其他声音便成为知觉的背景，而当学生的注意力发生转移时，原来的对象成为背景，原来的背景可能成为此时的对象，对象和背景随人的注意力相互转换。例如双关图（图 2-2）。

（2）整体性：知觉对象有多种属性，由不同的部分组成，但个体并不把它感知为个别的、孤立的几个部分，而倾向于把它感知为一个整体，这就是知觉的整体性。如临床医生通过患者的典型症状、体征做出正确的诊断就是知觉整体性的体现。知觉的整体性不仅与知觉对象本身的特性有关，而且与知觉者的主观状态有关。观看图画时，画中小兔子的身体被树木遮住了，只露出一条短尾巴或一双长耳朵，个体依然能把它作为一个整体辨认出来，这是由于知觉者过去的经验为当前的知觉活动补充了信息。

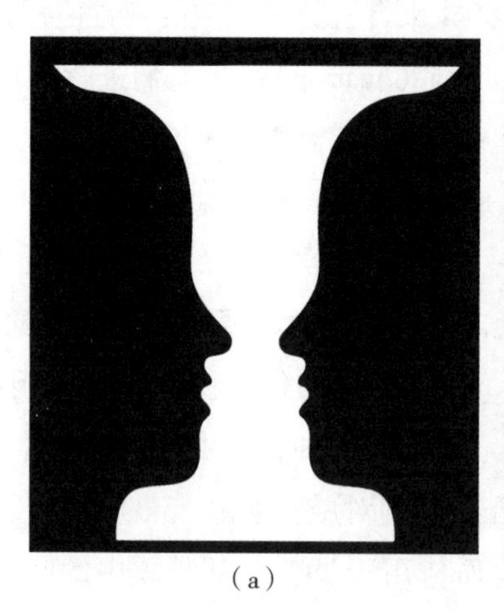

（a）

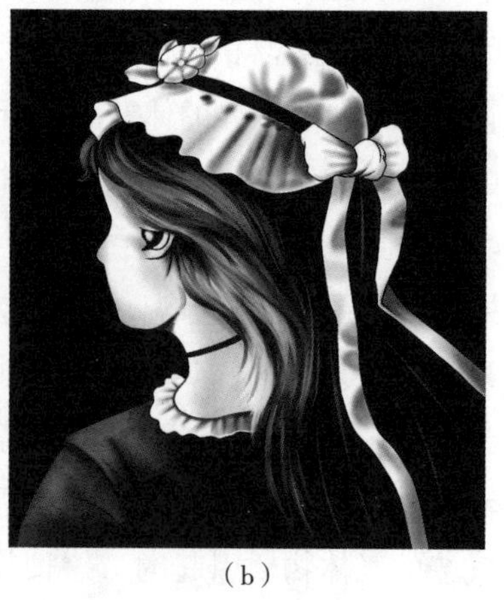

（b）

图 2-2 双关图

（3）理解性：人在知觉过程中，根据过去的知识经验来解释知觉对象，使它具有一定的意义，这就是知觉的理解性。如医生对患者面色、体态的知觉。从事不同职业的人由于知识经验不同，对同一事物的理解不同，知觉的结果也不同。如对于一张 X 线片，放射科医生能获知病变与否，而不懂医学的人很难知觉到有用的信息。

（4）恒常性：当知觉条件在一定范围内变化时，知觉的映象在相当程度上仍保持稳定性，这就是知觉的恒常性。在视觉范围内，知觉的恒常性表现得特别明显。知觉恒常性的种类有大小恒常性、形状恒常性、方向恒常性、颜色恒常性和亮度恒常性等。如知觉的对象与个体之间的距离改变时，在视网膜上的映像会随之改变，但在一定范围内个体的知觉保持不变，这是大小恒常性；斜放在水杯中的筷子，看上去是弯的，但我们知道它是直的，这是形状恒常性。知觉的恒常性在生活中具有重要意义，个体在不同情况下，按照事物的实际面貌反映事物，从而根据知觉对象的实际意义去适应环境。如果知觉不具有恒常性，个体就难以适应瞬息万变的复杂环境。

知识拓展

双耳分听实验

1960 年，格雷（Gray）等在一项实验中，通过耳机给被试双耳依次分别呈现一些字母音节和数字，左耳为 ob-2-tive，右耳为 6-jec-9。要求被试追随一只耳朵听到的声音，并在刺激呈现之后进行报告。结果发现，被试的报告既不是 ob-2-tive 和 6-jec-9，也不是 ob-6-2-jec-tive-9，而是 objective。格雷的实验证明，知觉并非来自当时的感觉，而是借助知识经验使知觉内容尽量完整、有意义并被人理解。

3. 知觉的类型　根据知觉对象的特点可分为物体知觉和社会知觉。

（1）物体知觉：以物事为对象的知觉称为物体知觉。根据所反映的客观事物的特性的不同，物体知觉可划分为空间知觉、时间知觉和运动知觉。①空间知觉：是人脑对物体的形状、大小、距离和方位的反映。空间知觉是个体适应客观环境的一种不可缺少的能力，如穿越马路、上下台阶、驾驶车辆均需依靠空间知觉的判断。②时间知觉：是人脑对客观事物的延续性和顺序性的反映。时间知觉有很大的个体差异，与个体的心身状态、情绪及所从事活动的性质有关。如参与紧张工作时觉得时间过得很快；而住院患者有“度日如年”的感觉。③运动知觉：是人对物体的空间位移、运动方向及速度的反映。运动知觉在人类生活中具有重要的意义。如驾驶员在车辆疾驶的公路上与周围车辆保持距离以及球员判断传球、接球都离不开运动知觉。

（2）社会知觉：社会知觉是对社会环境中有关个人或团体特性的知觉。又可分为个人知觉、人际知觉、角色知觉及自我知觉。①个人知觉：是指通过对别人外部特征的知觉，进而了解他们的动机、情感、意图等，如“今吾于人也，听其言而观其行”。②人际知觉：是指人与人之间关系的知觉。人们在交往过程中不仅相互感知，彼此间还会形成一定的态度，产生不同的情感，如对某人爱慕、对某人同情或鄙视。③角色知觉：是指人们在社会上所扮演的角色及其角色行为的知觉。个人对自己的角色知觉对其行为有重大影响。如患者角色淡化会出现不遵医行为。④自我知觉：是指一个人通过对自己行为的观察而对自己心理状态的认识。自我知觉对心身健康是非常重要的。如患者认为自己没有能力使生活发生改变，就会感到无助和无望，并放弃一切尝试，产生抑郁。

（三）记忆

1. 记忆的概念　记忆（memory）是人脑对过去经验的反映。过去的经验包括曾经感知过的事物、思考过的问题、体验过的情绪，以及进行过的动作。这些经验以映像的形式存储在脑中，在一定情境下，这些映像又可以从脑中提取出来，这个过程就是记忆。

2. 记忆的基本过程 包括识记、保持和再现三个基本环节。

（1）识记：识记是通过反复感知事物，在脑中留下印象，形成暂时神经联系的过程，是记忆过程的第一步。①根据识记时个体有无明确的目的，识记可分为无意识记和有意识记。无意识记是指事先没有预定目的，也不需要意志努力的识记。有意识记是指有明确目的，并需要意志努力的识记。②根据识记材料的特点及对材料是否理解，识记可分为机械识记与意义识记。机械识记是指对无意义材料或有意义但不理解的材料依靠机械重复进行的识记，如学生对历史年代、数学公式内容的记忆。意义识记是指根据材料的内在联系，在理解的基础上进行的识记，如对诗文语境的识记。

（2）保持：是识记过的事物在脑中得到巩固的过程，是记忆过程的中心环节。保持是一个动态过程，随着时间的推移，保持的内容会在数量和质量上发生变化，从而体现了脑对识记材料的主动加工。

（3）再现：是记忆过程的最后一个环节，包括再认和回忆，是对长时记忆所储存的信息的提取过程。过去经历过的事物重新出现时能够识别出来的心理过程称作再认。过去经历过的事物不在眼前，由于其他刺激的作用使事物形象在脑中重新出现的过程称作回忆。通常再认比回忆简单，能够回忆的内容一般可以再认，而再认的内容不一定能够回忆。

3. 记忆的类型

（1）根据记忆储存的时间分类：可分为瞬时记忆、短时记忆和长时记忆。①瞬时记忆：在刺激停止作用后，信息在感觉中保持一瞬间（最多不超过 2 秒）的记忆称作瞬时记忆，也称作感觉记忆。瞬时记忆保持的信息量较大，但都处于相对地未经加工的原始状态。如果不予注意，信息便很快丧失，所以保持时间极短。只有受到特别注意的信息才能转入短时记忆。②短时记忆：储存时间不超过 1 分钟的记忆称作短时记忆。例如，当你不知道对方的电话号码时，查阅电话簿，记住了那个电话号码，但过后忘记了，再打时还要再查。短时记忆的特点是储存时间很短，一般不超过 1 分钟。如果及时进行复述，就能转入长时记忆。但某些较强的刺激，即使不经复述也能转入长时记忆。短时记忆的另一个特点是容量有限，为 7±2 个组块。③长时记忆：信息储存 1 分钟以上直至终生的记忆称作长时记忆。长时记忆的特点是信息保持的时间很长，在 1 分钟以上，甚至数年乃至终生，是一种长久性的存储，可以把人的活动的过去、现在和未来联系起来。长时记忆的容量似乎没有限度，它可以储存个体关于世界的一切知识，为其活动提供必要的知识基础。

（2）根据记忆的内容分类：可分为形象记忆、语词逻辑记忆、情绪记忆和运动记忆。①形象记忆：以感知过的事物的具体形象为内容的记忆称作形象记忆，如护理专业学生通过医院见习对患者特殊的面容、声音、气味、步态的记忆。②语词逻辑记忆：以概念、公式、规律等为内容的记忆称作语词逻辑记忆，如学生学习数学时对定理、公式的记忆。语词逻辑记忆是人类所特有的记忆，具有高度的概括性、理解性和逻辑性，是抽象思维的基础。③情绪记忆：以体验过的情绪、情感为内容的记忆称作情绪记忆。如取得某种成功时的喜悦、亲人离别时的感伤，都会长久地保留在我们记忆之中。情绪记忆可以影响人的主观幸福感。如积极愉快的情绪记忆可以增强一个人的主观幸福感，而消极悲伤的情绪记忆会降低一个人的主观幸福感。④运动记忆：以过去做过的动作为内容的记忆称作运动记忆。如护理专业学生练习静脉输液时能够记起老师演示过的操作程序就是依靠运动记忆。运动记忆与操作活动有着密切联系，是一切活动技能形成的基础。

4. 遗忘

（1）遗忘的概念：对识记过的内容不能再认和回忆，称为遗忘。遗忘可分为永久性遗忘和暂时性遗忘。识记过的内容没有得到反复强化和运用，头脑中保留的痕迹便自动消失，不经重新学习记忆不能再恢复的现象称为永久性遗忘。由于其他刺激的干扰，使脑中保留的痕迹受到抑制，不能立即再认或回忆，但在适宜条件下记忆仍可得到恢复的现象称为暂时性遗忘。例如，学生考试时因紧张答不出的题目，待交卷后又想起来答案了，这种现象即属于暂时性遗忘；而始终回忆不起来的答案属于永久性遗忘。

遗忘是正常的生理和心理现象，如果所有接触到的无用琐事都长期保持在记忆中，就会大大增加人脑的负担。因此，对不必要信息的遗忘是有积极意义的，但对重要信息的遗忘则是消极的。

（2）遗忘的进程及影响因素：德国心理学家艾宾豪斯以无意义音节作为识记材料进行试验。结果表明，遗忘的进程是不均衡的，最初遗忘很快，以后逐渐减慢，呈现出先快后慢的趋势（图 2-3）。继艾宾豪斯之后的许多研究进一步揭示了影响遗忘进程的因素。主要包括以下几个方面。

1）材料性质与数量：不同性质的材料，记忆效果不同。一般认为，抽象材料较形象材料容易遗忘，无意义的材料较有意义材料容易遗忘。从材料的数量来讲，一次识记材料的数量越多，越容易遗忘。

2）学习程度：识记尚未达到成诵的标准称为低度学习，识记后恰能成诵称为中度学习，恰能成诵后所追加的学习称为高度学习。经过低度学习的材料容易遗忘，而经过高度学习的材料较少遗忘，但也有一定的限度。实验证明，高度学习程度达到 150% 时，记忆效果最佳；超过 150% 后，记忆效果不明显。

3）材料的系列位置：对较长的材料，首尾部分遗忘较少，而中间部分遗忘较多。

4）识记者的主观因素：遗忘还受到识记者情绪、兴趣及动机的影响。研究表明，不符合人们需要的、不引起人们兴趣的事情容易被遗忘。

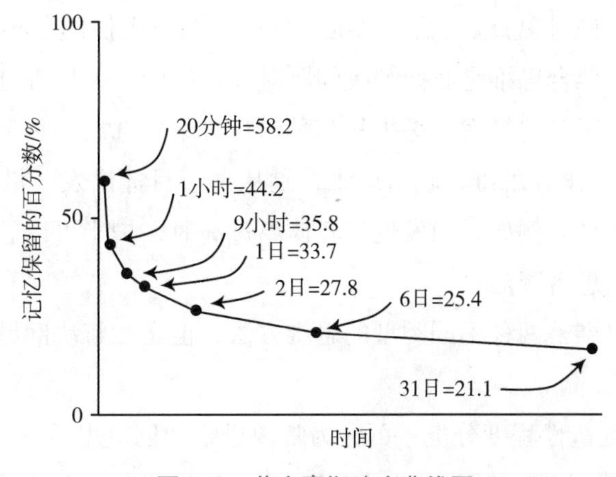

图 2-3 艾宾豪斯遗忘曲线图

（四）思维

1. 思维的概念 思维（thinking）与感知觉一样，也是人脑对客观事物的反映。但感知觉是对客观事物的直接反映，而思维则是对客观事物间接的、概括的反映。思维是认识的高级形式，它揭示了事物的本质属性和内部联系。

2. 思维的特征

（1）间接性：是指人们借助一定的媒介和已有的知识经验来认识客观事物。如医生通过症状、体征及实验室检查结果，推断患者某一内部器官的状态。

（2）概括性：是指把同一类事物共同的、本质的特征抽取出来，加以概括。概括使人的认识活动摆脱了对事物的直接依赖，扩大了认识范围。如护士通过对多个同类患者的护理，总结出某种疾病的护理常规。

3. 思维的类型

（1）根据思维过程中凭借物的不同分类：可分为动作思维、形象思维和抽象思维。

1）动作思维：是指依据实际动作解决问题的思维。3 岁前儿童的思维常常离不开具体的动作，如儿童掰着手指头数数，动作停止，思维也就停止了。成人有时也依靠动作思维来解决问题，特别是进行技术操作时，如护士进行静脉输液时必须边操作边思考，纠正错误的操作方法才能提高穿刺的成功率。成人的动作思维以丰富的知识经验为中介，并由此进行调节和控制，与儿童的动作思维不同。

2）形象思维：是指依据直观形象和头脑中已有的表象解决问题的思维。3 ~ 6 岁的儿童主要是凭借事物的具体形象而不是凭借对事物的理解来进行思维的。因此，形象思维在儿童身上表现较为突出。成人虽然以抽象思维为主，但也离不开形象思维，尤其是在解决复杂问题时，鲜明生动的形象有助于思维的顺利进行。

3）抽象思维：是指依据概念、判断及推理等形式解决问题的思维。这种思维一般是借助于语词、符号来进行的，因此也称为语词逻辑思维。例如学生运用理论知识解决实际问题。

儿童思维的发展，一般要经历由动作思维、形象思维到抽象思维的三个阶段。成人在解决问题时往往既需要动手操作，也需要运用具体形象，还需要进行推论，做出判断。所以，对成人而言，三种思维是相互联系、相互补充的。

（2）根据思维活动探索目标的方向分类：可分为聚合思维和发散思维。

1）聚合思维：又称求同思维、辐合思维，是把问题所提供的各种信息聚合起来，得出唯一正确答案的思维。聚合思维是我们解决问题时经常用的一种思维方法。例如学生考试时从多种答案中选出一种正确的答案，医生从多种治疗方案中选出一种最佳方案。

2）发散思维：又称求异思维、辐射思维，是从一个目标出发，沿着各种不同途径去思考，寻求多种答案的思维。例如，当发现患者体温过高时，护士可以想到利用冰袋、酒精擦浴及冰水灌肠等方法给患者降温。

聚合思维和发散思维是两种不同类型的思维方法，但是在解决问题的思维过程中，两者常结合应用，相互补充。

（3）根据思维的创造性程度分类：可分为常规思维和创造思维。

1）常规思维：是指人们运用已有的知识经验，按惯常的方案和程序解决问题的思维。

例如，面对化脓性脑炎高热患儿，护士遵照医嘱给予头部冰枕降温。

2）创造思维：是指重新组织已有的知识经验，以新异、独创的方式解决问题的思维。例如，当我们解决“桌上点着 4 根蜡烛，风吹灭了其中 1 根，问桌上还剩几根蜡烛?”这一问题时，运用常规思维，会不假思索地答出剩 3 根蜡烛；而以创造思维，则会认为吹灭蜡烛的不再燃烧，当其他几根蜡烛燃尽时，只剩下被吹灭的 1 根蜡烛。

4. 思维的基本过程

（1）分析与综合：分析是把事物的整体分解为各个部分，或将事物的各种属性分离出来加以考察的过程。例如，我们了解患者的心理反应时，一般是从患者的认知反应、情绪反应、意志行为反应及人格特征变化等方面来认识，这就是分析。综合是把事物的各个部分、各种属性或个别方面结合为一个整体加以考察的过程。例如，护士护理患者时，应将其生理、心理及社会各方面结合起来实施整体护理。

分析与综合是相反而又紧密联系的，是同一思维过程中不可分割的两方面。分析离不开综合，分析是依据部分与整体的关系来进行的，只有分析没有综合就无法把握事物的整体。综合以分析为基础，我们要了解一位患者，就必须对这位患者的各方面情况进行分析，并且在此基础上进行综合。只有这样，才能全面、正确地认识患者存在的生理、心理问题。

（2）比较：比较是在分析综合的基础上对事物和现象进行对比，找出事物之间异同的过程。比较是以分析为前提的，只有把事物的各个部分或特征区别开来，才能进行比较。同时，比较还要确定各个要素之间的关系，因此，比较又是一个综合的过程。

（3）抽象与概括：抽象是从众多事物中抽出其共同的、本质的属性，舍弃非本质属性的思维过程。概括是指把抽象出来的事物的本质属性综合起来并推广到同类事物中使之普遍化的思维过程。例如我们对炎症的认识，炎症可分为急性炎症和慢性炎症，感染性炎症和非感染性炎症，肝炎、心肌炎、脑炎等。通过分析比较抽出炎症具有的共同的、本质的属性，即红、肿、热、痛，而舍弃其他非本质属性，这就是抽象过程。我们把炎症的本质属性综合起来并推而广之，只要有红、肿、热、痛就可以诊断为炎症，这就是概括。

（4）具体化和系统化：具体化是人脑把经过抽象、概括获得的一般概念、原理和理论应用到具体对象上的思维过程。具体化是用一般原理解决实际问题，理论指导实践的过程，是人类认识发展的重要环节，促进认识不断深化。系统化是把具有相同本质特征的事物，按一定的顺序组成层次分明的系统的思维过程。如生物学家按照门、纲、目、科、属、种的顺序将成千上万的生物进行分类，并揭示了各类生物之间的关系与联系，这就是系统化的过程。

5. 思维的品质　思维品质是指人的思维的个性特征，反映了每个个体智力或思维水平的差异，是衡量个体思维能力强弱的指标。良好的思维品质主要包括思维的深刻性、思维的灵活性、思维的预见性、思维的独立性、思维的广阔性及思维的系统性。

（1）深刻性：思维的深刻性是指思维活动的深度。表现为善于抓住事物的本质和规律，揭露事物之间的内在联系，预测事物的发展趋势。医护人员面对病情复杂多变的患者时，最先感觉到的是疾病的症状，如患者主诉的头痛、恶心，以及生命体征的变化，这些症状所反映的仅是事物的一个侧面。因此，在认识疾病的过程中，不应当把思维的目标局限在对疾病表象的认识上，而应当透过现象看本质，这样才能深入认识疾病，杜绝差错事故发生。

（2）灵活性：思维的灵活性是指善于随机应变，灵活地思考问题。临床护理过程中非常需要思维的灵活性，具有思维灵活性的护士才能在条件发生变化时，从实际出发，及时改变原有的计划，寻找新的解决问题的途径。

（3）预见性：思维的预见性是指根据事物的发展特点、方向和趋势进行预测、推理的一种思维能力，其核心是在质疑和探究的基础上的一种深入的认识过程。护士通过对患者进行全面综合的分析和判断，提前预知存在的护理风险，从而采取及时、有效的护理措施，可以有效减少并发症，提高护理质量和患者的满意度。

（4）独立性：思维的独立性是善于独立发现和解决问题的思维品质。整体护理要求护士对每个患者提出准确的护理诊断，拟订全面的护理计划。所以，更要求护士具备思维的独立性。护士不但要善于独立地提出问题和解决问题，而且还要善于评价他人分析和解决问题的思维活动，这样才能做到对于结论性的东西不盲从、不轻信，有独立见解。缺乏思维的独立性的护士，盲目执行医嘱，很容易出现差错事故。

（5）广阔性：思维的广阔性是指思维活动的广度。表现为善于全面地、相互联系地看问题，不仅能把握问题涉及的范围，而且能不遗漏问题的重要细节。如护士具备了思维的广阔性，在为患者提出护理诊断、制订护理计划时就能把患者看作一个整体，广泛收集资料，而不是只关注患者某部分的生理反应。

（6）系统性：思维的系统性是指把认识对象看作系统，从系统和环境的相互联系、相互作用中综合地考察认识对象的一种思维方法。整体护理模式就集中体现了护士思维的系统性。护理对象是由心身、社会、文化各方面组成的整体，其健康也受到各种因素影响。护士除了应加强对患者自身生理、心理的关注，还需关注患者所处的环境对疾病康复的影响。

（五）注意

1. 注意的概念 注意（attention）是心理活动对一定对象的指向和集中。

2. 注意的特征 指向性和集中性是注意的两个基本特征。

（1）指向性：是表明人的心理活动具有选择性。在任何特定时刻，都有无数刺激作用于个体，但人不可能对所有刺激都做出反应，只能选择部分对象做出反应，这样才能保证知觉的精确性。这种选择既可以是自己的身体、心理和行为，也可以是自身以外的对象和事物。如当疼痛患者的心理活动指向自身以外的对象时，疼痛感就会减轻。

（2）集中性：是指心理活动停留在被指向对象的强度和紧张度。如护士在执行复杂的护理操作时，其注意高度集中在病患部位及自己的动作上，与此无关的其他事物便被排除在注意中心之外，以确保动作准确，避免差错事故。指向性和集中性是同一注意状态下的两方面，是密不可分的。当一个人学习或工作时，他的心理活动总会指向和集中在某一对象上。

注意不是一种独立的心理过程，而是一切有意识的心理活动的共同特性。一方面，注意没有自己特定的反映内容，总是伴随着具体的认识活动产生，如注意看、注意听、注意思考。离开了“看”“听”“思考”等心理过程，注意也就不存在了。另一方面，注意是顺利完成认识过程的必备条件，没有注意的参与，就不可能产生对某事物的深刻感知、记忆和思维。

3. 注意的类型 根据产生和保持注意时有无目的、是否需要意志的努力，可将注意分为无意注意、有意注意和有意后注意。

（1）无意注意：指没有预定目的，也不需要意志努力而自发产生的注意。例如，在课堂上，突然有人大叫一声，大家都会不由自主地把目光转向发出叫声的人，这就是无意注意。一般认为强度大、新意性强、与周围环境对比明显及活动的刺激物容易引起人的无意注意。如用红色标识做患者床头药物过敏的标记，更能引起护士及医生对患者的注意。

（2）有意注意：指有预定目的，需要一定意志努力的注意。例如，学习中遇到干扰时，通过意志的努力克服干扰，使注意力保持在所学内容上就是有意注意。它是一种主动地服从既定活动任务的注意，受意识的自觉调节和支配。

（3）有意后注意：指有预定目的，但不需要意志努力就能维持的注意。有意后注意是在有意注意的基础上发展起来的一种高级类型的注意，具有高度的稳定性。例如，开始从事某项生疏的活动时，往往需要一定的意志努力才能把自己的注意保持在这项活动上。而经过一定时间的努力，对这项活动已达到熟练程度时，就不需要意志的努力仍能继续保持注意，这时有意注意就转化为有意后注意。

4. 注意的品质　人的注意力有好坏之分，如有人做事特别专注、有人很难集中注意力、有人能够一心多用，这些都是由于人们注意品质的差异所表现出来的不同。注意的品质主要包括注意的广度、注意的稳定性、注意的分配和注意的转移四个方面。

（1）注意的广度：即注意的范围，指在同一时间内能清楚地觉察到的对象的数量。注意的广度不仅取决于个体的知识经验和心理状态，而且与知觉对象的特点有关。个体的知识经验越丰富，注意的广度就越大。心情处于紧张状态时，注意的广度会缩小。知觉对象排列越集中、有规律、能构成相互联系的整体，注意的广度就越大。

（2）注意的稳定性：即注意的持久性，是指注意集中于某一对象或某一活动所持续的时间。持续时间越长，注意越稳定。注意的稳定性有广义和狭义之分。

广义的注意的稳定性是指注意集中于某一活动的时间。注意指向的对象虽然有变化，但注意所维持的总方向和总任务没有改变。例如，学生解决某一问题时，一会儿查阅资料，一会儿凝神沉思，一会儿动手操作，虽然注意在几个对象之间不断转换，但都服从于解决问题这一总任务。狭义的注意的稳定性是指注意集中于某一对象的时间。人在感知某一事物时注意很难长时间保持固定不变。如把一只表放在被试耳边，保持适当距离，使他刚好能够隐约听到滴答声，即使被试认真听，也会出现时而听到、时而听不到的现象。注意的这种周期性加强或减弱的变化称为注意的起伏。注意的起伏是正常现象，可以防止人的疲劳，从而提高注意的稳定性。

（3）注意的分配：是指个体的心理活动同时指向两种或两种以上的活动。例如，护士为患者静脉输液时，一边动手操作，一边与患者交谈；教师一边讲课，一边观察学生的反应。注意的分配是有条件的，人们能否实现注意的分配，主要取决于同时进行的几种活动之间的联系以及人对活动的熟练程度。同时进行的几种活动之间建立了一定的联系有利于实现注意的分配。例如，弹和唱建立了联系，所以歌手能够自弹自唱。同时进行的多项活动中只有一种是不熟练的，其余活动已达到“自动化”或“部分自动化”的程度时，注意才能分配到这几项活动上。例如，学生上课时边听讲边记笔记，是由于对写字已经非常熟练了。

（4）注意的转移：根据新的任务及时主动地把注意从一个对象或活动转移到另一个对象或活动上。例如，护士正对一位患者进行健康指导，另一位患者突然心搏呼吸骤停，此时，护士必须迅速地把注意转移到后者，对其立即进行心肺复苏，争夺抢救时机。

5. 注意的认知神经机制　注意和其他心理现象一样，是由神经系统不同层次、不同脑区的协同活动来完成的。19 世纪中叶以来，生理学家和心理学家进行过多方面的研究，试图揭示注意活动的复杂的神经机制。

（1）定向反射：定向反射（orienting reflex）是由情境的新异性引起的一种复杂而又特殊的反射。它是注意最初级的生理机制。定向反射是由新异刺激物引起的。刺激物一旦失去新异性（习惯化），定向反射也就不会发生了。定向反射又是一种非常复杂的反射，它包括身体的一系列的变化，如动物把感官朝向刺激物，其正在进行的活动受到压抑，四肢血管收缩，头部血管舒张，心率变缓，出现缓慢的深呼吸，瞳孔扩散，脑电出现失同步现象等。

在定向反射时出现的一系列身体变化，有助于提高动物感官的感受性，并能动员全身的能量资源以应付个体面临的活动任务，如趋向活动的目标、逃离威胁个体生存的情境。定向反射的这种特殊作用，使它在人类和动物的生活中具有巨大的生物学意义。因此，一个神经元可以和周围的许多神经元形成突触，一处受到刺激就可以引起周围细胞的广泛的兴奋。

知识拓展

20 世纪初，巴甫洛夫的一位助手用狗做实验，使狗形成了对声音的食物性条件反射。事后，请巴甫洛夫去实验室参观。令人奇怪的是，每当巴甫洛夫在场的时候，实验就不成功，实验动物已经建立的条件反射明显地被抑制了。经过仔细分析，巴甫洛夫认为，由于他在场，狗对新异刺激物（“陌生人”）产生了一种特殊形式的反射，因而对已建立的条件反射产生了抑制作用。巴甫洛夫把这种特殊的反射称为定向反射，这是人和动物共同具有的一种反射。

（2）边缘系统和大脑皮质的功能：网状结构的激活作用使脑处于觉醒状态。没有网状结构引起的脑活动的普遍激活，就不可能有注意。但是，觉醒并不等于注意，用网状结构的激活作用不能充分解释注意的选择性。人选择一些信息，而离开另一些信息，是和脑的更高级的部分——边缘系统和大脑皮质的功能相联系的。

边缘系统（limbic system）是由边缘叶、附近皮质和有关的皮质下组织构成的一个统一的功能系统。它既是调节皮质紧张性的结构，又是对新旧刺激物进行选择的重要结构。一些研究表明，在边缘系统中存在着大量的神经元，它们不对特殊通道的刺激作反应，而对刺激的每一变化作反应。因此，当环境中出现新异刺激时，这些细胞就会活动起来，而对已经习惯了的刺激不再进行反应。这些神经元也称作“注意神经元”。它们是对信息进行选择的重要器官，是保证有机体实现精确选择的行为方式的重要器官。这些组织的失调，将引起整个行为选择的破坏。

临床观察表明，这些部位的轻度损伤，将使患者出现高度分心的现象；严重损伤将造成精神错乱和虚构现象，意识的组织性与选择性也会因此而消失。产生注意的最高部位是大脑皮质。大脑皮质不仅对皮质下组织起调节、控制的作用，而且是主动地调节行动、对信息进行选择的重要组织器官。对大脑额叶（frontal lobe）严重损伤的患者进行的临床观察表明，这种患者不能将注意集中在所接受的言语指令上，也不能抑制对任何附加刺激物的反应。这些患者在没有干扰的条件下能做某些事情，但只要环境中出现任何新的刺激或存在任何干扰作用，如有外人走进病房或病房中有人在说话，他们就会停止原来进行的工作，把视线转向外来者或说话人的方向。由于注意高度分散，使他们无法完成有目的的行为。大脑额叶直接参与由言语指示引起的激活状态。它通过与边缘系统和网状结构的下行联系，不仅能够维持网状结构的紧张度，而且能够对外周感受器产生抑制性的影响。额叶损伤的患者表现出对新异刺激和环境干扰的过分敏感，可能与额叶丧失了对皮下组织的抑制作用有关。

知识拓展

近年来，事件相关电位（ERP）、脑磁图（MEG）、正电子发射体层成像（PET）和功能磁共振成像（fMRI）等新技术不断应用于神经心理学研究。应用这些技术，人们对注意的神经机制及注意对脑活动的影响进行了大量的实验研究。一般来说，认知活动在大脑皮质都有相应的功能区或功能单元定位，如视觉活动通常定位在大脑枕叶（occipital lobe）区域，而听觉活动则定位在大脑颞叶（temporal lobe）区域。

研究发现，当注意指向一定的认知活动时，可以改变相应的大脑功能区或神经功能单元（通常是由很多神经元组成的神经环路）的激活水平，从而对当前的认知活动产生影响。

二、情绪情感过程

在社会生活中，在不断认识和改造客观世界的过程中会遇到得失、荣辱、美丑等各种情景，因而有时感到快乐和喜悦，有时感到悲哀和忧虑，有时感到愤怒和憎恶等，这里的喜、怒、哀、乐等都是情绪情感的不同表现形式。情绪情感为我们的生活增添了鲜明生动的色彩，因此备受人们的关注。更由于情绪情感与人们的心身健康密切相关，所以更值得我们去研究。

（一）情绪概述

1. 情绪情感的概念 情绪情感（emotion and feeling）是人对客观事物是否符合自身需要而产生的态度体验及相应的行为反应。一个完整的情绪体验过程包括生理层面上的生理唤醒、认知层面上的主观体验及表达层面上的外部行为。情绪的产生离不开客观事物，情绪的性质又以需要是否得到满足为前提。一般而言，对符合自己需要的事物，人们持肯定的态度，产生愉快、喜悦等积极的内心体验；对不符合自己需要的事物，人们会持否定的态度，产生悲哀、愤怒等消极的内心体验。

2. 情绪情感的区别与联系 情绪和情感是同一心理现象的两个不同方面，既有区别又有联系。情绪通常是与生理需要相联系的，是人与动物共有的，如由于饮食的需要获得满足产生的惬意，安全受到威胁而产生的恐惧感。情感则是与社会需要相联系，是人所特有的，如探求和维护真理的需要是否满足而产生的理智感。情绪具有情境性和暂时性，常随着情境改变而变化，很难持久。情感则具有稳定性和持久性。如孩子取得好成绩时母亲感到骄傲，孩子出现不良行为可以引起母亲的气愤，但母亲对孩子的爱是不变的。情绪一旦发生有较强的冲动性，并伴随明显的外部表现。如恐惧时手足发抖，悔恨时捶胸顿足。而情感始终处于意识的控制之下，多以内隐的形式存在，具有深刻性。

情绪和情感虽然不尽相同，但又密切联系、不可分割。情感是在情绪体验的基础上形成，并通过情绪的变化得以表现，已形成的情感又会影响个体的情绪体验。例如，护士在工作中如果经常体验到愉快、喜悦等积极情绪，时间长了就会热爱自己的事业；反之，当她们因工作中的不顺利或疏漏时，就会感到懊悔、伤心。

3. 情绪的类型 人的情绪情感是非常复杂的，关于情绪的分类，长期以来说法不一，其中颇具代表性的分类方法有两种。

（1）基本情绪的分类：人的基本情绪有四种，即快乐、愤怒、恐惧和悲哀。

1）快乐（happiness）：是个体需要得到满足，心理的急迫感和紧张感解除时的情绪体验。影响快乐的因素很多，其中健康和亲情是影响人们快乐的两个非常重要的因素。对患者来说，身体健康状况的好转、家属的探视都可使患者体验到快乐。快乐是一种积极情绪，可以激发人们的斗志、唤起生活的热情，有助于患者树立战胜疾病的信心。

2）愤怒（anger）：是愿望不能实现或一再受到阻碍，内心紧张逐渐积累而产生的情绪体验。如由于各种原因推迟手术，而医生未及时与患者进行充分的沟通可导致患者的愤怒。患者愤怒时常伴随攻击行为，严重者会失去理智，如拒绝治疗、发泄不满等。

3）恐惧（fear）：是面临危险情境而又缺乏应付能力时所产生的情绪体验。如患者术前因担心麻醉意外危及生命而感到恐惧，恐惧对正常人来讲是一种保护性防御反应。恐惧时瞳孔扩大以接收更多光线，帮助个体迅速判断形势；肾上腺素大量释放，表现为心率加快、血压升高、呼吸加深加快，肌肉供血量增加，以供抵抗或逃避。严重恐惧时会出现激动不安、行为失去控制，对患者的康复产生不利的影响。

4）悲哀（sadness）：是失去自己喜爱或盼望的东西，或所追求的愿望破灭时产生的情绪体验，常伴有哭泣。哭泣是消除悲哀、缓解情绪压力的有效方法。有研究表明，人在哭泣时，情绪强度可降低40%。

（2）情绪状态的分类：情绪状态是指在一定事件的影响下，一定时间内所产生的某种情绪体验，根据情绪发生的强度、紧张度及持续时间，可分为心境、激情和应激。

1）心境（mood）：是一种微弱、平静而持久的情绪状态。心境可以持续几小时、几周或几个月，甚至一年以上。心境持续时间的长短依赖客观刺激的性质。如失去亲人而产生的郁闷心境可持续较长时间。另外，人格特征也能影响心境的持续时间。如性格开朗的人往往时过境迁，而性格内向的人容易耿耿于怀。

心境具有弥散性。当人们处于某种心境时，会把这种特定的情绪体验投射到周围的其他事物上，使之带上先前的情绪特点。如护士在单位受到表彰，产生愉快的心境，走在路上觉得天高气爽，见到家人会谈笑风生；而心境郁闷时，无论在哪里都会情绪低落，无精打采。“忧者见之而忧，喜者见之而喜”即是心境弥散性的表现。心境的产生是有原因的，如个人的健康状况、生活中的成败得失、环境的变化、人际关系的好坏等都可能影响人的心境。但有时个体并未意识到引起心境的原因。

心境对人的生活、学习、工作和健康都有很大影响。积极乐观的心境能提高人的活动效率、促进主观能动性的发挥，使人对未来充满信心和希望，有益于健康；消极悲观的心境会降低人的活动效率，使人经常处于焦虑状态，丧失信心和希望，有害于健康。

2）激情（affective impulse）：是一种强烈而短暂的、有爆发性的情绪状态。这种情绪状态通常是由个人生活中有重大意义的事件引起的。如个体受到突如其来的刺激时产生的欣喜若狂、暴跳如雷等情绪体验都是激情状态。激情发生时往往伴随生理状态的变化和明显的外部行为表现，如暴怒时咬牙切齿、紧握双拳，恐惧时毛骨悚然、四肢发抖。人在激情状态下，认识范围缩小，理智分析能力减弱，不能正确地评价自己行为的意义和后果，因而容易失去理智，做出鲁莽行为。因此，要注意调控自己的情绪，避免冲动行为。

3）应激（stress）：是人对某种意外的环境刺激做出的适应性反应。当个体面临危险或突发事件时，必须集中自己的智慧和经验，动员全部力量，迅速做出决定，此时他的心身处于高度紧张状态，并引发一系列生理反应，如心率加快、血压升高、肌肉紧张，这就是应激状态。

应激反应是人类进化中形成的一种保护机制，在受到意外刺激时，它会发出警觉信号，动员人体资源应对紧张情况，具有防御和摆脱困境的功能。但若长时间处于应激状态，可能导致适应性疾病的发生。护士可以适当进行应激训练以增强机体活力和抵抗力，提高工作效率。

（二）情绪的生理机制

1. 情绪的中枢机制 生理心理学的研究表明，情绪是大脑皮质和皮质下中枢协同活动的结果。情绪发生的核心部位主要在皮质下部，大脑皮质则对皮质下中枢的活动起着调节制约的作用。

知识拓展

美国心理学家奥尔兹（Olds）通过“自我刺激（self－stimulation）”实验发现下丘脑等部位存在着“快乐中枢”和“痛苦中枢”。实验是这样进行的：将电极埋藏在老鼠脑内某一部位，电源开关是安装于实验箱内的一个杠杆，老鼠只要一按杠杆，电极所在部位的脑组织就受到一次电刺激。实验结果发现，电极埋藏的部位不同，老鼠按压杠杆的反应也不同。当电极安放在下丘脑后部时，老鼠会主动地不断按压杠杆以获得电刺激，频率可高达5000次/小时，并连续按压15～20小时，直到筋疲力尽并入睡为止。

（1）下丘脑：研究表明，下丘脑是情绪表达的重要结构。下丘脑是产生怒的整合模式的关键部位，下丘脑后部被破坏，动物只能表现一些片段的怒反应，而不能表现协调的怒模式；当下丘脑功能完好但其上部脑组织破坏时，仍能表现协调的怒模式。

（2）网状结构：研究表明，脑干网状结构对情绪的激活也有重要的影响，是情绪产生的必要条件。网状结构按功能可分成上行系统和下行系统两部分。上行网状结构也称作上行激活系统，它控制着机体的觉醒或意识状态；下行网状结构也称作下行激活系统，它可以加强或减弱肌肉的活动状态。

（3）边缘系统：边缘系统内部和外部之间存在着广泛而复杂的纤维联系，形成神经冲动环路，通过与下丘脑及自主神经系统联系，参与调节本能和情感行为。实验证明，扣带回、杏仁核等部位与情绪的产生有密切关系。切除扣带回前部，患者会失去恐惧情绪，变得冷漠无情。某些有凶暴行为的患者，其脑病变常发生在杏仁核，如果切除或毁损双侧杏仁核，可降低他们凶暴的情绪反应。

（4）大脑皮质：大脑皮质是人类情绪和情感体验的最高调节和控制中枢，在情绪和情感活动中起主导作用。巴甫洛夫指出，大脑皮质上动力定型的维持和破坏会引起肯定或否定的情感。阿诺德（Arnold）指出，外部刺激要经过大脑皮质的评估才引起有关情绪，她认为情绪的产生是大脑皮质和皮质下组织协同活动的结果，大脑皮质的兴奋是产生情绪最重要的条件。

2. 情绪的外周神经机制

（1）情绪与自主神经系统：某种情绪产生时，会引起自主神经系统的反应。自主神经系统包括交感神经系统和副交感神经系统。交感神经系统和副交感神经系统共同调节同一内脏器官或内、外分泌腺的活动，二者互相起拮抗的作用。交感神经系统兴奋时，肾上腺素和去甲肾上腺素分泌增加，引起一系列变化，如心率加快、血压升高、瞳孔扩大、呼吸加深加快、肝输出更多糖进入血液。消化功能被暂时抑制，以便将血液提供给更需要的地方，如大脑、骨骼肌。情绪活动后，副交感神经系统恢复活动，肾上腺素和去甲肾上腺素分泌减少，使心率平缓，血压降低、瞳孔缩小、呼吸变缓变慢。唾液再次分泌，消化系统恢复正常功能，情绪的强度也随之逐渐下降。

（2）情绪与内、外分泌腺：研究表明，不同情绪状态会引起内、外腺体激素分泌量的变化，这种变化也可作为判定某种情绪状态的客观指标。外分泌腺的活动会随着情绪状态的不同而产生相应的变化。例如，悲痛或极度高兴时会流泪、焦虑或恐惧时会出汗，焦虑、恐惧等负性情绪还会抑制消化腺的活动而使人感到口干、食欲缺乏或消化不良等。相反，高兴、愉快等积极情绪可以增强消化腺的活动，促进唾液、胃液及胆汁的分泌。不同的情绪状态也会引起内分泌腺的变化，其中肾上腺与情绪的关系最为密切。例如，考试前的紧张情绪，会使肾上腺素分泌增加，导致血压、血糖、消化腺及其他腺体活动的变化。

（3）表情与躯体神经系统：情绪过程总是伴随着一定的外部行为表现，即表情，如面部表情、身体姿态表情和语言声调表情。躯体神经系统支配、调节人体的骨骼、肌肉系统的活动，是表情活动的生理基础。这种调节具有随意性和指向性，与受自主神经系统控制的内脏活动有根本差异。

（三）情绪理论

1. 情绪的早期理论

（1）詹姆斯－兰格理论：美国心理学家詹姆斯（James）和丹麦生理学家兰格（Lange）分别于1884年和1885年提出了观点相同的情绪理论。詹姆斯认为情绪并非由刺激引起，而是由刺激引起的身体外周活动的变化引起，如因哭泣而感到悲伤、因颤抖而产生恐惧。兰格强调情绪发生与血管变化的关系。兰格认为自主神经系统活动增强，血管扩张便产生愉快情绪；自主神经系统活动减弱，血管收缩、器官痉挛，便产生恐惧情绪。詹姆斯和兰格对情绪产生的描述虽有不同，但基本观点是一致的。他们都提出情绪与机体变化的直接联系，强调了自主神经系统在情绪产生中的作用，所以又被称为情绪的外周理论，也是第一个情绪理论。该理论片面强调自主神经系统的作用，忽视了中枢神经系统的控制、调节作用，虽然存在很多争议，但也引起了人们对情绪机制研究的兴趣，推动了关于情绪机制的研究，所以在情绪心理学发展史上具有一定的地位。

（2）坎农－巴德理论：美国生理学家坎农（Cannon）对詹姆斯－兰格理论提出了三点质疑：首先，机体在各种情绪状态下的生理变化并无多大差异，根据生理变化很难区分复杂多样的情绪。其次，受自主神经系统支配的机体的生理变化较缓慢，与情绪的瞬息变化无法适应。最后，药物可以引起机体的生理变化，但药物（如肾上腺素）只能激活生理状态，不能产生某种情绪。基于以上认识，坎农认为情绪的中心不在外周神经系统，而在中枢神经系统的丘脑，并于 1927 年提出了情绪的丘脑学说。

丘脑在正常情况下是由大脑皮质抑制的，情绪的产生是大脑皮质对丘脑的抑制解除后功能亢进的结果。外界刺激引起感觉器官的神经冲动传至丘脑，再由丘脑同时传至大脑和自主神经系统。传至大脑产生情绪的主观体验，传至自主神经系统引起机体的生理变化，如心率加快、血压升高、瞳孔扩大、肌肉紧张。生理变化和情绪体验是同时发生的，它们都受丘脑的控制。坎农的学说得到巴德（Bard）的支持、扩充，故后人将这一理论称为坎农－巴德理论。

2. 情绪的认知理论

（1）阿诺德的“评定－兴奋”学说：20 世纪 50 年代，美国心理学家阿诺德（Arnold）提出了“情绪的评定－兴奋”学说。阿诺德认为，情绪产生的基本过程是刺激情境－评估－情绪。情绪的产生取决于人对刺激情境的认识和评估，同一刺激情景，对它的评估不同，会产生不同的情绪反应。认识和评估是大脑皮质的神经过程，因此皮质兴奋被认为是情绪产生的原因。阿诺德不同意坎农－巴德理论关于丘脑抑制的观点，但接受了詹姆斯－兰格理论的外周反馈观点，但更强调大脑皮质对情景的认识和评估。

（2）沙克特的三因素学说：美国心理学家沙克特（Schachter）于 20 世纪 70 年代初提出了情绪三因素学说。他认为情绪的产生是环境因素、生理因素和认知因素三者互相作用的结果。其中，认知因素在情绪形成中起着关键作用。沙克特和另一位美国心理学家辛格（Singer）于 1962 年设计了一项实验，用来证明上述三因素在情绪产生中的作用。让不同组的被试通过注射药物产生相同的生理变化，都置身于相同的环境刺激中，分别给予不同解释致使各组对生理变化产生不同的认知，结果被试产生了不同的情绪体验。

沙克特的实验因缺乏对实验的效度分析、实验设计较为复杂、后人难以重复得出相同的结果等原因受到了批评。但其研究毕竟为情绪的认知理论提供了最早的实验依据，对推动情绪认知理论的发展起到了一定作用。

（四）情绪与健康

我国古代就有“内伤七情”之说，认为人有“喜、怒、忧、思、悲、恐、惊”，七情过伤是重要的致病因素。例如《黄帝内经》有“怒伤肝”“忧伤肺”“思伤脾”“恐伤肾”“喜伤心”等记载。根据需要是否得以满足可以把情绪划分为积极情绪和消极情绪。一般而言，积极情绪有利于健康，而消极情绪有害于健康，甚至导致疾病。

1. 积极情绪与健康　积极情绪能使机体的免疫系统和体内化学物质处于平衡状态，增强对疾病的抵抗力，从而促进身体健康；积极情绪还能够激活个体一般的行动倾向，对认知活动具有启动和扩展效应，帮助建设个人资源，通过个人资源的增强，间接增强个体的心理健康水平。另外，积极情绪有利于培养个体心理弹性、积极的应对方式和社会支持，而这些因素都对健康有促进作用。

2. 消极情绪与健康　过于强烈或持久性的消极情绪对于人的健康和社会适应都是有害的。如过度紧张可使个体认识范围缩小，注意范围变窄，思维能力下降，因而降低学习、工作效率。当人焦虑、忧愁、悲伤、恐惧、愤怒时，会发生一系列短暂的正常生理变化，对机体没有不良的影响，但如果这些消极情绪持续存在，个体的生理变化将会延长，久而久之，就会通过心理－神经机制、心理－神经－内分泌机制以及心理－神经－免疫机制引起心血管系统、消化系统、呼吸系统、内分泌系统等各种躯体疾病。

但是，积极情绪对健康并非都是有有利的，如重症高血压患者情绪过度兴奋可能诱发脑出血。而适度的焦虑和紧张可以提高大脑反应速度，从而提高学习、工作效率；适度的惧怕可使人们小心警觉，逃避危险。因此，评价情绪对健康的作用，不能只看其向性，还要考虑情绪的程度，只有适度的情绪才是有利健康的。

三、意志过程

意志是人类意识能动性的集中体现，表现为意识对行为的调节。如果说认识过程是一个外部刺激向内部意识转化的过程，那么，意志过程就是由内部意识向外部活动的转化过程。

（一）意志的概念

意志（will）是个体自觉地确定目的，并根据目标去支配、调节自身行为，克服困难，努力实现预定目标的心理过程。例如，李时珍年轻时就确定了自己的人生目标——以救天下患者为己任。他走遍万水千山遍尝百草，历经27年的艰辛，终于完成190多万字的巨著——《本草纲目》。

（二）意志行动的基本特征

1. 具有明确的目的性 人的意志总是与行动的目的密切联系。人为了满足某种需要就必须确立目的，调节自己的行动，并以预先确定的目的作为标尺评价活动的结果。在这个过程中，方法的选择、步骤的安排、方案的实施等始终从属于目的。因此，意志是在有目的的行动中表现出来的，一个人的目的越明确，社会意义越大，其意志越坚定。

2. 与克服困难相联系 意志行动是有自觉目的的行动，人在实现目的的过程中往往会遇到各种困难，而克服困难的过程也就是意志行动的过程。例如，意志坚强的人克服困难坚持努力，最终达到目的；而意志薄弱的人遇到困难时则容易退缩。人的意志强弱是以所克服困难的性质和强度为衡量标准的。

3. 意志行动是以随意动作为基础 并非所有行动都是意志行动，人的动作可分为不随意动作和随意动作两种。不随意动作是指那些不由自主的无意识动作，如瞳孔受到强光刺激时会缩小、手碰到高温物体时立即缩回。随意动作是由意识指引的动作，是在生活实践中学会的动作。随意动作是意志行动的必要组成部分，由于随意动作，人才能根据自己的目的去支配、调节行动，以实现预定目的。因此，意志行动是以随意动作为基础的。

（三）意志的基本过程

意志行动的心理过程即意志对行为的能动调节过程，包括采取决定和执行决定两个阶段。

1. 采取决定阶段 这是意志行动的开始阶段，决定着意志行动的方向及动因。这个阶段包括动机斗争和目的确定两方面。

（1）动机冲突：意志行动总是由一定动机引发的，而动机是在需要的基础上产生的。由于人的需要是复杂多变的，由此而产生的动机也是较为复杂甚至可能是矛盾的。当动机彼此矛盾时便产生动机斗争。根据动机冲突的内容和形式的不同，可以把动机斗争分为以下几类。

1）双趋冲突：指当两种目标以同样强度同时吸引一个人，但由于条件限制不能同时达到，必须做出抉择时产生的心理冲突。例如，即将毕业的护生既想考研深造又想参加工作，此时出现的心理冲突就属于双趋冲突。

2）双避冲突：指当一个人同时遇到两种具有威胁性的目标，都想回避但又不能都避开时所产生的心理冲突。例如，一个儿童生病时既不想吃药又不愿打针，但为了治疗疾病又必须选择其中之一，此时所产生的心理冲突就属于双避冲突。

3）趋避冲突：指当一个人对同一目标既想接近，又因其不利方面而想回避时产生的心理冲突。例如，外科患者既想接受手术治疗根治疾病，又害怕麻醉意外；又如学生想要参加某项比赛，但又害怕失败等，在这些情况下产生的心理冲突就属于趋避冲突。

4）多重趋避冲突：指当一个人面对两种或两种以上的目标，而每种目标都具有吸引和排斥作用，不能简单地选择一种目标而回避另一种目标，必须进行多重的选择时所产生的心理冲突。例如，护生就业时，面对两个招聘单位，其中一个单位有较高的经济收入，但离家较远；另一个单位离家较近，但经济收入较低。由于要对各种利弊得失进行考虑，此时所产生的心理冲突就属于多重趋避冲突。

（2）确定行动目的：确定目的是意志行动的前提。目的不是随意确定的，而是根据一定社会标准对外界的各种客观目标进行比较、权衡的结果。人在确立目的时，总要比较、权衡自己所确立的目的对他人、对社会及对自己的价值大小，那些社会意义越大、能满足主体最强烈、最迫切需要的目的，容易被确立。

2. 执行决定阶段　通过深思熟虑做出决定，这是意志活动的良好开端，要想最终实现目标，还需要付出艰苦的努力去执行决定，这才是意志活动的中心环节。意志对行动的调节表现为两个方面：一方面是积极采取行动以达到目的，另一方面是制止那些不利于达到目的的行动。只善于做决定而不采取积极行动，或者在执行决定过程中不善于制止那些不利于达到目的的活动，均是意志薄弱的表现。在执行决定阶段必然会遇到各种困难和挫折，个体不仅要克服内部困难，还需要排除外部障碍，为实现预定目的，必须付出一定的意志努力。

（四）意志的品质

意志品质是指一个人在意志行动中表现出来的比较明确的、稳定的意志特点。良好的意志品质是保证活动顺利进行、实现预定目标的重要条件，主要包括自觉性、果断性、坚韧性和自制力。

1. 自觉性　自觉性是指个体自觉地确定行动目的，并充分认识行动的意义，使行动服从社会目的的一种意志品质，贯穿意志行动的始终。自觉性强的人，在行动中既能独立支配行动，不轻易受外界影响，又能虚心听取有益的意见。

缺乏自觉性的表现是动摇性和独断性。动摇性是指缺乏主见，人云亦云，轻易改变自己的决定。独断性是指固执己见，一意孤行，拒绝接受别人的任何意见。

2. 果断性　果断性是指一种善于明察是非，迅速而合理地采取决定并执行决定的品质。果断性强的人，在需要立即行动时，能当机立断，毫不犹豫，迅速地做出决断，而在情况发生改变时，又能随机应变，做出新的决定。

缺乏果断性的表现是优柔寡断和冒失草率。优柔寡断的人在做决定时内心总是处于无休止的矛盾冲突之中，患得患失，顾虑重重。冒失草率的人往往是在没有辨明是非的情况下，不负责任地做出决断，只凭一时冲动，不考虑行动的后果。

3. 坚韧性 意志的坚韧性是指能顽强乐观地面对和克服困难，坚持不懈地执行决定的意志品质。具有坚韧性的人，既能坚持原则，抵制各种干扰，始终不渝地实现目的；又能审时度势，机动灵活地达到预定目的。

缺乏坚韧性的表现是动摇与顽固执拗，前者表现为虎头蛇尾，开始时干劲十足，一遇到困难就灰心丧气、半途而废。后者表现为过于执拗、一意孤行，一旦确定目的，就一成不变地按计划行事，即使客观条件发生了变化，也不能及时改变行动计划。

4. 自制力 自制力是指在意志行动中善于控制自己的情绪并约束自己的言行的意志品质。有良好自制力的人一方面善于促使自己去执行决定；另一方面能够克制自己的消极情绪和盲目冲动，抵制内外诱因的干扰，表现出较强的忍耐性。

缺乏自制力的表现是任性和怯懦。前者常感情用事，缺少理智，对自己的言行毫无约束，容易受外界干扰而不能自律。后者表现为胆小怕事，在需要采取行动的时候却临阵退缩。

（五）意志与健康

意志既可以通过影响人的认识和情绪而影响人的健康，又可以通过调节内脏活动影响人的健康。

1. 意志通过认识过程影响健康 通过意志努力，提高个体的认识能力，有利于个体调整抱负水平，减少因期望值过高使目标无法实现造成挫折所引起的沮丧、失望等消极情绪体验；有利于个体明辨是非，果断做出决定，减少心理冲突，减轻焦虑，保持健康；帮助个体客观地认识自己及所处的社会环境，积极主动地去适应环境。另外，通过意志努力，增强个体的容忍力，容忍他人的缺点，与人友好相处，改善人际关系，有助于维持心身健康。

2. 意志通过情绪过程影响健康 情绪是影响健康的最重要的心理过程之一。个体遭遇挫折时会产生紧张、焦虑、沮丧等消极情绪，意志薄弱的人往往会被消极情绪左右，而意志坚强的人可以调节、控制消极情绪，减轻消极情绪对健康的影响。通过意志努力，个体还可以调节自己的心境，使自己经常保持积极愉快的心境，有利于维持健康。

3. 意志通过调节内脏活动影响健康 内脏活动是受自主神经系统支配的。以前，人们认为这类活动不受意识的控制。但近年的研究证明，通过生物反馈的训练，人可以在一定程度上随意地调节自己的内脏活动，如心率的快慢、血压的升降、肠胃的蠕动、内分泌水平。通过意志对内脏活动的调节达到调整机体功能和防病治病的目的。

第三节　人　　格

一、人格概述

（一）人格的含义

人格（personality）一词在含义上有三种解释：一指人品，品格，是社会上的一般解释，侧重于道德层面；二指权利义务的资格，是法律上的一般解释；三指个性、性格，此意更贴近心理学中所讲的人格的含义。

人格是个体对人对己及一切事物适应时所显示的异于别人的个性特征。人格是在遗传与环境的交互作用下，由逐渐发展的心理特征构成，如个人的处事风格、行为习惯、思维方式、态度、信念和价值观。它是个体有别于他人的整个心理面貌，是人类心理的重要组成部分。它不仅使人们的心理活动和行为表现出各自不同的特点，而且是人们各种心理活动和行为的动力源泉。人的绝大部分的心理活动都是由人格决定和支配的。

1. 人格的结构　从系统论的观点看，人格是一个多层次、多维度复杂的整体结构，其主要成分包括人格心理倾向性和人格心理特征。

（1）人格心理倾向性：人格心理倾向性是指一个人所具有的意识倾向性和对客观事物的稳定态度。它主要包括需要、动机、理想、信念、世界观等心理成分，其中世界观在个性倾向性的诸成分中居于最高层次，决定着人的总意识倾向。人格倾向性体现了一个人需要什么、追求什么，信仰什么，故又称个性倾向。人格倾向是人从事各项活动的基本动力，它决定着一个人的态度、行为的积极性与选择性，它对个性的变化和发展起推动与定向的作用，是整个人格结构的核心。

人格倾向性的各个成分是互相联系、彼此影响的，但其中总有一个成分居于主导地位，并随一个人的成熟与发展的阶段而不同。在儿童期，心理活动与行动的主要由兴趣支配；在青少年期，理想上升到主导地位；到青年晚期和成年期时，人生观和世界观支配着人的整个心理与行动，成为其主导的心理倾向。

（2）人格心理特征：人格心理特征是一个人身上经常表现出来的本质的、稳定的心理特点。主要包括能力、气质和性格，即处理事物的水平、方式和方向。人格心理特征的每种特征都和其他特征处于不可分割的有规律的联系之中。能力、气质、性格各有特点，但又相互关联。例如，性格可以改变气质类型；气质又可以使性格带有特殊色彩，并影响其形成和发展的速度。

这种稳定的心理特征是人格心理倾向性稳固化和概括化的结果。一个人的人格心理倾向性是在实践活动中逐渐形成并发展起来的，它反映了一个人与客观环境之间的相互关系，以及一个人特殊的生活环境和特殊经历。当一个人的人格心理倾向成为一种稳定而概括的倾向时，就成为自己对他人、对自我、对某事的一贯态度并采取相应的行为方式，从而构成一个人具有独特特点的性格特征。因此，人格特征与人格倾向性是相互联系、相互影响的。

2. 人格的特征

（1）独特性：人格是在遗传、环境、教育等因素的交互作用下形成的，各自有独特的心理特点，人与人没有完全一样的人格特点。所谓“人心不同，各如其面”。但是，人格的独特性并不意味着人与人之间的个性毫无相同之处。人格作为一个人的整体特质，既包括每个人与其他人不同的心理特点，也包括人与人之间在心理、面貌上相同的方面，如由于受共同的社会文化影响，每个民族、阶级和团体的人都有其共同的心理特点。人格是共同性与差别性的统一。

（2）稳定性：人格的稳定性是指个体的人格特征经常地、一贯地表现在其心理和行为之中。个体在行为中偶然表现出来的心理倾向和心理特征并不能表征他的人格。俗话说，“江山易改，禀性难移”，这里的“禀性”就是指人格。强调人格的稳定性并不意味着它在人的一生中是一成不变的，随着生理的成熟和环境的改变，人格也有可能产生或多或少的变化，尤其在可塑性较大的青少年时期，再如社会地位和经济地位的重大改变、丧偶、迁居异地等，往往会使一个人的个性发生较大的甚至彻底的改变。这是人格可塑性的一面，正因为人格具有可塑性，才能培养和发展人格。

（3）整体性：人格是由多种成分或特质错综复杂地相互联系、相互制约而组成的一个有机整体，具有内在统一的一致性，受自我意识的调控。正常人的行动并不是某一特定成分（如能力或情感）运作的结果，而是各个成分密切联系、协调一致所进行的活动。正像汽车那样，它要顺利运行，各部分必须协调一致朝着一定的目标，作为一个整体而运作。当一个人的人格结构在各方面彼此和谐统一时，他的人格就是健康的。否则可能会出现适应困难，甚至出现人格分裂。

（4）功能性：人格对人的行为具有调节的功能，一个人的行为总是会打上他的人格的烙印。当面对挫折与失败时，坚强者能发奋拼搏，懦弱者会一蹶不振，这就是人格功能性的表现。人格决定一个人的生活方式，甚至决定一个人的命运，因而是人生成败的根源之一。

（5）社会性：在人格形成与发展中，既有生物因素的制约作用，也有社会因素的作用。如需要、理想、信念、价值观的形成都受到社会实践活动的影响，使人格带有明显的社会性。同时，人的心理又是大脑的功能，人格的形成必然要以神经系统的成熟为基础。如一个神经活动类型属于强而不平衡型的人，比较容易形成勇敢、刚毅的人格特点，而要形成细致、体贴的人格特点就比较困难。所以，人格是生物性与社会性的统一。

（二）人格理论

人格理论纷繁复杂，在心理学上已有的人格理论多达数十种，这些理论在研究上各有特色，从各种角度揭示了人格的基本规律。下面我们只简要地介绍几种有代表性的人格理论。

1. 特质理论 人格特质理论认为个体各有其性格上的特质，这些特质不因情境的不同而发生改变，俗语中“江山易改，禀性难移”的说法，正可以用来支持特质论的见解。

（1）奥尔波特的人格特质理论：高尔顿·奥尔波特（Gordon Allport）的人格特质理论，以个案研究法，从很多人的书信、日记、自传中，分析出各自具有代表性的人格特质。他认为特质是人格的基础，是每个人以其生理为基础的一些持久不变的性格特征。他将人的特质分为三大类：①主要特质是指足以代表个人最独特个性的特征，它在人格结构中处于主导地位，影响着个体行为的各方面，它表现了一个人生活中无时不在的倾向。如只用“吝啬”二字就足以代表某人的性格，而且所有认识他的人，都公认他真的吝啬。吝啬就是此人的主要特质。对一般人来说，具有主要特质的人并不多。②中心特质是指代表个人性格的几方面的特征，是构成人格特质的核心部分。每个人的中心特质为5～7个。如评价某人时所用的诚实的、勤奋的、乐观的等形容词，指的就是其中心特质。③次要特质是指代表个人只在某些情景下表现的性格特征，或者是某种具体的偏好或反应倾向。如有些人虽然喜欢高谈阔论，但在陌生人面前则沉默寡言；有人闲暇时喜欢收拾房间；有人偏好某种颜色。

（2）卡特尔的人格因素理论：雷蒙德·卡特尔（Raymond Cattell）首创了人格因素理论。他根据人格特质的层次性将人格特质区分为两类：①表面特质是指从外部行为能直接观察到的特质。表面特质可能会随着环境的改变而改变。②根源特质是内在的、决定表面特质的最基本的人格特征，是那些稳定的、作为人格结构的基本因素的特质。根源特质是不能直接观察到，但对个体的行为起制约作用的特质，需要通过严格的科学方法才能获得。

卡特尔通过使用问卷调查、生活描述、对上千人的观察，运用因素分析，得出了卡特尔16种人格因素问卷（16PF）。该问卷已于1979年引入国内并由专业机构修订为中文版，得到广泛应用。卡特尔从表面特质中抽出16种根源特质是乐群性、聪慧性、稳定性、恃强性、兴奋性、有恒性、敢为性、敏感性、怀疑性、幻想性、世故性、忧虑性、激进性、独立性、自律性、紧张性。16种人格因素是各自独立的，相互之间的相关度极小，每一种因素的测量，都能对被试某一方面的人格特征有清晰而独特的认识，每个人的人格特征就是由这16种人格因素在个人身上的组合决定的。测量一个人的16种人格因素，就可以了解该人的人格特征，从而为人格测验提供了可能和依据。

（3）艾森克的特质理论：英国心理学家艾森克（Eysenck）在卡特尔研究的基础上对人格特质进行了进一步的统计分析，找出了更稳定的特质，提出了人格的维度理论，从人格的特质和维度的研究出发，将人格特征分为以下三个基本的维度。①E维度：内－外倾。②N维度：情绪稳定性（或神经质）。③P维度：精神质。E维度测量性格的内、外倾向，N维度测量情绪的稳定性，两个维度均为双极性，也就是说分数高与分数低都有意义，但两极之间没有一个截然的分界，只有程度的区别。P维度是单极性，在此特质上的高分者倾向自我中心、攻击性、冷漠、缺乏同情心、不关心他人；得分低者则具有相反的特点，如温和、体谅。因此，P维度只有分高时才有意义，分低被认为是正常。

艾森克以内－外倾、神经质与精神质3种人格维度为基础，于1975年制定了艾森克人格问卷（EPQ）。该问卷是用途较广的人格量表，已被一些国家译出或修订，中国的艾森克人格问卷由陈仲庚等于1981年修订。

2. 精神分析理论 西格蒙德·弗洛伊德（Sigmund Freud）是奥地利著名的精神病学家和精神分析学派的创始人。在他的精神分析理论中，人格结构理论是其理论的核心。

（1）人格结构：按弗洛伊德的理论，人格是一个整体，这个整体包括3个部分，即本我、自我、超我。人格中的3个部分彼此交互影响，在不同的时间内，对个体行为产生不同的内在动力支配作用。

（2）人格发展：按弗洛伊德的理论，人格的发展经历五个可重叠的阶段，其中6岁之前的3个阶段是人格发展的关键期。如果每一阶段个体的行为受到过分限制或过分放纵，致使个体未能在需求上获得适度的满足，就可能产生发展迟滞的现象，即称为固着作用。这可能产生人格障碍或心理问题，并影响下一阶段的发展。人格发展的主要时期及特点如下。

1）口欲期（oral stage，0～1岁）：指原始欲力的满足。此期婴儿主要通过吸吮、吞咽、咀嚼等与口有关的活动获得快乐和安全感。如果口部活动受到限制或放纵，则可能会留下后遗性的不良效应。如以自我为中心、过度依赖、悲观、退缩、猜疑等消极人格特征，并可能出现以后的吮手指、咬指甲、过度饮食、吸烟、酗酒和吸毒等不良行为。

2）肛欲期（anal stage，1～3岁）：指原始欲力的满足。此期儿童关心与直肠及肛门有关的活动，愉快感主要来自排泄所带来的快感及自己对排泄的控制。此期排便习惯的训练，对幼儿很关键。如果训练过严，则可能会形成洁癖、吝啬、固执、冷酷、忍耐、强迫等人格特征；如果训练过松，会形成自以为是、暴躁、浪费、凶暴、肮脏、无秩序等人格特征。

3）性蕾期（phallic stage，3～6岁）：指原始欲力的需求。此期儿童对自己的性器官感兴趣。幼儿在此期已能识别性别，会无意识地希望拥有异性的父母，并除掉同性的父母。儿童经常会自豪地宣布，“等我长大后，我要和爸爸（妈妈）结婚”，而且排斥同性的“竞争对手”。出现恋母（父）情结。此期如未能与同性别的父母建立性别认同感，与父母的无意识冲突、未解决的固着和负罪感，以及对同性和异性的态度，会固着在潜意识中，成为以后心理问题的根源。以上3个阶段称为前生殖阶段，弗洛伊德认为它们是人格发展的基础，认为成人人格实际在人的前6年已经形成。

4）潜伏期（latent stage，7岁至青春期）：指7岁以后，儿童的兴趣扩大，由对自己的身体和父母的感情转变到周围的事物。早期的原始欲力冲动处于潜伏状态。愉快感来自对外界环境的体验。此时期，男女儿童之间在情感上较以前疏远，团体性活动多呈男女分类趋势。随着儿童在学校获得更多的问题解决能力和对社会价值的内化，自我和超我持续不停地发展。

5）生殖期（genital stage，青春期以后）：指此期原欲力重新回到生殖器。随着性器官的成熟，两性差异开始显著。性的需求转向年龄接近的异性，开始有了两性生活的理想，有了婚姻家庭的意识，性心理的发展趋向成熟。此期发展不顺利则会导致性功能不良，难以建立融洽的两性关系或出现病态人格。

3. 行为主义理论

（1）斯金纳的人格理论：斯金纳（Skinner）从比较心理学的角度，对动物和人类行为机制进行研究。他的人格理论可以从以下三方面理解。①人类的一切重要反应均是经由操作条件反射建立的。认为人和动物并非两样，在人的各种行为中，哪些行为会得以保持，哪些行为最终会消失，即取决于人做出这些行为之后受到奖励还是惩罚。因此，培养人的行为习惯只需要不断地应用奖励和惩罚来进行控制就足够了。在行为塑造过程中，通过不断的奖励、强化而塑造出一种全新的行为模式。而人格就是个体的这些外显行为方式或方式的组合。②人格只不过是一些反应组合而成的行为组型。既然人类的行为是由连锁性反应组合而成的，那么代表人格的行为组型或组合自然也是经由操作学习历程建立的。个体在某种情境下经常表现同样的行为组型，该组型即可视为他的人格特质。③人格的形成和发展并非个体自主的，而是由环境中强化因素影响而塑造成的。每个人的成长环境和经历不同，就会形成不同的行为方式，进而形成不同的人格特质。可见，斯金纳主要是通过其强化理论，即操作性条件反射原理，来说明人格的形成，从而达到预测和控制人格发展的目的。

（2）班杜拉的人格社会学习理论：阿尔伯特·班杜拉（Albert Bandura）的社会学习理论，基本上接受了斯金纳在操作条件作用理论中强化的概念，将原来的概念扩大，从动物扩大到人，从实验室扩大到社区，从外界强化扩大到自我强化，从被动控制扩大到主动观察学习与模仿。

班杜拉的人格理论可以从以下两方面理解。①班杜拉认为，个体的人格是指表现在行为上的心理特征。行为上能代表人格的心理特征是复杂的，不可能只在设计的奖惩环境下经学习而形成。实际上，个体的任何人格都是在生活的社会环境中经过耳濡目染，自己向别人模仿学习而形成的。②个体向自己所喜欢的榜样人物去模仿，模仿后习得的行为表现如受到社会赞许而获得满足，于是就产生了社会强化的作用。这种社会学习的效果，可能扩展到不必直接接受强化的地步。如有些人不必亲自受到奖励，只凭观察学习也可以学习某些人格品质。如“见贤思齐”。

4. 人本主义理论 人本主义心理学是由美国心理学家亚伯拉罕·马斯洛（Abraham Maslow）与卡尔·罗杰斯（Carl Rogers）在20世纪60年代创始的。人本主义心理学家认为人类本性是善的，而且人类本性中蕴藏着无限的潜力。人格的核心是倾向健康人格的实现，当提供了适当的成长条件和自我实现的环境和机会时，人能不断朝着健康的方向发展，以期达到自我实现。

（1）马斯洛的人格自我实现论：①需要层次。马斯洛认为个体成长发展的内在力量是动机，动机由人的生存的基本需要组成。而各种需要之间，有先后顺序与高低的7个层次之分。每一层次的需求与满足，将决定个体人格发展的境界或程度［各层次的性质及其在人格发展上的功能详见本章第三节“（1）马斯洛需要层次理论”］。②自我实现。自我实现是马斯洛人格理论的核心。马斯洛把人当作他自己人格的主动构造者，自我实现是指个体在成长中，其心身各方面的潜力获得充分发展的历程与结果。认为人有倾向性也有可能自由地改变自己，人格发展的动机来自人的生存的基本需要，而这种需要可以用一种渐进的层次表达出来。在人生的进程中，人们大部分都是按照这个层次递进的，直到达到“自我实现”的境界。在眼前的需要得到满足后，人不会感到满足，而是会积极地寻求发展和潜能的实现。这是人格发展的自然特性。③自我实现者的人格特征。马斯洛认为只有研究人类最好、最健康、最成功的案例，才能发现人类最好的状态。他通过研究49名杰出者（包括林肯、爱因斯坦等），最终得出了自我实现者的15条人格特征。他对活着的人采用了谈话、自由练习和各种投射技术，对逝者则是研究其传记和各种材料。

（2）罗杰斯的人格自我理论：“性本善”、“自我实现”性、“潜能”性及“以人为中心，达到良好的心理氛围中的尊重与理解”，是罗杰斯人本主义思想的主要观点。他认为人具有理解自己、不断趋向成熟、产生积极建设性变化的巨大潜能，这种潜能性使人得以发展和进行自我塑造。罗杰斯的人格理论是建立在其人性观之上的，其要义有以下3点。

1）自我观念：罗杰斯认为每个人都以一种独特的方式来看待世界，个体能对感知过、经历过的失误赋予一定的意义，这些知觉和意义的整体就构成了个人的现象场。现象场就是人的主观世界。自我就是现象场中被个人意识到的属于自身方面的经验，称为自我经验。如“我是谁?”与“我是什么样的人?”等问题的一切可能答案。所有答案的总结即自我概念。自我概念包括对自己身份的界定，对自我能力的认识，对自己的人际关系及自己与环境关系的认识等。自我经验是个人在其生活环境中对人、对己、对事物交互作用时所得经验的综合结果。开始时所得经验是直接经验。如果他人对他的行为予以评价，个体就会在来自自身的直接经验上，又增加一项来自他人的间接经验，即评价性经验。来自自身的直接经验和来自他人的间接经验一致时，个体便是比较整合的、真实而适应的人，反之他就会经历或体验到人格的不协调状态。

2）积极关注：罗杰斯认为个体根据直接经验和间接经验形成自我概念时，对他人怀有一种强烈的寻求积极关注的心理倾向。即积极关注，就是“好评”。希望别人以积极的态度支持自己。积极关注分为以下两种。①有条件积极关注：指根据一定的评级标准来评判个体的品行或成就，达到了标准才给予积极关注。如王同学在校成绩属中上，其父母觉得他可以学得更好，对他格外严格，除强制其补习外，还与之设定交换条件，如果考试排名不在前5名，就不得周末外出郊游等。②无条件积极关注：指对一个人所做的所有事情都一样积极关注，即使是客观上消极的行为也接受，因为它是这个人的一部分。如高同学在校成绩平平，父母并没有对其施加压力，而是以勉励代替惩罚。罗杰斯认为，为个体的成长提供一个积极的环境，当个体体验着积极的关注时，个体有能力减少内在冲突、改变自我、增强自我整合能力与自尊，并对情绪体验进行调整。个体的人格也会向着完善的方向发展。

3）自我和谐：自我和谐是指一个人自我观念中没有自我冲突的心理现象。个体在有条件积极关注下所得的间接经验与自己的直接经验不一致时，或者当个体的真我与理想中的自我不一致时，个体就会形成自我不和谐感。真我是指当事人觉知自己是什么样的人。理想中的自我是指自己在理想中想成为什么样的人。

二、人格倾向性

（一）需要

护理的服务对象是人，人作为一个社会生物体，都有其最基本的需要（need）。如果这些需要没有得到满足，会影响其健康及恢复。人的基本需要受个人的情绪、价值观、社会文化及心身发展程度的影响。护士只有充分认识人的基本需要的特点及内容，才能帮助患者满足其基本需要以维持机体平衡状态，达到维持和增进其健康的目的。

1. 需要的一般概念 需要是包括人在内的一切生命体的本能。人在种族发展过程中，为维持生命和延续种族，形成对某些事物的必然需要，如营养、自卫、繁殖后代的需要。在社会生活中，为了提高物质和精神生活水平，形成对社交、文化、科学、艺术、政治生活的需要。人为了生存和发展，必须要求一定的事物。这些要求反映在人脑中，便形成了人的需要。可以认为需要是反映机体内部环境或外部生活条件的稳定的要求。

不同学科对需要有不同的理解及定义。需要一词可以理解为由未满足的欲望、要求或由剥夺引起的内部紧张状态，是人对某种目标的渴求或欲望。美国心理学家默里（murray）认为需要是个体行为所必需的动力性的源泉，它表明了在人大脑区域内的一种把知觉、统觉、智力和动作等组织起来的一种力量。护理的创始人南丁格尔认为，需要是“对新鲜的空气、阳光、温暖、环境及个体的清洁、排泄以及防止各种疾病发生的需求”。护理理论家奥兰多（orlando）对需要的定义是“人的一种要求，它一旦得以满足，便可消除或减轻其不安与痛苦，维持良好的自我感觉”。

2. 需要的种类 人的需要是人对机体缺乏的主观体验，是一种主观心理倾向。人的这种对缺乏的主观体验是极其复杂的，是一个多维度、多层次的结构系统。需要可以从不同的角度进行分类。

（1）根据需要的起源分类：分为自然性需要和社会性需要。

1）自然性需要：是指与维持个体的生存与种族繁衍相联系的需要，是一种本能的需要，如对空气、水分、食物、睡眠、性生活、安全、运动等的需要。自然性需要又称生物性需要或生理性需要，是人和动物共有的。

2）社会性需要：是指与个体的社会生活相联系的、后天习得的需要，如人对劳动、交往、学习、审美、威信、道德等的需要。它是人特有的在社会生活实践中产生和发展起来的高级需要，是从社会要求转化而来的。在社会生活中，社会不断向个体提出各种要求，当个体认识到接受这些要求的必要性时，社会的要求就会转化为个体的需要。人的社会需要受社会背景和文化意识形态的影响而有显著的个体差异。

（2）根据需要的指向性分类：分为物质需要和精神需要。

1）物质需要：是指人对生活的基本物质对象的需求。物质需要是一种反映人的活动对于物质文明产品的依赖性的心理状态。因此，物质需要既包括生理需要又包括社会需要。

2）精神需要：是指人对社会精神生活及其产品的需求，是人类特有的需要。精神需要包括对知识的需要、对文化艺术的需要、对审美与道德的需要等。这些需要既是精神需要又是社会需要。精神需要有高尚与低级趣味之分。高尚的精神需要可以使人不断取得进步；而低俗的精神需要则会消磨人的意志，使人走向歧途。

3. 需要的特征 人的需要也是多样和复杂的，一般都具有如下几个特征。

（1）对象性：需要总是指向一定的对象，因为有机体的某种“缺乏”总是特定对象的缺乏。这种特定对象是物质的或是精神的，因此，也只有具备某种对象才能使其获得满足。如人在饥饿时就会把“食物”作为对象，而不会把“书本”作为对象。

（2）动力性：需要是从事各种活动的基本动力，是人的一切积极性的源泉。人的各种活动从饮食、学习、工作到创造发明，都是与需要的相关。因为人类要生存和发展就必须与环境保持平衡，一旦环境变化，机体就可能产生缺乏感，就会促使人调动机体的力量去达到新的平衡，因而产生动力。这种缺乏感越大，人的动力就越强。如果一个人机体有了某种缺乏，但自己并没有主观体验，也不会产生动力。

（3）社会性：需要具有社会制约性，它是随历史的发展而发展，随满足需要的对象范围及方式的改变而改变。如古代人的衣、食对象不同于当代人，他们满足这些需要的方式和手段也不同于当代人。

4. 需要理论

（1）马斯洛需要层次理论：马斯洛将需要层次理论归纳为7个层次（图2-4）。

1）生理需要：是指维持个体生存与种族繁衍的需要。如个体对食物、空气、睡眠、性等的需要。它具有自我保存和种族保存的意义。生理需要是最基本、最原始的需要，也是最强有力的需要。

2）安全需要：是指希望受保护与免遭威胁从而获得安全感的需要。典型的安全需要如下。①生命安全：人都希望自己的生命不受到内、外环境的威胁，希望在一个安全的环境中生长、发育、成熟、发展。如一个人有了病痛后去求助医生是出于生命安全的需要。②职业安全：人都希望自己所从事的职业有安全感，不固定的职业常常使人焦虑不安。

3）归属与爱的需要：是指每个人都有被他人或群体接纳、爱护、关注、鼓励及支持的需要。人是具有社会性的动物，因此均具有团体归属感，因为社会是以群体的方式划分的，所以每个人都希望能够找到自己所属的社会群体，如家庭、学校、工作单位。

4）尊重的需要：尊重的需要包括他尊和自尊两方面。他尊是指个人希望别人尊重自己，希望自己的工作和才能得到别人的承认、赏识、重视和高度评价，也即希望获得威信、实力、地位等。他尊需要的满足会使人相信自己的潜能与价值，从而进一步产生自我实现的需要。反之，缺乏他尊会使人丧失自信心，怀疑自己的能力和潜力，不可能产生更高层次的需要，即自我实现的需要。自尊就是个人渴求力量、成就、自强、自信和自主等，自尊需要的满足使人在生活中变得更有能力，更富有创造性。相反，缺乏自尊会使人感到自卑，没有足够的信心去处理面临的问题。

5）求知的需要：是指个人对自身和周围世界的探索、理解及解决疑难问题的需要。马斯洛认为，求知和理解是克服障碍和解决问题的工具。学习和发现未知的东西会给人们带来满足和幸福，因而它属于人们的高级需要。

6）审美的需要：是指对秩序、对称、完整结构以及对行为完美的需要。目前尚不清楚审美需要和其他需要的联系，但这种需要是人的本性，这种本性在成人和普通的儿童身上存在，甚至在洞穴人的文化中都存在着，但它在自我实现的人身上得到最充分的表现。

7）自我实现的需要：在上述几种需要都获得基本的满足之后，就会产生更高层次的需要——自我实现的需要。所谓自我实现的需要即指个体希望自己的潜能得到充分发挥，完成与自己能力相称的一切活动，最大限度地发挥潜能。艺术家创作，科学家创造发明，把自己的工作做得尽善尽美，因此而感到快乐，这些都是自我实现的需要的体现。但满足自我实现的需要所采取的途径因人而异。

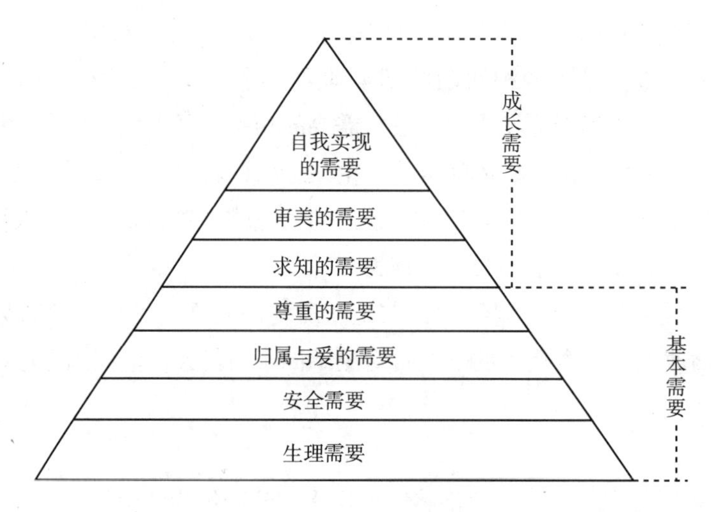

图 2-4　马斯洛需要层次论

（2）需要层次理论之间的关系：具体如下。

1）需要的顺序由低级到高级：马斯洛认为人的基本需要的产生是由低级向高级发展的，是波浪式推进的。只有低一级的需要基本满足后，高一级的需要才会产生。层次越低的需要强度越大，人们优先满足较低层次的需要，再依次满足较高层次的需要。这一观点与中国古代“仓廪实而知礼节，衣食足而知荣辱”的观点相符合。

2）各层之间交叠出现：在低一级的需要没有被完全满足时，高一级的需要就产生了，在低一级的需要的高峰过去但没有完全消失时，高一级的需要就逐步增强，直到占绝对优势，各种需要的优势由一级演进至另一级。只有在所有的需要相继基本满足后，才会出现自我实现的需要。每个时期，个体的需要呈现丰富性特征，多种需要共同存在，其中某一种或几种需要占主导地位。

3）层次需要所占的比例：马斯洛认为，在需要层次的金字塔中，越向下的层次在全人口中所占比例越大，越向上的层次在全人口中所占比例越小。他认为真正达到自我实现的人在全人口中只占很少一部分，而绝大多数人停留在中间的某一层。需要层次理论的前四种属于基本需要，后三种属于成长需要。基本需要直接关系到个体的生存，当基本需要得不到满足时，将直接危机个人的生命。成长需要不是维持个体生存所必需的条件，但满足这种需要能促进人的健康成长。居于顶层的自我实现的需要对以下各层均具有潜在的影响力。在成长需要之下，个体所追求的目的是无限的。无论是求知、审美，都是无止境的。这是人类异于动物之处，这也是马斯洛需要理论的超越之处。

（3）马斯洛需要层次论的两重性：迄今，马斯洛需要层次论是心理学界最为推崇的需要理论，其积极意义表现在以下两个方面。第一，该理论比较客观、准确地揭示了人类需要产生的客观规律，注重社会正常人的需要，具有普遍性。他的理论在各行各业中得到广泛的引用。第二，该理论将人的需要看作是一个有严格组织的层级系统，具有统一性和整体性特征。

需要理论的缺陷也是显而易见的。首先，马斯洛将人的社会性需要看成与生俱来的潜能，需要的发展是一种自然成熟的过程，这低估了社会生活对人的需要发生发展中的重要作用；其次，马斯洛强调个体优先满足低级需要，忽视了高级需要对低级需要的调节作用，忽视了人的主观能动性。连他自己也承认，他“并不完全了解殉道者、英雄、爱国者、无私的人”。

（4）需要学说在护理实践中应用的意义及目的：一个人基本需要的满足与否，是决定其身体健康水平的决定因素。护士的任务就是要不断地认识护理对象的基本需要，并帮助其满足需要，以恢复和维持人的健康。

1）预测患者的需要：护士可预测患者尚未表达出的需要，对患者可能出现的问题，积极采取预防措施。如为患者提供一个安静、整洁、设施齐全的病室，在患者入院时为其介绍环境，并介绍主管医生、护士和病室的病友，让患者一住院便有安全的感觉，避免患者可能因环境的陌生而产生的紧张和焦虑。

2）理解患者的行为及心理：护士只有认识人的基本需要及其各种需要之间的相互关系和影响需要满足的因素，才能对患者的言行有较好的领悟和理解。如患者可能在检查或手术前需要了解有关检查或手术的注意事项，这是安全需要；患者住院后想家、想念亲人，这是爱与归属的需要；患者希望护士能让自己参与到护理活动中，这是患者自我实现的需要。

3）满足患者的各种需要：当人的健康出现问题时，有些基本需要就无法通过自己的能力来满足。护士可在各种需要理论的指导下，通过对患者进行全面的心身评估，认识和辨别患者的需要是否已被满足，有哪些需要尚未被满足。根据需要的层次按先后顺序，制定相应的护理措施，以最大限度地帮助患者满足其基本需要，从而恢复机体的平衡与稳定，促进患者心身健康。

（二）动机

1. 动机的概念　动机（motivation）在心理学上一般被认为涉及行为的开始、方向、强度和持续性。美国哥伦比亚机能心理学的主要代表伍德沃斯（1869—1962 年）于 1918 年首先将“动机”概念引入心理学，他将动机视为决定行为的内在动力。动机是指由一种目标或对象所引导、激发和维持的个体活动的内在心理过程或内在动力。动机是个体的内在过程，行为是这种内在过程的表现。

2. 动机产生的条件　引起动机的内在条件是需要，引起动机的外在条件是诱因。个人的活动是受动机调节和支配的。

（1）内部条件：需要是动机产生的基础和内在条件。当某种需要没有得到满足时，它就会推动人们去寻找满足需要的对象，从而产生活动的动机。如健康的个体能够保持体温在一定范围内波动，这是由于体内有自动控制体温的机制。在寒冷条件下，身体表面的血管自动收缩，以保持血液的温度，并通过颤抖产生热量。而在炎热的条件下，外周血管舒张，以使热量扩散，并通过排汗降温。在这些外部条件下，需要可以引起有机体的自动调节机制活动，并未成为行动的动机。但是，当自动化的机制不足以维持平衡状态时，有机体便被唤醒，并通过采取行动来恢复平衡。

（2）外部条件：动机的产生除了有机体的某种需要，诱因的存在也是一个重要条件。心理学研究表明：需要本身是主体意识到的缺乏状态，但这种缺乏状态在没有诱因出现时，只是一种静止的、潜在的动机，表现为愿望、意向。只有当诱因出现时，需要才能被激活而成为内驱力，驱使个体趋向或接近目标，这时需要才能转化为动机。如有人拾金不昧，有人却抢劫行骗，危害社会；有些家长为刺激子女学习，采取“高分换物质”的做法，但结果是物质越多，分数越少。为什么会这样呢？调控人行为的动力何在？

诱因能激起机体的定向行为，并能满足某种需要的外部条件或刺激物。诱因按其性质可分为两种：凡能驱使个体趋向或接近目标者，称为正诱因。它可以是简单的如食物、水，也可以是复杂的如名誉、地位。凡能驱使个体逃离或回避目标者，称为负诱因，如躲避危险、逃避灾难。显然，有些时候诱因与行为目标是相同的，有时它只是帮助达到行动目标的条件。并且诱因性质的正与负不是绝对的。

3. 动机的种类 人的动机复杂多样，从不同的角度，用不同的标准，就有不同的分类。

（1）根据动机的性质分类：①生理性动机又称原始性动机、生物性动机、原发性动机，是以生理性需要为基础的动机，如饥饿、渴、睡眠、缺氧、性欲、排泄、躲避危险。生理性动机会驱使有机体采取相应行动以维持体内物质和能量的平衡。当生理需要得到满足时，生理性动机便趋于下降。②社会性动机又称习得性动机或心理性动机，是以社会需要为基础的动机，如权力动机、社交动机、成就动机。由于人是社会的实体，人的生理需要的满足都要受到社会生活的影响，如母亲对孩子的抚爱，除了本能，还有社会责任感等，因此很少有纯粹的生理性动机。

（2）根据动机的来源分类：①内在动机指由个体内在需要引起的动机。内在动机是由行为人对任务本身的兴趣或愉悦带来的动机，这存在于个体内部而非依赖任何外部力量的驱动。内在动机从20世纪70年代开始被社会心理学家和教育心理学家所关注。有的学生对知识很感兴趣，能够积极主动地自觉学习。被内在动机激励，学生更可能愿意进行这项任务并且在任务过程中提升自己的技能和能力。学生们更可能把他们的学习成绩归于自己控制的因素，即自主性，相信自己有取得预期目标的能力，或者说最终结果不是取决于运气，对掌握一个主题的知识感兴趣，而非死记硬背取得好的成绩。②外在动机指人在外界的要求或外力作用下所产生的动机。外在动机（或外在激励）指的是从事某个活动的行为是为了取得外部收入，这种动机常常与内在动机相冲突。外在动机来源于个体的外部。外在动机通常包括金钱、分数、强迫、惩罚等。例如，有的学生为了得到教师的奖励或免受父母责备而努力学习。竞争总体上也属于外在动机，因为它鼓励人胜过其他人，而非享受行为内在的回报。心理学家研究表明，外在回报可能会使动机偏移（即取得外在回报成为任务进行的主要理由），导致内在动机会被削弱。外在动机只有在被个体内在化，并以此满足他们基本的心理需要的基础上，才能成为个体进一步作决定的参考依据或行为的前导驱力。

外在动机和内在动机的划分不是绝对的，外在要求必须转化成为人的内在需要时才能成为行为的动力，如果外在存在要求，个体并没有意识到或没有当回事，就不会产生动机作用。一般说来，内在动机比较稳定，会随着目标的实现而增强；而外在动机则是不稳定的，往往会因目标的实现而减弱。在一定条件下，内在动机和外在动机之间也可以发生相互转化。

（3）根据动机的意识水平分类：分为有意识的动机和无意识的动机。人的动机有一部分是发生在意识水平上的，人们知道自己行为的动机是什么，行为的目标是什么。但是，在自我意识没有发展起来的婴幼儿身上，他们的行为动机都是无意识的。另外，在成人身上也有无意识的或没有清楚意识到的动机，如定势、刻板印象。

4. 动机的功能

（1）激活功能：动机能推动个体产生某种活动，使个体由静止状态转为活动状态，体现了个体的能动性。如为了消除饥饿而寻找食物，为了摆脱孤独而结交朋友。

（2）指向功能：动机能使个体的行为指向某个特定目标。如在学习动机的支配下，人们可能去图书馆或教室；在成就动机的驱使下，人们会主动选择具有挑战性的任务。

（3）维持和调整功能：动机的维持功能表现在行为的坚持性。在动机激发个体的某种活动后，这种活动能否坚持下去，同样要受动机的调节和支配。如个体在学习过程中，遇到困难时，动机使他能够坚持下去，而不会轻易放弃。动机的调整功能表现在个体通过行为反馈，调整自己的行为，使之更接近目标。如某学生一直在努力学习，但是成绩却始终没有提高，于是试图改变自己的学习方法，如向别人请教或仔细思考自己哪些方面做得不好，吸取教训等。

5. 动机的理论 学者从不同的角度对动机进行了研究，主要的学说包括本能理论、驱力理论、唤醒理论、诱因理论、认知理论等。

（1）本能理论：认为人类的行为是在进化过程中形成的，由遗传而固定下来，不需要通过学习而获得，是一种固定的行为模式。此理论一度在动机心理学领域占据统治地位。

（2）驱力理论：认为个体由于生理需要而产生一种紧张状态。这种状态激发或驱动个体的行为以满足需要，紧张消除了，机体又恢复平衡状态。驱力理论仅仅强调个体的活动来自内在动力，它忽略了外在环境在引发行为上的作用。

（3）唤醒理论：认为人总是被唤醒，以维持生理激活的最佳水平，避免其太高或太低。唤醒理论的三个原理：①人们偏好最佳的唤醒水平。②简化原理。③个人经验对于偏好的影响。

（4）诱因理论：认为诱因是个体行为的一种能源，它促使个体去追求目标。诱因与驱力是不可分开的，诱因由外在目标所激发，只有当它变成个体内在的需要时，才能推动个体的行为，并有持久的推动力。

（5）认知理论：现代认知理论认为，认知具有动机功能。动机的认知理论主要有期待价值理论、动机归因理论、自我功效理论、成就目标理论。①期待价值理论：将达到目标的期待作为行为的决定因素。期待帮助个体获得目标。②动机归因理论：动机是思维的功能，采取因果关系推论的方法从人的行为中寻求行为的内在动力因素。③自我功效论：认为人的认知变量如期待、注意和评价在行为决策中起着重要的作用，人对行为的决策是主动的。期待分为结果期待和效果期待。结果期待是指个体对自己行为结果的估计；效果期待是指个体对自己是否有能力来完成某种行为的推测和判断，这种推测和判断就是个体的自我效能感。④成就目标理论：不同个体对自己的能力有不同的看法。这种对能力的潜在认识会直接影响到个体对成就目标的选择。

6. 动机相互作用

（1）动机的联合：当个体同时出现的几种动机在最终目标上基本一致时，它们将联合起来推动个体的行为。强度最大的是主导动机，对其他动机具有调节作用，这种调节作用主要表现如下。①主导动机有凝聚作用，将相关动机联合起来，指向最终目标；同时主导动机还决定个体实现具体目标的先后顺序。②主导动机具有维持作用，将相关动机的行为目标维持在一定的目标上，阻止个体行为指向其他目标。非主导动机的影响力较小，但其作用也是不可忽视的。非主导动机可以增强或削弱这种动机联合的强度。

（2）动机的冲突：详见本章第二节“三、意志过程”。

动机是推动人从事某种活动，并朝一个方向前进的内部动力。是为实现一定目的而行动的原因。动机用来说明个体为什么要从事某种活动，而不用来说明活动本身是什么或如何进行。

（三）兴趣

兴趣（interest）是个人对人或事物喜好或关切的情绪。人们的兴趣是多种多样、各有特色的。在实践活动中，兴趣能使人工作目标明确，积极主动，从而能自觉克服各种艰难困苦，获取工作的最大成就，并能在活动过程中不断体验成功的愉悦。下面内容在阐述兴趣概念的基础上，重点说明其兴趣在心理学中的作用。

1. 兴趣的概念 兴趣是人探究某种事物或从事某种活动的心理倾向，它以认识或探究外界的需要为基础，是推动人认识事物、探究真理的重要动机。兴趣是人的认识需要的心理表现，它使人对某些事物优先给予注意，并带有积极的情绪色彩。例如，对足球感兴趣的人，总是对足球赛事以及足球明星的刊物、消息等优先加以注意；对音乐感兴趣的人，总是对乐器以及有关音乐的书籍、刊物等优先加以注意，并总是以积极情绪去探究、领会和掌握它。人的认识兴趣在个体发育中出现得很早，它最初表现为个体对环境的探究活动。婴儿出生后，对环境中出现的新事物，即有惊奇和兴奋的反应。年龄稍大的儿童对新玩具，一般表现为注视、抚摩、摇晃、敲打甚至毁坏等。正是在个体生命早期具有的定向探究活动的基础上，才逐渐形成了人对事物和活动的兴趣和爱好。

当兴趣不是指向认识的对象而是指向某种活动时，即称为爱好，如对体育活动、书法活动的爱好。兴趣与爱好是和人的积极的情绪体验联系在一起的，当人们兴趣盎然地进行某种活动、获得某种认识时，他们常常体验到快乐和满意等积极情绪。兴趣在人的实践活动中具有重要的意义。兴趣可以使人集中注意，产生愉快紧张的心理状态。这对人的认识和活动会产生积极的影响，有利于提高工作的质量和效果。兴趣具有社会制约性，人所处的历史条件不同、社会环境不同，其兴趣就会有不同的特点。

2. 兴趣的品质

（1）兴趣的倾向性：指人的兴趣指向一定事物。有的人对自然科学感兴趣，有的人对社会科学感兴趣，这就是人与人之间兴趣的倾向性不同。兴趣的倾向性不是天生的，其差异性主要由人后天的生活实践不同造成。

（2）兴趣的广阔性：指的是兴趣的广泛程度。如果一个人拥有广泛的兴趣，那么他的生活一定会丰富多彩，并且他本人也会拥有渊博的知识。例如我国汉代杰出的科学家张衡，正是由于他本人有着广泛的兴趣，不仅在天文学、地理学、数学、机械学方面有所成就，而且他在文学和绘画方面也很有造诣，是东汉六大画家之一。相反，如果一个人兴趣狭窄，就难免会知识贫乏、目光短浅、生活单调。如果一个人的兴趣仅仅是广泛而无中心的话，则可能一无所长。

（3）兴趣的稳定性：指兴趣保持在某一或某些对象时间上的持久性。有的人对事物的兴趣能够长时间保持稳定，可以做到数年乃至数十年如一日，不懈地努力和追求，最终取得成就。例如，居里夫人曾经说过："我的生活是不能离开实验室的。"达尔文也说过："我一生的主要乐趣和唯一职务就是科学工作。"与此相反，有的人则缺乏稳定的兴趣，做起事来半途而废、见异思迁，这种人是很难在工作和学习中做出成绩的。

（4）兴趣的效能性：指兴趣推动认识深化过程所起的作用。有的人的兴趣只停留在消极的感知水平上，喜欢听听音乐、看看绘画便感到满足，没有进一步表现出认识的积极性，去理解它，掌握它；有的人的兴趣是积极主动的，表现出力求认识它掌握它。因此，后者的兴趣效能高于前者。

3. 兴趣的类型　人类的兴趣是多种多样的，可以用不同标准对它们进行分类。

（1）根据兴趣的内容分类：①物质兴趣表现为对食物、衣服和舒适的生活等物质方面的兴趣。对个人的物质兴趣必须加以正确指导和适当控制，否则会发展成畸形的、带有贪婪的形式。②精神兴趣指认识的兴趣，如对科目学习、哲学研究、文学、数学等的兴趣。

（2）根据兴趣所指向的目标分类：①直接兴趣是指对活动本身的兴趣。例如，对学习过程本身的兴趣，对劳动过程本身的兴趣。②间接兴趣是指对活动过程结果的兴趣。例如，对通过学习取得职业的兴趣，对工作后的报酬的兴趣。

直接兴趣和间接兴趣在生活中都是不可缺少的。如果没有直接兴趣的支持，活动将变得枯燥无味，没有间接兴趣的支持，活动便不可能长久地持续下去，只有直接兴趣和间接兴趣有机地结合，才能充分发挥一个人的积极性。

（3）按照兴趣的涉及对象分类：①个人兴趣是个体以特定的事物、活动及人为对象，所产生的积极的和带有倾向性、选择性的态度和情绪。②社会兴趣指社会成员对某一领域的普遍兴趣，或社会某一领域对社会成员的普遍需求。兴趣在人的实践活动中具有重要的意义，可以使人集中注意，产生愉快紧张的心理状态。

三、人格心理特征

（一）能力

能力（ability）是人们顺利完成某种活动所必备的个性心理特征。任何一种活动都要求参与者具备一定的能力，它包括已经表现出来的实际能力和尚未表现出来的潜在能力。每个人的能力在活动中形成和发展，并在活动中表现出来，能力的高低影响活动的效果。

1. 能力的一般概念　能力是顺利、有效地完成某种活动所必须具备的心理条件，是人格的一种心理特征。它反映一个人的智慧，也是决定心理活动效率的心理因素。心理学所指的能力含有两种意思：一是指个人在行为上所表现的实际能力，是由先天遗传基础加上后天环境中努力学习的结果，此种实际能力在心理学上称为成就。二是指个人将来有机会学习时，他可在行为上表现出的能力，即指为潜能，如某人为"可造之材"或某方面具有的"天分"。

在完成某种活动的过程中，各种能力独特的结合称之为才能。例如，教师要有较敏锐的观察力、流畅的语言表达力、较严谨的逻辑思维能力和组织管理能力。这些能力的有机结合就是教师的才能。如果一个人的能力高度发展，各种能力在活动中能达到最完美的结合，能经常创造性地完成一种或多种活动，就可称之为天才。天才是能力的独特结合，它使人能顺利地、独立地、创造性地完成某些复杂的活动。能力与知识、技能的关系密切，他们既有区别又有联系。一方面，知识与技能不是人格心理特征，不属于能力；另一方面，能力的发展又离不开知识与技能。

2. 能力的类型 人的能力可以按不同的标准进行分类，一般可分为以下几种。

（1）按能力的倾向性分类：①一般能力是指在不同种类的活动表现出来的能力。它是有效掌握知识和顺利完成活动所必需的心理条件。一般能力主要包括观察力、记忆力、思维能力、想象能力。其中思维能力起着核心的作用。一般能力与多种认识活动紧密联系，所以一般能力又称智力。②特殊能力是顺利完成某种专业活动所必备的能力，又称专门能力。例如，数学能力、音乐能力、绘画能力、机械操作能力等。这些能力对于完成相应的活动来说是必须具备的。

一般能力和特殊能力的有机结合是有效地完成某种活动的必要保证。一般能力越是发展，就越能为特殊能力的发展创造有利条件，而特殊能力的发展也促进了一般能力的发展。

（2）按照活动中能力的创造性的大小分类：①模仿能力指活动中顺利地掌握前人所积累的知识、技能，并按现成的模式进行活动的能力。②创造能力是指在创造活动中能产生具有社会价值的、独特的、新颖的思想和事物的能力。如作家、科学家、教育家的活动经常表现出创造力。心理学家认为，创造力的基本特征是独特性和有价值性。

（3）根据能力在人生中的不同发展趋势，以及能力与先天禀赋和社会文化因素的关系分类：①流体智力是指随神经系统的成熟而提高的，如知觉速度、机械记忆、识别图形关系，不受教育与文化影响。随着年龄的增长，流体智力呈缓慢下降趋势。②晶体智力是指通过掌握社会文化经验而获得的智力，如词汇概念、言语理解、常识等记忆储存信息的能力，一直保持相对稳定，受年龄影响程度较小。

（4）按照认知对象的维度不同分类：①认知能力是指人脑加工、储存和提取信息的能力。人认识客观世界、获得各种各样的知识，主要依赖于人的认知能力。②操作能力是指人操纵、制作和运动的能力。操作能力是在操作技能的基础上发展起来的，又成为顺利掌握操作技能的重要条件。③社交能力是人在社交活动中所表现出来的能力。这种能力对组织团体、促进人际交往和信息沟通有重要作用。

3. 能力发展的一般趋势和个体差异

（1）能力发展的一般趋势：人的一生大致可分为 8 个不同的时期，即乳儿期（新生儿期）、婴儿期、幼儿期、童年期、少年期、青年期、成年期和老年期。在人生发展历程中，智力发展主要有以下特点。①童年期和少年期是某些能力发展最重要的时期。从三四岁到十二三岁，智力的发展与年龄的增长几乎等速。以后随着年龄的增长，智力的发展成负加速变化：年龄增长，智力发展趋于缓和。②人的智力在 18～25 岁达到顶点（也有人说是 35 岁），以后缓慢衰退，到 60 岁以后衰退速度极快。智力的不同成分达到顶峰的时间是不同的。③人的流体智力在中年之后有下降的趋势，而人的晶体智力在人的一生中却是稳步上升的。④成年是人生最漫长的时期，也是能力发展最稳定的时期。⑤能力发展的趋势存在个体差异。

（2）能力发展的个体差异：所谓个体差异，是指个体在成长过程中，因受到遗传与环境的交互影响，使不同个体之间，在心身特征上所显示出的彼此不同的现象。

1）能力发展水平的差异：主要是指智力的差异，它表明人的能力发展有高有低。研究发现，就一般能力来看，在全世界人口中，智力水平基本呈正态分布：两头小，中间大。以智力为例，智力的高度发展称为智力超常或天才，智力发展低于一般人的水平称为智力低下或智力落后，中间分成不同的层次。如果我们用斯坦福－比奈量表来测量某地区全部人口的智力，则智商在100±16范围内的人应占全人口的68.2%，智商在100±32以内的人应占全人口的95.4%。智商高于132或低于68的人在全人口中只有极少数，不同智商水平在人口中所占百分比是不同的。即智力极低或智力极高的人很少，绝大多数的人属于中等智力。

2）能力的类型差异：主要表现在个人的感知、记忆和思维过程中经常采取的习惯化的认知风格上。在感知方面，有分析型、综合型和分析综合型三种能力类型差异。分析型有较强的分析能力，对细节感知清晰，但整体性不够；综合型在进行观察时具有较好的概括性和整体性能力，但分析能力较弱；分析综合型具有上述两种类型的特点。在记忆方面，有视觉记忆型、听觉记忆型、运动记忆型和混合型等能力类型。按以形象记忆为主或以逻辑记忆为主，能力可分成形象记忆型和逻辑记忆型。在思维方面，能力有形象思维型、抽象思维型和中间型之分。能力的类型差异，一般不代表智力水平的高低，只影响人们学习的过程和获取知识经验的方式。

3）能力表现早晚的差异：人的能力的充分发挥有早有晚。有些人的能力表现得较早，年轻时就显露出卓越的才华，这叫“人才早熟”。如唐朝的王勃6岁善于文辞，10岁能赋，13岁写出脍炙人口的《滕王阁序》。奥地利作曲家莫扎特5岁开始作曲，8岁试作交响乐，11岁创作歌剧。相对论创始人爱因斯坦26岁发表《狭义相对论》，一举成名。有些人“大器晚成”，进化论创始人达尔文，50岁才发表杰作《物种起源》；齐白石40岁才表现出绘画才能，50岁才成为著名画家。资料表明，早期成才的人以从事音乐、绘画、文学、体育、数学方面的人较多。有研究根据1960年前1243位科学家、发明家所做出的1911项重大发明创造，画出了人才成功曲线。这个曲线显示，科学家、发明家发明创造的最佳年龄为35岁。

知识拓展

能力的性别差异

关于智力的性别差异目前研究较多，而且结论各异，但基本一致的结论有两方面：第一，男女智力的总体水平大致相等，但男性智力分布的离散程度比女性大，即很聪明的男性和很笨的男性都比女性多，智力中等的女性比男性多。第二，男女的智力结构存在差异，各自具有自己的优势领域。男性的视知觉能力较强，尤其是空间知觉能力男性明显优于女性。女性的听觉能力较强，特别是对声音的辨别和定位，女性明显优于男性。男性偏于抽象思维，喜欢数学、物理和化学等学科。女性偏于形象思维，喜欢语言、历史、人文、地理等学科。一般认为，女性比男性口语发展早，在语言流畅性及读、写、拼等方面均占优势，但男性在语言理解、言语推理等方面又比女性强。

特殊能力的差异是指完成同一活动可以由能力的不同结合来实现。个人在特殊能力上的差异是很明显的。如小组长A是个具有杰出组织能力的人，他主动、敏感、关心人，同时又对人要求合理，有观察力、善于并乐意分析同学们的性格、兴趣和才能，有描述能力，对集体有高度责任感。小组长B也是个卓越的组织者，但完全是另一种类型，他的组织能力是由另一些心理品质的综合组成：严峻、考虑周到并善于利用同伙中每个人的弱点、精明强干。

（二）气质

气质是稳定的心理活动的动力特征，是个人典型的表现于心理过程的强度、速度、稳定性及指向性等动力方面的特点，日常生活中人们所说的“脾气”“禀性”等，下面主要讲述有关气质的概念，类型及相关理论。

1. 气质的概念 气质（temperament）是个人心理活动的稳定的动力特征。所谓心理活动的动力是指心理过程的速度和稳定性（如知觉的速度、思维的灵活程度、注意集中时间的长短）、心理过程的强度（如情绪体验的强度、意志努力的程度）以及心理活动的指向性（有人倾向于外部事物，有人倾向于内心世界）等方面的特点。

心理活动的动力特征影响个体活动的一切方面。具有某种气质的人，在内容完全不同的活动中显示出同样性质的动力特征。气质不仅包括情绪和动作方面的某些动力特征，而且包括认知过程和意志过程的动力特征。

2. 气质的特征

（1）天赋性：在个性心理特性中，气质是受个体先天生物学因素影响较大的一部分，因其受高级神经活动类型的制约。如刚出生的孩子，最先表现出来的差异就是气质的差异，有的总是喜哭闹、好动，有的比较安静、平稳。

（2）稳定性：具有某种气质特征的人，常常在不同内容的活动中，在不同目的的支配下，都会表现出同样方式的心理活动的动力特点。如有的人脾气急躁、易于冲动，在学习、工作和生活中，处处都会表现出难于控制自己的情绪；而有的人安静沉稳，在任何场合下都能心平气和，沉着从事。在后天的生活环境和教育的影响下，会使人的气质在某种程度上产生一些改变，但这种改变是极为缓慢、艰难的。俗话说“江山易改，禀性难移”，这指的就是人的气质具有稳定不易改变的特点。

（3）可塑性：气质具有天赋性，是比较稳定的个性心理特征，但也并非就一成不变，不可更易。由于社会生活环境对人的潜移默化或教育对人的塑造改造作用，人的气质也会产生一些缓慢的变化，这种变化称之为气质的可塑性。如长期生活在集体中，可以使一些情绪容易激动的人变得比较能够克制自己；紧张严格的部队生活，可使一些缓慢迟钝的人变得敏捷迅速。一般认为，青少年学生在实现个体社会化的过程中，气质具有相对较强的可塑性。

3. 气质学说

（1）气质的体液说：古希腊著名医生希波克拉底把气质发展为“四液说”，认为人体内有四种体液：血液、黏液、黄胆汁和黑胆汁。他把气质分为四种基本类型：多血质、胆汁质、黏液质和抑郁质。

（2）气质的体型说：德国精神病学家克瑞奇米尔根据他对精神病患者的临床观察，提出按体型划分人的气质类型的理论。他把人分成三种类型：强壮型、肥短型、瘦长型。肥短型的人有躁郁气质，容易患躁狂抑郁症。瘦长型的人有分裂气质，容易患分裂型精神病。强壮型的人有黏液气质，容易患癫痫。

（3）气质的血型说：日本的古川竹二根据血型把人的气质划分为 A 型、B 型、O 型和 AB 型 4 种。A 型气质的人内向、保守、缺乏果断性。B 型气质的人外向、积极、善交际。O 型气质的人胆大、好胜、喜欢指挥别人。AB 型气质的人，兼有 A 型和 B 型的特征。

（4）气质的激素说：伯曼认为，人的气质由内分泌活动决定。他根据某种内分泌腺特别发达把人分为甲状腺型、垂体分泌型、肾上腺分泌活动型、副甲状腺型和胸腺过分活动型。现代生理学研究证明，内分泌腺的活动、激素的合成和分泌都直接或间接受神经系统支配，同时内分泌腺体的活动对神经系统的活动也有制约。内分泌腺对气质的影响不可忽视，激素对人的气质的确有影响。

（5）气质的活动特性说：美国心理学家巴期根据人们参加各种类型活动的倾向性不同，把人的气质划分为 4 种类型，即活动型、社交型、情绪型和冲动型。

（6）高级神经活动类型学说：俄国生理学家巴甫洛夫根据对动物和人的研究，按照神经活动的兴奋或抑制的强度，以及调整转换的快慢，提出 4 种神经活动类型，即兴奋型、活泼型、安静型和弱型。

4. 气质的生理基础 高级神经活动类型是气质主要的生理基础。巴甫洛夫认为，高级神经活动有 2 个基本过程：兴奋过程和抑制过程。这 2 个神经活动过程有 3 个基本特性，即神经活动过程的强度、神经活动过程的平衡性和神经活动过程的灵活性。他认为，神经活动过程 3 个基本特性的独特组合，形成了 4 种高级神经活动类型。

（1）强而不平衡的类型（兴奋型）：兴奋过程强于抑制过程，容易形成条件反射，容易兴奋，不受约束，也称为不可遏制型。

（2）强而平衡、灵活的类型（活泼型）：兴奋过程和抑制过程都较强，而且两者容易转化，反应灵敏和活泼，能很快适应外界环境变化。巴甫洛夫认为这是一种最完善的类型。

（3）强而平衡、不灵活的类型（安静型）：兴奋过程和抑制过程都较强，但两者不易转化。比较容易形成条件反射，但不容易改造，坚韧但行动迟缓。

（4）弱型（抑制型）：兴奋过程和抑制过程都很弱，条件反射形成很慢。在困难面前，正常的高级神经活动容易受破坏而患神经症。

巴甫洛夫认为，4 种基本的高级神经活动类型是动物与人共有的，所以称为一般类型。神经系统的一般类型就是气质的生理基础。活泼型相当于多血质，兴奋型相当于胆汁质，安静型相当于黏液质，而弱型相当于抑郁质，正好对应希波克拉底的 4 种气质。他肯定了希波克拉底在这方面的历史贡献。并且，他指出纯粹的类型极少，一般都是混合类型。4 种气质类型与高级神经活动类型的对应见表 2–1。

表 2–1 4 种气质类型与高级神经活动类型的对应

气质类型	高级神经活动类型	神经活动过程的基本特征		
		强度	平衡性	灵活性
胆汁质	兴奋型	强	不平衡	—
多血质	活泼型	强	平衡	灵活
黏液质	安静型	强	平衡	不灵活
抑郁质	弱型	弱	—	—

5. 气质的类型 气质类型是指表现为心理特征的神经系统基本特征的典型结合。目前，心理科学尚未能编拟出构成气质类型全部特征的完整方案。但是，胆汁质、多血质、黏液

质、抑郁质这4种气质类型的划分是当前人们普遍能够接受的观点。现将这4种气质类型最主要的心理特征分述如下。

（1）胆汁质：这种人精力旺盛，热情直率，意志坚强；脾气躁，不稳重，好挑衅；勇敢，乐于助人；思维敏捷，但准确性差。他们的心理活动的明显特点是兴奋性高、不均衡，带有迅速而突发的色彩。

（2）多血质：这种人的行动有很高的反应性，容易适应新环境、结交新朋友，具有高度可塑性。他们给人以活泼热情、充满朝气、善于合作的印象。但他们注意力容易转移，兴趣容易变换，很难适应要求耐心细致的平凡而持久的工作。这种人属于敏捷好动的类型。

（3）黏液质：这种人缄默而沉静，由于神经过程平静而灵活性低，反应比较缓慢。这种人常常严格地恪守既定的生活秩序和工作制度，注意力稳定且难转移。给人的外表感觉为态度沉重，沉着稳健，不爱作空泛的清谈。这种气质类型的不足之处是有些固执冷淡，不够灵活，因而显得因循守旧，不易合作。那些要求持久、有条理、冷静的工作，对于黏液质的人最为合适。

（4）抑郁质：这种人具有较高的感受性和较低的敏捷性。他们反应缓慢，动作迟钝，缺乏生气，不爱交际。他们的主动性差，在困难面前常常优柔寡断，面对危险常常恐惧畏缩。这种人很少在外表上表现自己的情感，而内心体验则相当强烈。但具有这种气质类型的人往往富于想象，善于体察他人情绪，对力所能及的工作任务，具有较强的责任心和完成任务的坚韧精神。

6. 气质在实践活动中的作用 气质在实践活动中有一定意义，它是构成各种个性品质的基础，是需要加以分析考虑的重要因素。

（1）气质类型无好坏之分：气质不能决定一个人的为人方向。一个人做什么，如何做，是由动机、愿望、信念决定的。从这个意义上说，气质不决定人的社会价值。气质类型也就无好坏之分。事实也表明，任何一种气质类型的人，既可以成为品德高尚的人、有益于社会的人，也可以成为道德败坏的人、有害于社会的人。如普希金有明显的胆汁质特征，果戈理有较突出的抑郁质特征。

（2）气质对智力的影响：气质不能决定一个人的智力发展水平。智力水平高的人可能有不同的气质，相同气质的人可能表现出不同的智力水平。但气质对智力确有影响。如识记数量多、难度大的材料时，神经活动过程强型的人较弱型的人效果要好。神经活动过程强型的人记忆大量无意义文章的效果较好，神经活动过程弱型的人记忆大量有意义文章的效果较好。气质还影响个体认知活动的特点和方式，影响感知、注意、记忆、想象和思维的方式方法。

（3）气质对职业选择的意义：气质虽然不对人的实践活动起决定性作用，但它会影响人活动的效率和方式。气质特征是职业选择的依据之一，某些气质特征为个人从事某项工作提供了优势条件。一般来说，胆汁质型的人，较适合于反应迅速、动作费力、应激性强、危险大的工作。如要他们从事耐心细致的工作，那么就必然付出较大的耐力，而且效果还不会很好；多血质型的人，较适合做反应敏捷、动作多变、富有表情的社交性或文艺工作。而要他们从事单调而持久的工作，即使付出很大的主观努力，其效果也不会很好；黏液质型的人，较适合做按部就班、耐心细致、刻板性强的工作。如果让他们从事激烈多变、灵活敏捷的工作，将是费力不讨好的；抑郁质型的人，较适合从事烦琐细致、应变缓慢的工作。

值得注意的是，气质的各种特征之间可以起互补作用。黏液质的注意力稳定补偿了其注意转移困难的缺陷，而多血质的注意力易转移可补偿其注意易分散的缺陷。因此，在一般的职业活动中，某种气质类型对工作效率的影响并不显著。只要我们能扬长避短，同样能做好工作。

（4）气质对教育工作的意义：教师的任务在于了解学生的气质类型和气质特征，做到因材施教，提高教学质量。由于人的气质各不相同，所以要求在教育工作中必须采取因材施教、个别对待的方法。如对胆汁质型的学生，批评时既要有一定的刺激强度，又要耐心细致，尤其要做好转化后的巩固工作，防止反复。对抑郁质型的学生，批评时则要委婉、含蓄，“点到为止”。

（5）气质与心理保健：脾气禀性直接影响人的心身健康，这种情况越来越为人们所认识。大量研究证实，在紧张状态下，人体防御机制的免疫功能会降低。一个人在紧张或抑郁以及心理失去平衡的情况下会更容易产生疾病。临床研究也表明，胆汁质和抑郁质型的人，往往容易发生心理健康问题。强烈的愿望、过度的紧张与劳累等，往往会使胆汁质型的人兴奋过程更增深，抑制过程更减弱，出现神经衰弱等心理健康问题，严重的甚至可发展为躁狂抑郁症；困难的任务、社会的冲突、生活中的挫折等可能会使神经活动过程本来就脆弱的抑郁质型的人感到无法承受，引起诸如高度焦虑、忧郁、恐惧等心理问题，严重的可能发展成为精神分裂症。

（三）性格

性格（character）是人对现实的态度和行为方式中较稳定的个性心理特征，是个性的核心部分，最能表现个别差异，它具有复杂的结构。下面主要讲述有关性格的概念、特征及类型。

1. 性格的一般概念　性格是一个人表现在对现实的态度和行为方式上的比较稳定的、具有核心意义的个性心理特征，是一种与社会相关最密切的人格特征，性格中包含许多社会道德含义，如诚实或虚伪、谦逊或骄傲、勇敢或怯懦、果断或优柔寡断、热情或冷漠、开朗或抑郁、思维深刻或思维浅薄。性格主要体现在对自己、对他人、对事物的态度和所采取的言行上。可以从以下 3 个方面理解性格的含义。

（1）性格表现在人对事物的态度和行为方式：性格体现对待社会、他人或自己的一种心理倾向，它包括对事物的认识评价、好恶亲疏等。态度的外在表现是行为方式，如对工作的热情投入、危难时的勇往直前、学习的勤奋刻苦。这就表现了人对事物的不同态度，而不同态度和行为方式，则构成了人们的不同性格。

（2）性格是一个人独特的、稳定的个性特征，但同时又具有可塑性：性格是一个人在生活实践中，通过不断重复和强化，在头脑中形成的一种自动化的、比较稳定的神经联系系统。我们在世界上不可能找到两个性格完全相同的人。尽管在某些性格特征方面，不同的人会有相似之处，但就整体而言，“你就是你，我就是我”，每个人的性格构成和具体表现都具有鲜明的个性特点。而那些在某种情况下，属于一时性、偶然性的所谓“一反常态”的表现，我们则不能认为是一个人的性格特征。

性格的可塑性是指由于客观环境的影响或一个人有意识的主观努力，其性格可以产生某种变化。如长期的集体生活，可使一个原本孤僻的人变得合群活泼；残酷的战争环境，可使怯弱胆小的人锻炼得勇敢无畏等。现实经验认为，儿童的性格可塑性较成人大，但成人的性格也仍有可塑性的一面。

（3）性格具有直接的社会意义，是个性中具有核心意义的部分：一个人的性格，是在社会生活过程中逐渐形成的。甚至有人认为，性格就是一个人的世界观和人生观以及他的思想作风在处事接物方面的集中表现。不同的人接受不同的环境影响和教育作用，具有不同的物质生活条件和社会实践经历，也就在人的脑中形成不同的世界观、人生观和思想作风等，因而使人们表现出不同的性格特征。

不同的性格特点的社会价值是不一样的。例如，勤劳、公正、忠诚、礼貌等性格，对社会就具有积极意义。而懒惰、奸诈、粗野等性格，对社会就有消极意义。因此，就社会意义来说，性格有好坏之分，凡符合社会主导文化、有利于社会进步的性格特征就属于好的性格，反之就是坏的性格。正因为性格具有直接的社会意义，具有人生观、世界观和价值观等内在属性，所以它在个性中具有核心的地位。

2. 性格的特征 构成性格的心理特性十分复杂，凡涉及认识、情感、意志等方面的一切本质的特征，能影响到一个人对客观事物的举止态度的，就都属于性格特征的范围。性格特征大体可以概括为 4 个方面。

（1）性格的态度特征：人对于客观事物或现象的态度是多种多样的，而能引起态度的对象也是多样的。①对社会、集体、他人的态度的性格特征主要表现为关心社会，热爱集体，具有同情心，为人诚实热情等。与其相反的特征是得过且过，自私自利，冷酷无情，虚伪傲慢等。②对工作和生活的态度的性格特征主要有认真、积极、负责、节俭等。与之相反的特征是马虎、消极、无责任心、奢侈等。③对自己的态度的性格特征主要有自尊、自信、谦虚谨慎、克己自律等。与之相反的特征是自卑、羞怯、骄傲自大、自暴自弃等。

（2）性格的意志特征：性格的意志特征是指人们对自己行为的自觉调节方式和水平方面的性格特征。按照调节行为的依据、水平和客观表现，性格的意志特征可从以下 4 个方面表述：①自觉性表现在一个人对自己行为目标的认识深刻程度，以及由此而表现出的对行为的自觉控制水平。主要有独立、主动、积极等，与之相反的是盲目、被动、消极等。②自制性是表明一个人对行动自觉控制水平的性格特征，如冷静、沉着、克制等。与之相反的特征表现为冲动、慌乱、任性等。③果断性是在紧急或困难情况下表现出的性格特征。良好的性格特征是勇敢顽强、镇定果断等。与之相反的特征则是惊慌失措、优柔寡断等。④坚毅性是在工作或学习过程中，坚忍不拔、百折不挠地克服一切困难和障碍，为实现既定目标而努力的性格特征。与之相反的特征是马虎草率、半途而废等。

（3）性格的情绪特征：人的情绪状态对其行为方式有相当很大的影响。有的人情绪稳定性较高，不容易产生大的波动，有的人则情绪波动幅度大，很不稳定。有的人行为受情绪感染和支配的程度较高，而且情绪一旦发生则非常强烈，难以控制和调节；而有的人情绪发生较弱，且容易控制和调节。有的人情绪活动持续时间较长，有的人情绪发生则很容易减弱或消退等。

（4）性格的理智特征：人们表现在感知、记忆、想象和思维等认识过程中的态度和活动方式上的差异，称为性格的理智特征。如在感知方面有的人对事物的观察积极主动，不易被环境干扰因素影响；有的人往往感知被动，而且容易受外界刺激的干扰和暗示。此外，根据人的感知特点，可分为详细分析型和概括型、严谨型和草率型；在记忆方面可分为主动记忆型和被动记忆型、信心记忆型和无信心记忆型；在想象方面可分为主动想象型和被动想象型、大胆想象型和拘谨想象型、细想型和现实型；在思维方面可分为独创型和守旧型、深思型和粗浅型、灵活型和呆板型等。

3. 性格的类型研究　性格的类型是指一类人身上所共有的某些性格特征的独特结合。由于性格是一种极为复杂的心理现象，要确定一种公认的、有充分根据的分类原则并非易事，因此，迄今在心理学界尚无统一的性格分类。下面介绍几种常见的分类学说。

（1）机能类型说：英国心理学家培因（Bain）和里波特（Ribot）提出根据理智、情绪、意志 3 种心理机能在人的性格中所占优势不同，将人的性格分为理智型、情绪型、意志型。理智型的人，处事冷静，受情绪波动影响小，习惯于以理智来支配和调节自己的行为；情绪型者，外部表露明显，情绪波动大，处事较任性，行为常被情绪所控制和支配；而意志型的人，行动目标明确，自制力较强，常能坚持不懈地努力实现既定目标，但具有这种性格的人中也有固执、鲁莽者。

（2）向性类型说：著名瑞士心理学家荣格（Jung）以他的精神分析观点，根据一个人力比多的活动方向来划分性格类型，力比多指个人内在的、本能的力量。力比多活动的方向可以指向于内部世界，属于内倾型。内向型性格者处事谨慎、不善交往、反应缓慢、沉静孤僻。力比多活动的方向也可以指向外部世界，属于外倾型。外向型性格者性格活泼开朗、善于交际、反应迅速、不拘小节。

（3）独立－顺从说：心理学家威特金（Witkin）等根据场的理论，按照个体独立性程度，将人的性格分成依存型（顺从型）和独立型（独立性）。顺从型性格的人，依赖性重，容易盲目地接受别人的意见和要求，缺少主见，外界干扰或他人暗示对其影响大，面对复杂或困难情况往往惊慌失措，束手无策；独立型性格的人，善于独立发现问题、解决问题，自主能力强，不易受外界干扰和暗示所影响，能镇定、果断地处理突发事件或危急情况。

除以上所介绍的性格分类学说外，另外还有吉尔福特的特性分析说、斯普兰格的按人类文化生活的形式划分的性格类型学说、乌申斯基的双维度四类型学说等。

4. 人格特征的相互关系　就气质与性格的联系而言，目前心理学界对诸如气质与性格之间的制约作用、两者之间的渗透机制等相关问题尚需要做进一步的深入探讨。但两者之间在以下几方面的相互影响和相互作用是比较肯定的。

（1）性格与气质的关系：性格与气质是 2 个既有联系又有区别的概念。从性质上讲，性格是由人对现实的态度及其行为方式中所表达出来的个性心理特征，具有社会意义。在不同的社会生活条件和文化背景下，人们的性格会产生明显的不同。而气质表现的是人的心理过程及行为中的动力特点，他由人的神经系统的特性所决定。在不同的社会环境、文化背景条件下，人的气质可以表现出相同的特点。气质并无好坏之分，而性格却有明显的好坏之分。另外，在个体的心理发展过程中，气质形成得早，表现在先，可塑性小，变化慢；性格形成得晚，表现在后，可塑性较大，变化较快。

（2）性格与能力的关系：性格与能力是个性心理特征中的 2 个不同侧面。性格与能力不同，能力是决定心理活动的基本因素，活动能否进行，这与能力有关。性格则表现为人的活动指向什么，采取什么态度，怎样进行。性格和能力两者在相互制约、相互促进中得到发展。

四、人格与健康

（一）人格与躯体健康

在“生物－心理－社会”医学模式指导下，个性心理因素同遗传、生理、生化、病原、免疫等因素一样，已被纳入影响人类健康因素的范畴。目前已经公认的经典的心身疾病如消化性溃疡、溃疡性结肠炎、原发性高血压、支气管哮喘、甲状腺功能亢进症、类风湿关节炎、神经性皮炎，涉及全身各个系统。心身疾病是指心理社会因素在发病、发展过程中起重要作用的躯体器质性疾病和躯体功能性障碍，大量的研究证实其与明显的人格特征相关。如美国2位临床医生弗里德曼和罗森曼通过临床观察，发现冠心病患者的行为特征与正常健康人有很大差异，即冠心病患者大多有强烈的成就动机感、竞争性强、易激动，以及有时间紧迫感等行为特征。这些行为特征被称为A型行为模式或A型人格。美国国立卫生研究院宣布，A型人格特征与过去公认的高胆固醇、吸烟和高血压并列为心脏病4个危险因子。C型人格的应对方法与A型人格相反，其主要特点是把愤怒情绪藏在心里并加以控制，在行为上表现出与别人过分合作，原谅一些不该原谅的行为，对别人过分有耐心，尽量回避各种冲突，不表现负面的情绪，屈从于权威等。一些研究报告认为，C型人格的人对愤怒的压抑、抑郁与癌症的发生、恶化和预后不良有直接联系。

一般认为，长期的抑郁情绪可以降低机体免疫、监视功能和免疫杀伤机制，使机体每天都可能产生的突变细胞难以清除，从而发展为肿瘤。众所周知，支气管哮喘已成为一种全球性的慢性疾病，全球有一亿五千万支气管哮喘患者。支气管哮喘不能被治愈，但可以被控制。心理社会因素是其重要的触发因素之一。过度的紧张、焦虑可以引起支气管平滑肌收缩和支气管哮喘症状，心理暗示和条件反射也可以影响气道阻力增减的变化等。

由此可见，人格特点和行为方式与疾病有着密切联系，它既可以作为许多疾病的发病基础，又可以改变疾病的过程。

（二）人格与主观幸福感

主观幸福感（subjective well－being）主要是指人对其生活质量所做的情感性和认知性的整体评价。在这种意义上，决定人是否幸福的关键并不是实际发生了什么，而是人对所发生的事情的认知评价和情绪体验。因而主观幸福感是一种主观的、整体的概念，同时也是一个相对稳定的值，它是评估相当长一段时期的情感反应和生活满意度。

美国心理学家赛利格曼认为，人的总体幸福取决于3个因素：一是个人先天的遗传素质，二是后天的环境事件，三是能主动控制的心理力量。人类幸福感的产生是客观条件与主观心理世界之间交互作用的综合结果，不仅与个人基因遗传有关，同时涉及客观世界的刺激和人类更高级的感知、评价、动机等。另外，人类的社会性也使幸福感产生机制更加复杂。近年来，脑科学及情绪生理机制的研究已部分揭示，“多巴胺”作为一种神经递质，主要负责大脑的情欲、感觉的信息传递，主要传递兴奋、开心和欢愉的信息。人有美妙的幸福感是与“多巴胺”的分泌状况有关。

知识拓展

费斯廷格（Festinger）、伍德（Wood）、威尔斯（Wills）等的关于社会比较机制的研究认为，具有社会性的人，总会将自己与多种标准（他人、过去情况、期望值、需要或目标等）作向上或向下的比较。比较必然产生差异，幸福感产生于现实条件与某些标准的比较。现实条件高于标准时，幸福感提高，反之幸福感则降低。而人格为社会比较涂上了个人色彩，影响比较的方式。乐观者倾向于注意比自己差的人的数目，而悲观者却相反。社会比较差距的感知来自内部即人格的影响，而非各种比较项目的实际情况。因此人格特质不一样，比较结果也不一样。埃迪・迪纳（Ed Diener）认为人格因素是预测主观幸福感最可靠、最有力的指标之一。他认为，人格影响着人处世的行为和态度，增加经历某种情境的可能性，不同的情境又引起主观幸福感增加或减少。外倾者倾向经历和体验积极生活事件，神经质者倾向经历消极生活事件，这些生活事件反过来又对主观幸福感产生影响。

赫尔辛基大学心理学教授利萨・凯尔塔坎加斯・耶尔维宁（Liisa Keltikangas－Järvinen）关于人格与主观幸福感的研究认为，所有的抑郁症患者都缺乏一定的主观幸福感，其中大部分为抑郁质人格特质，这与辍学、失业及犯罪中人格特质的研究相一致。综上所述，个体的人格特质对其主观幸福感有直接的影响。因此，探析幸福感的来源，是源于人内部世界与外部世界、主观与客观、理想与现实的统一，源于人对自己的把握、对自己的控制、对自己的内省，人可以对自己的幸福负责。

本章小结

思考题

1. 联系实际分析心理过程如何影响人的身体健康的。

2. 试评述马斯洛的需要层次理论。

3. 联系实际谈谈如何对不同人格特性的患者实施护理。

更多练习

（苏爱华　才　岩　杜精晴）

第三章　应激与心理健康

教学课件

学习目标

1. 素质目标

（1）建立“生物－心理－社会”整体护理的意识，关注患者的心理健康问题。

（2）增强识别和帮助患者应对常见应激反应的意识，促进患者心理健康。

2. 知识目标

（1）掌握：应激、应激源、应激反应和心理健康教育的概念，应激过程理论模型。

（2）熟悉：应激的生理反应、心理反应、行为反应，心理健康促进与维护的方法。

（3）了解：应激系统理论模型、应激刺激理论模型、应激反应理论模型及应激 CPT 理论模型。

3. 能力目标

（1）能结合应激的理论模型分析患者面临的主要应激源及出现的应激反应。

（2）能根据临床案例分析患者的应激与疾病发生、发展的关系。

案例

【案例导入】

李某，女性，大一学生。这学期期末考试刚结束，其他同学都高兴地准备放假回家，她却心情沉重，偷偷哭泣。李某想考个好成绩，平时也一直努力学习，自认为考试准备得比较充分，可不知为什么做题的时候一直不在状态，紧张慌乱，开始怀疑自己，导致现实成绩与理想相差甚远。回想中学时代，自己曾是老师眼中的好学生、父母眼中的好孩子、同学眼中的学霸，父母、老师未曾为自己操过心。可进入大学的这一个学期里，自己的寝室有矛盾、爱情受挫、考试将挂科、评优注定无望，一切都太不顺了，自己的付出完全没有得到回报，于是变得自卑、退缩、不敢相信自己，不知道该怎么办。

【请思考】

1. 李某遇到了什么样的心理困惑？

2. 李某遇到的生活事件有哪些？属于何类应激源？

3. 你觉得李某应该怎样去应对和改变现在的状态呢？

【案例分析】

第一节　应激概述

人类的健康与疾病相互转化过程不仅受生物因素影响，而且与心理社会因素有着密切关系。在心理社会因素与健康的联系中，应激至关重要，更有学者将应激视为连接心理社会因素和健康与疾病的中介。因此，护理人员为服务对象提供生理、心理和社会功能等全面的护理过程中，正确理解应激，把握应激，是提高整体护理质量，促进患者心身康复的关键所在。

一、应激与应激源

（一）应激

应激（stress）也被称为压力，是个体“察觉”各种刺激对其生理、心理、社会系统造成威胁时的整体现象，所引起的反应可以是适应或适应不良。此定义把应激看作一个连续的动态过程，它是受多种中介/调节因素综合影响的动态过程。

（二）应激源

1. 应激源的概念　应激源（stressor）指能够引起个体产生应激的各种刺激。人在自然界和社会中生存，任何来自生物的、心理的、社会的和文化的变化和事件均可能对个体的生理和心理造成影响，在心理应激研究领域，应激源也等同于各种生活事件。

2. 应激源的类型

（1）根据应激源的来源分类：具体如下。①内部应激源：是指产生于有机体内部的各种需求或刺激，如生理方面的头痛、心悸、肢体损伤，心理方面的期望值过高、悔恨。②外部应激源：是指产生于有机体外部的各种需求或刺激，如自然环境方面的环境噪声、空气污染、恶劣气候，社会环境方面的人际关系紧张、工作压力大、家庭关系不和、经济窘迫。

（2）根据应激源的属性分类：具体如下。①躯体性应激源：是指直接作用于躯体而产生应激反应的刺激物，如冷、热、噪声等理化因素，细菌、病毒、辐射等生物因素，疼痛、高热、腹泻等疾病因素。②心理性应激源：是指导致个体产生恐惧、焦虑或抑郁等情绪反应的各种动机冲突和心理挫折。③社会性应激源：社会性应激源范围极广，如日常生活中的子女生病、家庭冲突、亲人去世、天灾人祸、政治动乱、战争。社会性应激源在人类生活中最为普遍，与人的许多疾病有着密切的联系。④文化性应激源：是指一个人从熟悉的环境到陌生环境中，由于风俗习惯、价值观念、宗教信仰、生活方式、语言环境等的变化差异所引起的冲突和挑战。文化性应激源会对个体产生持久而深刻的影响。

心理挫折指个体在从事有目的的活动过程中，遇到无法克服的障碍或干扰，致使个人动机无法实现、个人需要不能满足的一种情绪状态。实际生活中，人们在任何时候都可能因遭遇困境而产生挫折感。例如，因婚事遭到父母反对而失去爱人，因家庭经济困难而不能实现留学梦。

（3）根据应激源的可控制性分类：具体如下。①控制性应激源：是指个体可以对其进行控制的应激源，即个体通过前期努力可以提前预防、减弱或消除会对其产生刺激的应激源，例如沟通不畅所致的同事关系紧张、粗心大意导致的工作失误。②不可控制性应激源：是指个体不能对其进行控制的应激源。此类应激源通常难以预防，一旦出现，普通个体无法消除甚至减少其影响。例如交通拥堵、利益分配不公、经济危机、战争、死亡。

这两类应激源的划分是相对的而不是绝对的。同一应激源对不同的人会产生不同的后果。如面对同样的应激源，对有些人是属于可控制的，但对另一些人则属于不可控制的。

二、应激反应

当个体经认知评价而察觉到应激情况的威胁时，就会引起个体生理、心理、行为和社会功能的变化，这些变化就是应激反应（stress reaction），又被称为应激的心身反应（psychosomatic response）。应激反应常作为一个整体出现，既相互促进，又相互制约。

（一）应激的生理反应

应激的生理反应主要涉及神经、内分泌、免疫三大调节系统。在应激状态下，大脑皮质统一指挥和控制着人的各种活动。

1. 应激反应的心理－神经中介机制 应激反应的心理－神经中介途径主要通过交感神经－肾上腺髓质轴。当机体处在急性应激状态时，应激刺激被中枢神经接收、加工和整合，形成神经冲动传递到杏仁核，通过第四脑底的蓝斑，使交感神经－肾上腺髓质轴被激活，释放大量儿茶酚胺，肾上腺髓质分泌大量的肾上腺素和去甲肾上腺素，引起中枢神经系统兴奋性升高，从而导致个体心理、躯体和内脏功能的改变，具体变化包括：①网状结构兴奋引起心理警觉性和敏感性增强。②骨骼肌系统兴奋引起躯体张力增加。③交感神经兴奋引起心率加快、心肌收缩力和心输出量增加、血压升高、瞳孔扩大、汗腺分泌增多。④血液重新分配，脾缩小，心、脑和肌肉的供血增加，皮肤和内脏血流量减少。⑤分解代谢加速，肝糖原分解、血糖升高，脂肪分解加强、血中游离脂肪酸增多等。这些生理反应为机体适应和应对应激源提供了充足的功能和能量准备。但是，如果应激源刺激过强或时间太久，可造成副交感神经活动增强，拮抗交感神经，引起心率变缓、心输出量和血压下降，血糖降低而导致眩晕或休克等。

2. 应激反应的心理－神经－内分泌中介机制 应激反应的心理－神经－内分泌中介机制主要通过下丘脑－腺垂体－靶腺轴。腺垂体是人体内最重要的内分泌腺，它的重要靶腺是肾上腺皮质。当应激源作用于机体时，信号传递到下丘脑引起促肾上腺皮质激素释放激素（CRH）分泌，通过脑垂体门脉系统作用于腺垂体，促使其释放促肾上腺皮质激素（ACTH），进而促使肾上腺皮质激素特别是糖皮质激素氢化可的松的合成和分泌增加，从而引起一系列生理变化，主要包括血内ACTH和皮质醇增多，血糖升高，蛋白质和脂肪分解加快，抗体增加等。这些生理变化对个体适应环境提供了一定的物质基础。

3. 应激反应的心理－神经－免疫中介机制 研究表明，在应激反应过程中，神经、内分泌及免疫系统之间相互影响，双向反馈调节，从而构成一个整体。一般认为，短暂而不强烈的刺激很少影响免疫功能或轻度增强免疫功能；而强烈而持久的应激则严重影响细胞免疫功能，造成下丘脑损害引起皮质激素分泌过多，机体内环境严重紊乱，导致胸腺和淋巴组织退化、萎缩，抗体反应抑制，阻滞中性粒细胞向炎症部位移动，巨噬细胞活动能力下降，嗜酸性粒细胞减少，造成机体对抗感染、变态反应的能力和自身免疫降低。

（二）应激的心理反应

个体对应激的心理反应涉及认知、情绪和意志等各个方面。

1. 认知反应 轻度的应激刺激可以使人适度唤起，增强个体的认知能力（如注意力、记忆力和思维想象力）以适应和应对外界环境的变化，这属于积极的认知性应激反应。但强烈而持久的应激刺激由于唤起水平过高，会对个体的认知能力产生负面影响，产生消极的认知性应激反应，表现为注意力难以集中、定向力和判断力下降、思维迟钝、记忆力、想象力减退等。常见的负面认知性应激反应包括偏执、灾难化、反复沉思、“闪回”与“闯入性思维”、否认、投射或选择性遗忘等。

2. 情绪反应 多种因素会影响个体在应激时产生的情绪反应和情绪反应的强度。常见的有以下几种。

（1）焦虑：是最常出现的情绪性应激反应，是人们预期将要发生危险或不良后果时所表现出的紧张、恐惧和担心等情绪体验。轻度的焦虑可激活交感神经系统，产生一系列为机体提供充足功能和能量准备的生理反应，提高人对环境的适应和应对能力，是一种保护性反应。但过度的焦虑则会产生有害的心理反应，妨碍个体做出理性的判断和决定。

（2）恐惧：是一种企图摆脱或逃避可能对生命造成威胁或伤害等危险情境时的情绪体验。轻度的恐惧会帮助人们控制自己的行为，具有一定积极意义。过度的恐惧会对人产生严重不利影响，如智力水平下降、思维受限。

（3）愤怒：由于目标的实现受阻，自尊心受到伤害，为排除阻碍或恢复自尊，常可激起愤怒，此时机体会出现一系列具有攻击性意义的生理变化，如心率加快、心输出量增加、血液重新分配、支气管扩张、肝糖原分解等。患者的愤怒情绪常会成为医患关系紧张的原因。

（4）抑郁：个体在评估应激源后，自认为缺乏应对能力，对前途丧失信心而引起抑郁。

表现为悲观、失望、寂寞、孤独和厌世等消极情绪，伴有食欲缺乏、失眠、性欲降低等，常由亲人丧亡、失恋、失学、失业、遭受重大挫折和长期病痛等原因引起。严重抑郁会导致自杀，故对抑郁反应的人应该深入了解有无消极厌世情绪，并采取适当的防范措施。

（5）敌意：敌意是憎恨和仇视的情绪。多表现为辱骂与讽刺。怀有敌意的个体可能提出不合理或过分的要求。

（6）无助：常发生在一个人经多次重复应对，仍无法摆脱应激源的情况下，表现为消极被动、软弱、无所适从和无能为力，类似于临床抑郁症的情绪状态。

知识拓展

习得性无助

习得性无助理论的创立者是心理学家塞里格曼。1967 年，他以动物为研究对象，尝试验证其习得性无助理论的实验研究。研究人员将狗随机分为 3 组，每组 8 只。第一组是可控制电击组，第二组是不可控制电击组，第三组是没有束缚的对照组。每只狗的头部两侧各安了一个镶板，用以控制电击。可控制电击组的狗受到电击后，可通过按压头部两侧的任一镶板终止电击；不可控制电击组的狗则在受到电击后，无论做什么，电击都将继续，两组狗接受电击的时间和强度完全相同。结果在第一阶段的 64 次电击中，可控制电击组的狗按压镶板停止电击的用时逐渐缩短；不可控制电击组的狗尝试 30 次后便完全放弃按压镶板的行为。在第二阶段实验中，不可控制电击组的狗逃脱电击所耗平均时间最长，与其他两组存在显著的统计学差异。该研究证实了在先前经验中的习得性无助，使狗丧失了在新情境中尝试躲避行为的动机，并将其泛化至其他情境中。

习得性无助理论认为，当个体努力去控制一定的生活事件时出现反复失败，个体就可能将其缺乏控制的认知推及至所有生活情境中，即使有些生活情境其实是可控制的。这种扩散的缺乏控制感，易导致个体出现无助、沮丧并对生活失去希望。

（三）应激的行为反应

伴随应激的心理反应，机体在外表行为上也会伴随心理反应发生改变，这是机体为缓冲应激对个体自身的影响而采取的行为策略。

1. 逃避与回避 逃避是个体为远离应激源而采取的一种行为；回避指预先知道应激源将要出现，在未接触应激源之前就采取行动远离应激源。两者都是远离应激源的行为，目的都是摆脱情绪应激，排除自我烦恼。

2. 退化与依赖 退化是个体面对应激源时，放弃成人的应对方式而使用儿童的方式应对环境变化或满足自己的欲望。主要目的是获得别人的同情、支持和照顾，以减轻心理上的压力和痛苦。退化行为必然会伴随依赖心理的产生，即处处依靠别人关心照顾而自己不去努力完成自己本应该完成的事情。退化与依赖多见于病情危重经抢救脱险后的患者以及慢性病患者中。

3. 敌对与攻击 当遭遇应激时，内心充满攻击的欲望，表现为仇视、谩骂、憎恨或羞辱他人。攻击指在应激刺激下个体以攻击方式做出反应，攻击对象可以是人、物或自身。愤怒是两者共同的心理基础。

4. 无助与自怜 无助通常是个体在经过反复应对不能奏效，对应激源无法控制时产生的一种无能为力、无所适从、听天由命、被动挨打的行为状态。无助导致人不能主动摆脱不利的应激，会对个体造成伤害，故须加以引导和矫正。自怜即自己怜悯自己，其心理基础包含对自身的焦虑和愤怒等成分。如独居的空巢老人对外界环境缺乏兴趣，在遭遇应激时常独自哀叹，缺乏安全感、自尊心。积极倾听他们的诉说并提供适当的社会支持可改善其自怜行为。

5. 物质滥用 是指个体以暴饮暴食、习惯性饮酒、吸烟或服用某些药物的行为方式来应对应激。虽然以上应对行为对健康不利，但这些不良行为能达到暂时麻痹自己、暂时摆脱自我烦恼或困境的目的。

三、应激与健康

（一）应激对健康的影响

人的一生中都会遇到各种各样的应激。一般来说，高强度、持续时间过长的应激对个体的健康有较大的不良影响。心理应激对人体健康的影响既有积极的一面，又有消极的一面。

1. 应激对健康的积极影响

（1）应激是个体成长和发展的必要条件：适度的心理应激对人的健康和生理功能活动有促进作用，可以丰富个体的应对资源，提高机体的应对和适应能力，降低各种应激和致病因素的影响，这类应激被称为“良性应激”。研究表明，尤其在个体成长的青少年时期，适度的心理应激经历可以提高个体日后在生活中的适应能力和应对能力。缺乏心理应激的青少年（如被父母过度保护），适应环境的能力较差，在离开家庭走向社会的过程中容易发生环境适应障碍和人际关系问题。

（2）应激是维持个体正常功能活动的必要条件：每个生命个体都需要一定的刺激来维持自身的生理、心理和社会功能。心理学的许多实验研究证明，人在被剥夺感情或处于缺乏刺激的单调状态超过一定时限后，会出现幻觉、错觉和智力功能障碍等心身功能损害。例如，现代化企业里流水线上的工人，工作程序单调且缺少变化，易出现注意力不集中、情绪不稳定的现象。

（3）适当的应激能使个体处在一定的张力准备状态：应激可以唤醒机体的动力，有利于机体在遇到突发的应激时迅速动员自身潜能。

2. 应激对健康的消极影响

（1）生理方面：研究证实，当应激超过机体的承受能力时，会给机体各器官系统带来严重影响，如免疫系统功能降低、疾病易感性增加。当心理应激反应较强烈时，可加重个体已有的疾病，或者造成疾病复发。当个体心身不断受到刺激时，机体将处于持续的病理性改变状态，会导致心身疾病的发生，如冠心病、高血压、糖尿病、消化性溃疡、溃疡性结肠炎、支气管哮喘、偏头痛、睡眠障碍、神经性皮炎、类风湿关节炎、肥胖症。

（2）心理方面：对儿童来说，强烈、持续的应激会抑制大脑皮质的高级心智活动，导致儿童生长发育缓慢或停止，还可能出现认知功能障碍、人格发展异常，导致不良行为和精神障碍的发生，如抑郁症、社交恐惧症、自杀心理、逃学、校园暴力。对成人来说，强烈、持续的应激会打破原有的心理平衡，引起心理功能失调、生活能力降低，甚至会导致精神障碍，如精神分裂症或反应性精神病。对老年人来说，则可能会引发老年痴呆及其他疾病。

（二）影响应激与健康关系的因素

1. 应激源的性质

（1）应激源的强度：应激源本身的性质是轻还是重。例如，护士感冒发热与护士出现差错引发医疗事故这两种应激源相比，前者相对强度轻，对护士的影响较轻；而后者属于强烈的应激源，对护士的影响巨大，甚至会影响护士今后的人生发展。

（2）应激源波及的范围：应激源范围越广泛，应激反应就越强烈，对健康的影响就越大。

（3）应激源持续时间的长短：例如，痔疮手术的患者可能仅经历短期应激，而因卒中而偏瘫的患者，其应激源持续时间长，患者的心身反应也更大。

（4）合并应激源的数量：当出现一个应激源时，个体一般会集中精力去应对；而如果几种应激源同时出现，如离婚、失业、房贷、孩子上学，将使个体精神崩溃和绝望，严重影响机体健康。

2. 个体差异 应激对个体健康的影响是因人而异的。面对同样的应激源，由于每个人的心理反应、人格特征、应对方式、社会支持、认知评价不同，产生的应激反应强度也会不同，应激持续的时间也可能会不同，因而对个体健康的影响程度也存在差异。例如，当社会背景条件完全相似的两个人同时查出癌症时，一个人积极地配合医生，激发自身内在的潜能和积极性，另外一个却发生了严重的绝望、精神崩溃等心身功能障碍。

第二节 应激的理论模型

关于应激的研究已有不短的历史，由于研究领域和背景不同、侧重点和目标各异，对应激概念的界定和对心理应激理论的认识均存在差异，渐渐形成了几种不同的理论模型来解释应激的发生、发展过程。认识和理解应激理论模型可以更好地帮助我们理解应激。

一、应激过程理论模型

1998 年，姜乾金等多名学者在研究国内外应激相关研究成果的基础上，提出了“心理应激过程理论”，该理论将心理应激看作由应激源（又称生活事件）到应激反应的多因素作用过程，即应激过程模型（process model of stress）（图 3–1）。

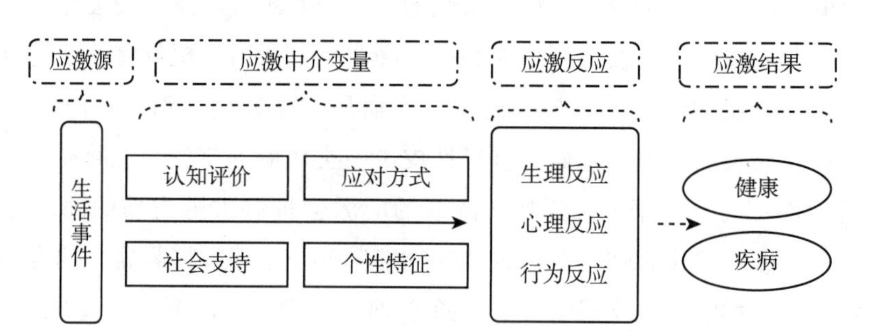

图 3–1 应激过程理论模型

根据应激过程模型，心理应激可以定义为：个体在应激源作用下，通过认知、应对、社会支持和个性特征等中间多因素的影响和中介，最终以心理生理反应表现出来的作用“过程”。这里所谓的“作用过程”，就是在应激刺激情况下，通过中间因素的中介作用，最后决定应激反应的过程。下面对此模型的关键中介变量进行分析和介绍。

（一）认知评价

1. 认知评价的概念 认知评价（cognitive evaluation）指个体对遇到的生活事件的性质、

程度和可能产生的危害等情况的认知估计。认知评价在生活事件到应激反应的过程中起重要的中介作用。面对同样的应激源，人们的认知评价不同，所引起的应激反应也截然不同。例如，同样遇到街道上发生的抢劫事件，普通人出现的应激反应就会比较强烈，表现为害怕、恐惧，甚至希望自己赶快逃离现场，因为他们自认为势单力薄，可能面临财物被抢走，甚至危及生命安全，必须迅速做出迎战、逃跑或屈服的决定。而警察面对同样的情况不会出现应激反应或应激反应较小，因为他们认为抢劫犯不能对其造成任何威胁，需尽快将其抓捕归案以保护人民的生命、财产安全。

2. 认知评价过程　福尔克曼和拉扎勒斯将个体对生活事件的认知评价过程分为初级评价、次级评价、认知再评价。

（1）初级评价：个体在某一事件发生时立即通过认知活动判断其是否与自己有利害关系。如果初级评价与己无关，则个体进入适应状态；如果初级评价与己有关，则进入次级评价。

（2）次级评价：一旦初级评价得到事件与自己有利害关系的判断，个体会立即对事件是否可以改变即对个体的能力进行估计，这就是次级评价。伴随着次级评价，个体会同时采取相应的活动。如果次级评价事件是可以改变的，采用的往往是问题关注应对；如果次级评价事件是不可改变的，则往往采用情绪关注应对。

（3）认知再评价：指在前两级评价的基础上，个体对现实情境的再度认识，对潜在应激源做出再评价，确定是否具有现实意义及其性质。

3. 影响认知评价的因素　认知评价受多种因素的影响，同时也会影响其他因素。影响认知评价的因素有以下几点。①个体人格特征：面对同样的生活事件，乐观的人往往比悲观的人做出更积极的认知评价。②社会支持：如患者亲友、同事的安慰、鼓励和物质上的帮助可以减轻患者对疾病后果的认知评价。③应激反应：如患者在等待手术期间因过分紧张而失眠，失眠又可能使手术当日患者的认知趋向于消极。④应对方式：当人们认为某件应激源可控制时，往往采用问题应对的方式应对应激源；而当人们认为某件应激源不可控制时，往往采用情绪应对的方式应对应激源。

（二）应对方式

1. 应对的概念　应对（coping）又称应对策略或应付，是个体对应激源及因应激源而出现的自身不平衡状态所采取的认知和行为措施。应对是精神分析理论的概念，是潜意识的；心理防御机制是应激理论的概念，主要是意识和行为的。两者既不相同，又有一定的联系。两者都是心理的自我保护措施。

2. 应对的类型　应对的分类有很多，福尔克曼和拉扎勒斯（1980 年）就将应对方式分为 8 种类型：面对（confronting）、自我控制（self - controlling）、寻求支持（seeking support）、有计划解决（planned solving）、积极回应（positive response）、接受责任（accepting responsibility）、远离（distancing）以及逃避（escape）。这 8 种应对方式又可总结为以问题为中心的应对与以情绪为中心的应对两大类。问题为中心的应对指直接解决事件或改变情境的行为活动，情绪为中心的应对指解决自身情绪反应的行为活动。

比林斯（Billings）和莫斯（Moss）于 1980 年提出，应对方式有 3 种类型，具体如下。①积极的认知应对：指个体希望以一种自信有能力控制应激的乐观态度评价应激事件，以便在心理上有效地应对应激。②积极的行为应对：指个体采取明显的行动，希望以行动解决问题。③回避应对：指个体企图回避主动对抗或希望采用间接方式缓解与应激有关的情绪紧张。

津巴多（Zimbardo）于1985年提出，可根据应对的目的将应对分为两类：一类是通过直接的行动改变应激源或个体与应激的关系，如抗争（fight）、逃避（escape）、妥协（compromise）。另一类是通过麻痹自我感觉的活动改变自我，而不是改变应激源，如使用药物、放松治疗、分散注意、幻想。

3. 影响应对方式的因素 应对方式既受其他因素的影响，又影响其他因素。人对应激源的认知评价直接决定个体采用问题为中心应对或情绪为中心的应对，且认知策略本身就是一种应对，如再评价。社会支持在一定程度上能改变个体的应对方式，如在遇到危机时，是否有朋友、家人伴随会影响个体的应对策略。个性特征也间接影响个体对应激源的应对方式。例如，具有爆发性人格特征的人在紧急事件面前容易失去有效的应对能力。应激反应同样影响应对方式，如长期慢性应激可以使个体进入失助状态，失去积极应对环境的能力。

知识拓展

心理防御机制

心理防御机制（psychology defense mechanism）最早是由弗洛伊德提出来的，是精神分析学说理论体系中重要的组成部分，是指当个体处在挫折或冲突的紧张情境时，会通过潜意识活动产生一种适应性心理反应，可暂时解脱自身烦恼、减轻内心不安和痛苦，恢复内心情绪平衡与稳定。

人的心理防御机制有积极与消极两方面的作用。积极作用表现为对偏激或攻击行为有缓解作用；能暂时消除内心的痛苦和不安，使个体心理上得到满足或减轻某些挫折感。消极作用往往有一种自我欺骗的性质，常常只起到使人逃避现实的作用，有时还会使问题复杂化，提高心理冲突的程度。若使用不当或过多依赖，甚至会表现出某种心理异常。

根据在个体心理发展中出现的早晚，心理防御机制可分为4种类型。

（1）“精神病性”防御机制：也称“自爱”或“自恋”的防御机制，包括否认、曲解、投射等，在婴儿期就开始被使用。

（2）幼稚的防御机制：也称不成熟的防御机制，包括退行、幻想、内向投射等，出现于婴幼儿期，成人多见于较轻的精神病患者。

（3）神经症性防御机制：此类防御机制包括潜抑、隔离、转移、反向、抵消、补偿、合理化等，多出现在少年期。

（4）成熟的防御机制：此类型防御机制是在个体成熟之后才表现出来的，包括理智化、幽默、升华等，多出现在成人期。

（三）社会支持

1. 社会支持的概念 社会支持（social support）是个多维度的概念，一般来说社会支持指个体与社会各方面包括亲属、朋友、同事、伙伴等社会人以及家庭、单位、党团、工会等社团组织所产生的精神上和物质上的联系程度。社会支持具有减轻应激反应的作用，与应激引起的心身反应呈负相关，是影响应激反应结果的重要中介变量。良好的社会支持能有效地缓解个体的心理压力，维护和增进个体的心理健康和生活质量。

2. 社会支持的类型 一般根据社会支持的性质可将其分为两类：客观支持和主观支持。客观支持指个体与社会所发生的客观的或实际的联系程度，包括得到的物质上的直接援助和社会网络或团体关系的参与，这种支持是客观存在的，独立于个体本身之外。主观支持指个体体验到在社会中被尊重、被支持、被理解和满意的程度，与个体的自身主观感受有关。

3. 社会支持影响心理健康的机制 目前学术界对社会支持影响个体心理健康的机制提出了三种模型：主效应模型、缓冲器模型和动态模型。

（1）主效应模型：学者在研究中发现，无论生活事件存在与否，个体是否处在压力状态下，社会支持始终具有一种潜在的维护心身健康的作用。即社会支持对个体心身反应症状的主效应，而无相互作用。由此统计结果来看：高的社会支持的主体必有良好的心身状况，即社会支持水平与心身健康水平成正比。

（2）缓冲器模型：在社会支持的某些多变量中，仅有社会支持通过人的内部认知系统对处于压力状态的个体具有缓冲作用，社会支持可以缓冲压力事件对个体的消极影响。社会支持对健康的影响表现在它能缓冲生活事件对健康的损害，但它本身对健康无直接影响。一方面，社会支持度高的个体趋向于低估压力情境的不良后果，即由于个体认识到社会支持的存在，不会把潜在的应激源评价为现实的应激源。另一方面，社会支持可能从生理水平方面影响心身健康。应激源产生后，足够的社会支持可帮助个体消除或减弱应激源，并对应激源进行再评价，从而缓解应激反应症状。

（3）动态模型：应将社会支持和压力同时作为自变量通过直接或间接方式对心身健康水平起作用，压力与社会支持的关系是相互影响和相互作用的，这种关系还会随着时间的改变而发生变化。

4. 影响社会支持的因素 社会支持既受其他因素的影响，又影响其他因素。特纳（Turner）等研究表明：社会支持的作用模型受到社会经济地位的影响，在低社会经济地位的条件下支持主效应模型，而在高经济地位的条件下支持缓冲器模型。芒罗（Munroe）等的研究认为，社会支持、压力与心身健康之间存在着复杂的交互作用，且这种影响会随着时间的改变而变化。

（四）个性特征

1. 人格的概念 人格（personality）又称个性，是一个人的整个精神面貌，即具有一定倾向性的心理特征的总和。不同的遗传、生存及教育环境，形成了各自独特的心理。人格特征（personality characteristic）作为应激反应的中介变量，与生活事件、认知评价、应对方式、社会支持等因素均存在相关性。人格特征可以影响个体对生活事件的认知，甚至可以决定生活事件的形成。气质、能力和性格等个性心理特征因素都会在一定程度上影响个体在应激过程中的认知评价。不同人格类型的个体在面对应激时会表现不同的应对策略。

2. 人格影响应激过程的机制 人格影响应激过程有两种假设，具体如下。①暴露差异假设（differential exposure hypothesis）：个体暴露于应激源的程度直接受不同个体的人格因素影响，从而导致应激反应不同。②反应差异假设（differential reactivity hypothesis）：人格因素影响个体对应激源的反应。在人格缓和应激源与应激反应的关系的情形下，韧性（hardness）较强的个体在同样应激情境下较少出现应激反应，可称之为缓和效应。人格不但可直接缓冲应激反应，还可通过人格影响包括认知评价、应对方式、社会支持等在内的其他应激因素实现其缓冲效果。

3. 影响人格的因素 人格特征也受其他应激有关因素的影响。过多过重的生活事件、负性自动思维、消极应对方式、社会支持缺乏和严重应激反应等情况的长期存在，可以影响个体的人格健全，对青少年的影响更为明显。

二、应激系统理论模型

从1987年以来，姜乾金及相关人士做了许多实证调查研究，证实各种应激因素之间也普遍存在着反向的作用，应激有关因素之间不仅仅是单向地从因到果或从刺激到反应的过程，而是多因素相互作用的系统，随之提出了应激系统模型（图3-2）。应激系统模型具有以下特征：①应激是多因素作用的系统。②各因素相互影响，可能互为因果。③各因素之间动态的平衡或失衡，决定个体的健康或疾病。④认知因素在平衡和失衡中起关键作用。⑤人格因素起核心作用。

从应激系统模型中可以看出，不同的个体可以对刺激做出不同的认知评价，从而采用不同的应对方式和利用不同的社会支持，导致不同的应激反应；反过来，应激反应也影响社会支持、应对方式、认知评价，甚至生活事件；同样，认知评价、应对方式、社会支持、个性特征等也分别各自或共同影响其他因素，或者反之受其他因素的影响。它们既可以是因，也可以是果。

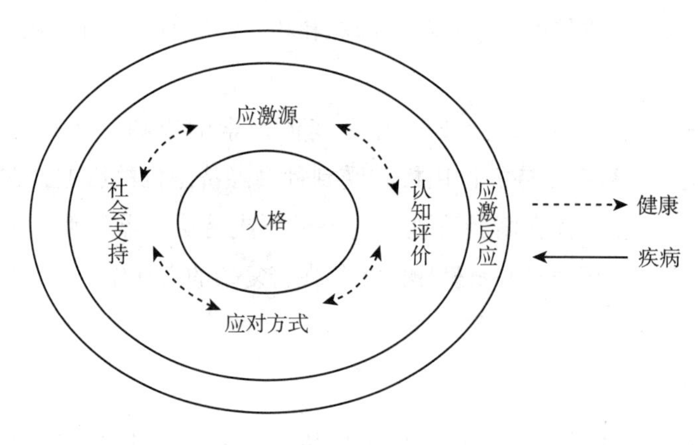

图3-2 应激系统模型

三、应激刺激理论模型

应激刺激理论模型把应激定义为能够引起个体产生紧张反应的外部环境刺激，如失业、失恋、天灾、战争、贫困。它在研究中往往把应激看作自变量，重点分析什么样的环境刺激可使人产生紧张反应，试图寻求刺激和紧张反应之间的因果关系，甚至数量关系（图3-3）。

此观点能够帮助人们认识到生活中的什么刺激能使个体产生心身反应，揭示了生活事件和躯体疾病及精神病症状的密切关系，对于人们根据生活事件预测患病可能性并及早进行预防和干预，具有重要的现实意义，但是此观点忽略了应激中间变量的存在。

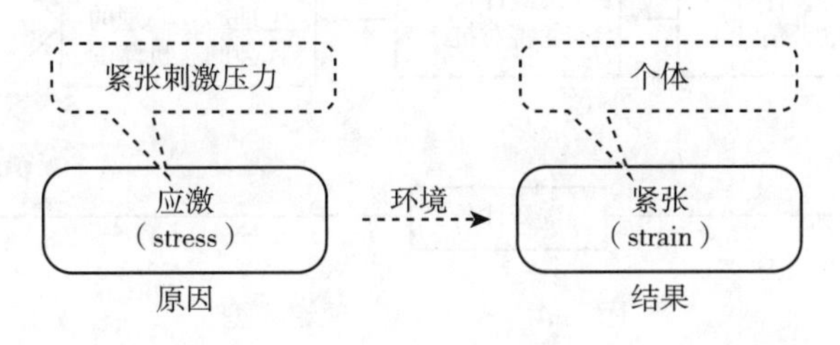

图 3–3　应激刺激理论模型

四、应激反应理论模型

有“应激理论之父”称号的加拿大生理学家汉斯·塞里（Hans Selye）在 1936 年提出“一般适应综合征”（GAS）的概念。他认为，冷、热、缺氧、感染及强制性约束等不同性质的外部刺激可以引起机体同样的非特异性反应，即可以产生同样的应激症候群，其作用在于维持机体功能的完整性。

“一般适应综合征”反应主要分为三个阶段：警戒期、抵抗期、衰竭期。①警戒期：又称防御期或动员阶段，主要是机体为应对外界各种有害刺激产生整体防御能力的阶段。主要生理变化为机体释放大量的肾上腺素或儿茶酚胺，呼吸、心率加快，血压升高，全身的血液集中供应到心、脑、肺和骨骼肌系统，使机体为战斗或逃跑做好准备。②抵抗期：又称适应期。机体主要生理变化为释放大量的肾上腺皮质激素，增加合成代谢，通过糖异生将体内的糖类、脂肪和蛋白质等转化为葡萄糖，以增强对应激源的抵抗程度。抵抗期过后，机体恢复平衡或进入下一期。③衰竭期：如果继续处于有害刺激之下或有害刺激过于严重，机体会丧失所获得的抵抗能力而转入衰竭阶段。此时动员阶段的症状会再次出现，而且成为不可逆的，也可以造成疾病状态，产生所谓适应性疾病，甚至衰竭死亡。一般情况下，应激只引起警戒期、抵抗期的变化，只有严重应激反应才进入衰竭期。

此观点的可取价值有两点：一是生物参量的引入，即把肌肉紧张度、呼吸、心率、血压、血糖以及代谢与免疫功能的客观指标引入心理应激研究，它比心理变量更具有信度和效度，为应激对机体的影响提供了有力证据。二是应激与健康的关系是以生理系统为中介的，应激反应中最明显的心理表现就是情绪变化，而情绪变化既是一种心理活动，也是一种生理活动，为应激反应与健康关系找到了一个新的突破口。但此观点也存在不足，该模型过分地强调了人体对紧张刺激的生理反应，而忽略了心理因素在应激中的中介作用，具有其局限性。

五、应激 CPT 理论模型

应激 CPT 理论模型，即认知 – 现象学 – 相互作用（cognitive – phenomenological – transactional，CPT）理论模型，是一种心理学模型，注重个体在应激情境中的主观能动性，并且看到了信息反馈和行为调整在其中起着重要作用（图 3–4）。

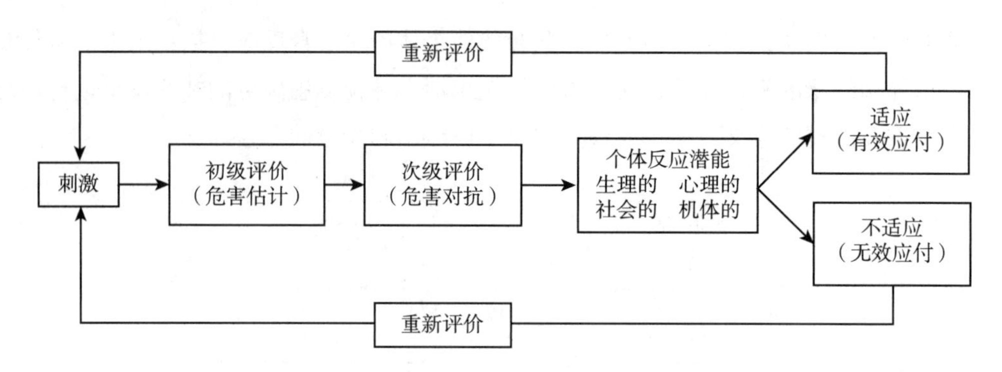

图 3-4 应激 CPT 理论模型

应激 CPT 理论有三个重要的观点。

1. 认知的观点 此观点认为思维、经验以及个体所体验到的事件的意义是决定应激反应的主要中介和直接动因，即应激是否发生，以什么形式出现，均由个体评价与环境之间的关系决定，包括初级评价和次级评价。

初级评价是指个体对事件的危害性进行评价，可能是挑战、威胁、损害及丧失。次级评价是指个体对自身应对资源、应对能力进行评价。如果认为自己完全有能力解决困境，那么应激强度就会很低或根本不存在应激体验。

2. 现象学的观点 此观点侧重强调与应激有关的时间、地点、事件、环境以及人物的具体性。

3. 相互作用的观点 此观点强调个体和环境之间的相互作用，认为应激是通过个体与环境之间存在的特定关系而产生的。如果个体认为自身无力应对环境需求，则会产生应激体验。

第三节 心理健康

一、心理健康概述

（一）健康概念的演变

传统生物医学模式的健康观认为“健康就是没有疾病”，习惯把健康问题局限于躯体有无疾病，而忽略人所处的社会环境和心理状态对健康的影响。实际上，健康和疾病是人体生命过程中两种不同的状态，从健康到疾病是一个从量变到质变的过程。随着人对疾病与健康的认识水平的不断提高，对健康的含义从注重生理健康的生物因素转变为生物、心理、社会因素相结合。20 世纪 40 年代，联合国世界卫生组织（WHO）就明确指出：“健康是一种在身体、心理和社会适应功能上的完好状态，而不仅仅是没有疾病。”1989 年，联合国世界卫生组织对健康做出了新的定义，即“健康不仅仅是没有疾病，而是包括躯体健康、心理健康、社会适应良好和道德健康”。这是对健康较为全面、科学、完整、系统的定义，是目前在医疗卫生界较广泛认同的健康观念。

（二）心理健康的概念及标准

1. 心理健康的概念 对心理健康的界定，不同的学者从不同的角度持有不同的看法。

目前，比较一致的观点认为，心理健康（mental health）就是保持积极的、有效的心理活动，平稳的、正常的心理状态，对当前和发展着的社会、自然环境以及自我内环境的变化具有良好的适应功能，并由此不断地发展健全的人格，提高生活质量，保持旺盛的精力和愉快的情绪。

2. 心理健康的标准 关于心理健康的标准，不同心理学家有不同的观点，其中比较认同的有以下几种。

（1）马斯洛的心理健康标准：①有充分的安全感。②充分了解自己，并对自己的能力作适当的评估。③生活目标切合实际。④与现实环境保持接触。⑤能保持人格的完整与和谐。⑥具有从经验中学习的能力。⑦能保持良好的人际关系。⑧有适度的情绪表达与控制。⑨在不违背社会规范的条件下，对个人的基本需要作恰当的满足。⑩在符合集体要求的前提下，能有限度地发挥个性。

（2）我国许多学者结合中国的特点认为，心理健康的标准应包含以下内容：①智力正常。②情绪健康。③意志健全。④人格完善。⑤人际和谐。⑥社会适应良好。

二、心理健康教育

（一）心理健康教育的概念

心理健康教育（mental health education）是一种旨在为患者提供与疾病相关的信息、改善他们的应对策略的心理治疗方式。护士针对住院患者实施的心理健康教育可以有效地帮助患者识别疾病、预防复发、改善家庭及社会功能，促进患者全面康复。

（二）心理健康教育的实施原则

1. 科学性 实施心理健康教育需尊重患者的客观心理事实，其理论和方法需要依据医学心理学。

2. 尊重与理解 尊重是与患者建立良好的信任关系的前提，是打开护患情感交流的钥匙。理解不仅是指护士需要了解患者的心理状况、发生心理行为问题的实质及原因，更需要具备同理心，能站在患者的角度设身处地理解他们的忧伤与痛苦。

3. 预防和治疗 心理健康教育的目标不仅是预防和治疗患者的各种心理行为问题，而且是帮助患者在其自身和周围环境许可的范围内达到最佳的心理功能。

4. 整体与个体 心理健康教育的对象是面向全体住院患者，使每个患者的心理功能得到充分发展。对于较可能发生或已经出现心理行为问题的患者，给予个别辅导和重点治疗。

（三）心理健康教育的途径

1. 合理选择心理健康教育的形式 应根据患者的实际情况进行合理选择，如对于儿童患者，应以游戏形式为主；对于青少年患者，应以体验、调式形式为主；对于成年患者，应以调适、咨询形式为主。

2. 渗透于护理活动全过程 对患者的心理健康教育应贯穿护理活动的全过程，护理活动是对患者进行心理健康教育的重要途径。

3. 形式多样 心理健康教育活动的形式多样，常见的有电影赏析、团体辅导活动、角色扮演、案例讨论、心理健康知识讲座等，旨在帮助患者掌握丰富的心理健康的知识和调适技能，提高心理健康水平。

4. 医院、家庭与社会“三位协同” 护士应结合实际，采取各种有效的方式，把家庭、社会列入对患者的个性化治疗计划中，使家庭和社会参与到心理健康教育服务中，共同发挥心理健康教育的作用。

三、心理健康促进

心理健康是一个相对独立的、极为复杂的动态过程。影响心理健康的因素包括生物学因素和社会心理因素两个方面，它们在个体心理发生和发展过程中都发挥着重要的作用。

（一）生物学因素

1. 遗传因素 遗传在一定程度上影响着人的心理素质的发展，是个体心理健康发展的物质基础。智力、气质和社会行为等都与遗传有一定联系。某些智力低下或缺陷与遗传有直接关系。例如，苯丙酮尿症（PKU）、唐氏综合征等染色体疾病会造成幼儿智力缺陷或低下。

2. 营养与疾病等因素 各种因素导致的脑和神经系统的损伤或疾病是影响婴幼儿心理健康发展和造成他们心理障碍的一个重要原因。妊娠期母体营养不足，使胎儿在生长发育期间缺乏营养，影响脑神经细胞的增殖，导致胎儿出生后智力低下。母亲患病对胎儿发育影响最大，尤其是妊娠期的前3个月，某些微生物会直接损害胎儿的神经系统，直接或间接地影响婴儿的心理行为发育。

（二）社会心理因素

1. 家庭因素 家庭是儿童长期生活的场所，对儿童心理健康的发展有重要的影响。在家庭因素中，家庭结构、父母文化和职业、父母对子女的教育方式、亲子关系、家庭环境等都可能影响儿童的心理发育。

2. 学校因素 学校环境、学习风气、师生关系、同学间人际关系等对儿童、青少年人格的发展、世界观的形成等具有重要影响。

3. 社会文化因素 人们生活在现实的社会环境中，社会舆论、社会风气等必然会影响人们的心理发展。

4. 个体心理素质 个体心理动机、情绪倾向、行为习惯、认知能力、人格特征等心理素质均对心理健康有重要影响。

（1）动机：人的行为受动机驱使，而动机是建立在需要的基础之上的。当环境不能及时提供条件以满足自身需要时，就会产生消极或紧张情绪。积极、良好的适应能力可使个体保持心理平衡和稳定，保证心理健康发展。

（2）自我意识：自我意识包括自我认识、自我评价和自我调节，是个性形成水平的标志，也是推动个性发展的重要因素。自我认识会影响态度、信念和价值观，从而影响自我评价。自我评价过低往往会缺乏自信心，表现出低度的自我尊重和成就动机，常出现沉默寡言、不善交往、行为退缩、抑郁等行为表现。

（3）情绪：研究表明，由生理、心理变化及环境刺激等因素而造成的各种情绪反应，可以导致包括神经系统和内分泌系统在内的生化系统的变化，使人的机体、心理活动和行为方式也产生相应的变化。

（4）认知态度：人的心理健康受情绪影响，而情绪受人的认知态度所支配。不同认知背景的人会对同一事物采取不同的评价态度，产生不同的情感体验，从而对心理健康产生不同的影响。

（5）性格特点：研究表明，处事稳重、自制力强的人，不善于应对突发事件。医学心理学的研究表明，A型人格的人，具有争强好胜、脾气急躁、事业心强、时间紧迫感、对自己要求高、办事效率高等性格特征，在事业上往往获得好评，却容易罹患冠心病。研究也表明，大学生的自杀意念、孤独感、失眠等都与C型人格有密切关系。

综上所述，个体心理健康受家庭、学校、社会、个体自身人格等因素影响，在开展心理健康促进活动时应充分考虑相关因素。

四、心理健康维护

（一）心理健康维护概述

心理健康维护（mental health maintenance）是指以积极有益的教育措施和方法，维护和改进人们的心理状态以适应社会环境，促进个体的心理发展、成熟与稳定的过程。一般来说，心理健康维护的目标有以下两个方面。①一般目标：治疗心理疾病及处理适应不良行为，并设法尽早发现疾病的倾向，及时矫正或预防疾病的发生。②高级目标：保持并增进个人和社会的心理健康，发展健全人格，使每个人都有能力适应变动的环境，同时应设法改善社会环境及人际关系，以防止或减少心理问题的发生。

（二）各年龄段人群的心理健康维护

1. 胎儿期的心理健康

（1）孕妇营养要全面合理：心理学研究发现，母亲妊娠期间的营养状况的好坏与子代智力的高低密切相关。母亲妊娠期间一定要以科学的营养学理论为指导，全面合理地加强营养。

（2）孕妇的情绪要乐观稳定：孕妇可运用散步、看书、做体操、听音乐、写妊娠日记、和自己说话、多与快乐的人交往等方式来调节自己的情绪，消除焦虑，解除紧张，形成良好的心态。

（3）孕妇应避免接触有害物质：避免有害环境，如污染的空气或水源、电磁辐射以及其他化学物理因素等对胎儿的危害和影响；避免烟、酒、药物、感染等有毒有害物质。

（4）孕妇要加强保健，减少疾病：妊娠期前2～3个月，孕妇易感染风疹、腮腺炎、流行性感冒等，有时孕妇虽只有些感冒症状，却可导致胎儿发育畸形，常见的有先天性白内障、小头、先天性心脏病、聋哑、脑积水等。因此，孕妇应加强保健，最好在妊娠之前6个月就开始坚持锻炼身体、增强抵抗力，尽量减少疾病的发生。

2. 婴儿期的心理健康

（1）加强母乳喂养，促进亲子交流：母乳喂养不但可增加婴儿的免疫力和智力发展，更重要的是哺乳可增加母亲与婴儿在视、听、触摸、语言和情感的沟通，使婴儿获得心理上的满足，有助于其神经系统的发育和健康情感的发展。

（2）经常给予适宜的信息刺激：婴儿出生后，应有意识地为婴儿提供适量视、听、触觉刺激，促进婴儿感觉器官的发展。可让婴儿看彩球、听音乐，常将婴儿抱到屋外和院子里，看天空、看花草树木、看人、看灯光、听声响等。然而，婴儿环境的刺激应适量，过于丰富多彩的刺激，会造成婴儿烦躁不安，影响婴儿睡眠及其正常发育。

（3）积极促进动作及言语的发展：婴儿动作发展顺序是口、头、四肢、躯干。俗话说："二抬四翻六会坐，八爬十站周会走。"做被动体操、训练俯卧抬头、爬行、翻身等可以促进婴儿的动作发育。研究表明，出生后 9～24 个月是儿童理解语言的关键期，需要大量的语言输入，此阶段需多与儿童交流、沟通，尽量多锻炼其语言能力，使其对语言有更好的理解。

（4）培养良好的行为习惯：养成定时定量用餐、安静用餐和每天定时大小便的习惯，培养良好的睡眠节律，而不附加人为条件（如睡眠时要人陪着、拍着、摇着、哼着）。

3. 幼儿期的心理健康

（1）对幼儿的独立愿望因势利导：幼儿独立愿望增强，常表现为不听话（心理学上称为"第一反抗期"），这是自我意识发展的表现，有重要意义，要因势利导，正确对待幼儿的反抗行为。支持幼儿合理的独立性，对正确行为及时表扬，予以强化。

（2）开展丰富多彩的游戏活动：游戏是幼儿的主导活动，对幼儿心理成长的促进作用是全面的，幼儿在游戏中学习成长。游戏是幼儿认识世界、观察生活、积累知识、诱发思维和想象力的最佳途径。

（3）正确对待幼儿的无理取闹和过失：幼儿偶尔无理取闹，其动机常是引起大人的注意，以达到自己的目的。对此应说明道理，不应无原则地迁就，以免强化幼儿哭闹行为。对于幼儿的过失应正面引导，不要一出错就打骂，甚至体罚。

（4）发挥父母、教师的表率作用：家庭的气氛、父母的言谈举止对幼儿心理发展有重要影响。幼儿期是人格形成的重要时期，家庭成员对幼儿的态度、在家庭中扮演的角色及地位，都对幼儿成人后的人格产生重大影响，幼儿评判是非对错也常常依照父母、幼儿园教师的言行作标准，因此，父母及教师应给幼儿做好表率。

4. 学龄期的心理健康

（1）入学适应：从幼儿园到小学有一个逐渐适应学校环境的过程。绝大多数儿童怀着喜悦的心情上小学，然而，也有极少数儿童不能适应，教师和家长对新入学儿童应多予以具体指导和帮助，引导建立温暖快乐的学校生活。鼓励儿童积极参加文体和社会实践等活动，注重情商的培养，有利于儿童社会适应能力的提高。

（2）培养正确的学习动机和学习习惯：学习是学龄期儿童的主导活动。要增强学习动机、学习态度、学习习惯和学习方法等方面的教育；根据儿童心理发展规律合理安排教学内容、教学方法和手段，注意教学的直观性、趣味性；注意使用肯定、表扬和鼓励的方法激发儿童的学习兴趣，并在此基础上使儿童逐渐形成认真学习的态度，使儿童掌握最基本的学习习惯，如专心听课、积极思考、踊跃提问，培养儿童计划学习和完成家庭作业等习惯。

（3）注重开拓创造性思维：创新精神、创造思维应该从小培养。儿童的教育不但要强调传授文化知识，还应注意儿童思维的灵活性、多向性和想象力的培养。引导儿童去发现问题、探索问题、解决问题，通过做游戏、讲故事、表演等培养儿童的想象力、观察力和创造力，开拓儿童的创造性思维。

（4）注重良好心理品质的培养：其主要表现如下。①良好的道德情操，积极、乐观、豁达的品格。②良好的意志品质，持之以恒的韧性。③富有同情心，善于与人相处，善于调节控制自己的情绪。

5. 青少年期的心理健康

（1）发展良好的自我意识：青少年应正确地认识自己了解自己的长处与不足，这是进行自我评价的前提。学会辩证的思维，对现实用客观的标准去衡量，这是进行自我肯定的必要步骤。青少年应树立适当的奋斗目标，从而避免不必要的心理挫折和失败感，即使发生了挫折，也要学会应用失败去激励自己。青少年应了解相互交往的重要性，在封闭自我与开放自我中选择后者，增加交往的途径，寻找更多交往的机会。

（2）保持良好的情绪状态：青少年期容易出现情绪情感问题，因此调节情绪，保持良好的情绪状态非常重要。期望值适当，增加愉快生活的体验，适当地释放情绪。在情绪不安与焦虑时，不妨找好朋友诉说或进行心理咨询，培养应对能力。既可针对问题积极主动应对，也可以通过寻求社会支持解决问题。

（3）正确对待性与爱：青少年期是出现性及其他心理健康问题的高峰期。正确对待性与爱，不仅是个人生活上的问题，而且关系到社会发展与稳定，因此正确对待性与爱十分重要。应注意以下几点：①珍视性与爱的社会性和高尚性。②树立符合时代与社会要求的男女角色观。③增进男女正常的交往，建立美满婚姻。④把好婚前性行为关。⑤远离性诱惑的刺激。

6. 中年期的心理健康

（1）正确对待名与利：中年人对事业成就的期望高，且尽职尽责。但是事业上会遇到困难、挫折与失败，长期承受着超负荷的精神紧张与心理压力，严重威胁中年人的心身健康，因此，调整名利观至关重要。

（2）建立和谐的人际关系：中年期是人际关系最为复杂的时期，建立和谐的人际关系不但对心身健康具有促进作用，而且有助于事业成功。因此，中年人要调整认知结构，改善个性品质，提高交往技能，建立良好的社会支持系统。

（3）正确处理家庭与婚姻矛盾：安定、和睦的家庭是一个人调养心身的温馨港湾，也是事业成功的基础。中年期亦是婚姻家庭关系的“波动”期，家庭中父母与子女的关系等都是影响中年人心理健康的因素。因此，努力营造良好的家庭氛围，增进夫妻间的沟通交流，促进夫妻认同感；注意子女养育方式，调整好对孩子的适度期望值。

（4）调整认知结构，适应更年期变化：女性更年期一般在45～55岁，男性一般在55～60岁。由于生理、心理和环境因素的影响，容易发生更年期综合征或心理障碍（多见于女性）。更年期综合征表现出的精神症状和心理障碍以不良的情绪体验为主，表现为焦虑、烦躁、易激惹、恐惧、强迫、抑郁、紧张、过敏、多疑等。其心理健康维护主要包括社会提供的保健和治疗服务，以及自我保健和治疗。

7. 老年期的心理健康

（1）加强脑功能锻炼：脑功能锻炼对防止和减缓心理功能衰退非常重要。经常用脑、不断学习新知识和积极参与社会生活是锻炼脑功能的重要方式。

（2）克服孤独心理：退出工作岗位、子女离家（“空巢现象”）、亲友来往减少、信息不灵通等易使老年人产生与世隔绝、孤独无助的负性情绪，因此调适其心理状态极为重要。

（3）消除恐惧心理：确立生存的意义。有意识地迎接死亡的来临是对老年人的巨大挑战。只有对死亡有思想准备，不回避、不幻想，才能让老年人从容不迫的对待生活。保持良好的人际关系。正确处理好家庭内部的各种关系，保持家庭婚姻的和睦。除了家庭关系，老年人建立自己的社会活动圈子，与朋友、邻居等一起聊天、活动，也利于心身健康。

本章小结

思考题

1. 请根据应激源的属性对应激源进行分类。

2. 影响应激反应的中介因素有哪些？

3. 应激的理论模型有哪些？

更多练习

（赵　莉　石元洪　段雅琴）

第四章　临床心理评估

学习目标

1. 素质目标

（1）弘扬“爱心、细心、耐心、恒心、责任心”的奉献精神，对患者的心理变化和心理问题进行客观描述。

（2）对患者进行心理评估时，体现护士对患者的接纳、肯定、关注、鼓励等情感，使患者感受到真诚关怀。

2. 知识目标

（1）掌握：观察法、访谈法、心理测验的概念，临床心理评估的主要功能。

（2）熟悉：心理评估的常用方法，访谈法的实施。

（3）了解：常用心理测验的分类。

3. 能力目标

（1）能熟练使用90项症状自评量表、抑郁自评量表、焦虑自评量表应用。

（2）能熟练使用社会支持评定量表、护士用住院患者观察量表等。

（3）能客观地评估患者的精神心理状态。

案例

【案例导入】

产妇陈女士，35岁，本科学历。体态正常，性格内向。无重大躯体疾病史，家族无精神疾病史。家人“重男轻女”思想严重。陈女士妊娠40周自然分娩一女婴，产程顺利，婴儿健康。产妇产后情绪一直低落，烦躁、易激惹，不思饮食，身体虚弱。母乳较少，婴儿因吃不饱而时常哭闹。陈女士对今后生活无信心，看到女儿毫无幸福感。白天无精打采，不想说话，夜间失眠。产后3天出现头痛、胸痛和心动过速（经检查无器质性病变）等躯体症状。

【请思考】

如何就该产妇的心理健康水平进行评估？

【案例分析】

临床心理评估是心理护理过程中的重要环节，将心理评估的理论与方法用于临床，对患者心身状况做出全面评估，并加以实时干预，以促进患者心理健康与身体康复。本章主要介绍心理评估的定义、方法、内容及临床常用的心理评估量表。

第一节　心理评估概述

一、心理评估的定义

心理评估（psychological assessment）是描述、记录和解释一个人行为的评定方法，也就是对个体某一心理现象做全面、系统和深入的客观描述的过程。其内涵主要包括观察、记录和分析人的行为的测量工具与心理测量的理论。这些理论是评估方法设计的基础，也是在解释评估结果时，进行心理诊断性推论的系统方法。

心理评估在心理、医学、教育、人力资源、工业/组织心理、体育运动、军事司法等领域应用广泛，其中在临床医学上的应用，被称为临床心理评估（clinical psychological assessment）。心理评估在护理心理学中的应用占有十分重要的地位。应用心理学几个领域中的典型评估活动见表4-1。

表4-1　应用心理学几个领域中的典型评估活动

领域	典型的评估活动
临床心理学	智力评估
	精神病理学评估
咨询心理学	职业兴趣评估
	技能评估
	社会适应评估
工业/组织心理学	管理潜能的评估
	培训需要的评估
	认知能力和心理运动能力的评估
学校心理学	能力和学业进步的评估
	学校的成熟度和敏捷度的评估
	智力落后儿童的评估
神经心理学	脑损伤的评估
	阿尔茨海默病患者的评估

二、心理评估的主要功能

临床心理评估对疾病的辅助诊断、心理护理的实施、护理结果的评价等均具有指导意义，是护理过程中不可缺少的重要环节。临床护理的心理评估主要有以下功能。

1. 筛查心理护理对象　大多数患者伴有不同程度的心理问题，如焦虑、抑郁、恐惧。通过心理评估，可以初步筛查并判断患者具有哪些心理问题，以及心理问题的严重程度，能够积极干预，帮助患者恢复心理健康。

2. 提供实施心理护理的依据　通过临床心理评估，了解患者的心理需求及心理问题的轻重程度，探究引发心理问题的主要原因及其影响因素，为心理护理计划的制订及实施干预措施提供依据。

3. 评价实施心理护理的效果　心理评价可以及时掌握心理护理的效果，了解心理问题的解决及恢复过程，有助于修正或提出新的干预措施。

三、心理评估的发展趋势

我国古代教育家孔子就曾根据自己的观察评价学生的个体差异，把人分为中人、中人以上和中人以下。孟子也曾说："权，然后知轻重；度，然后知长短。物皆然，心为甚。"这已明确指出了对心理现象进行评估测量的必要性和可能性。

科学心理评估的产生，归功于英国生物学家和心理学家高尔顿（Galton）。他深受进化论思想的影响，为研究差异的遗传性，设计了测量差异的方法，可视为心理评估的开端。1890 年，美国心理学家卡特尔（Catell）在《心理》杂志上发表了"心理测验与测量"一文，这是心理测验第一次在心理学文献中出现。1905 年比奈（Binet）和西蒙（Simon）受法国教育部委派研究公立学校中智力落后儿童的教育方法，编制了世界上第一个正式的心理测验，进行脑损伤测试和智力落后儿童测验。

纵观心理测验的发展，人们常说 19 世纪 80 年代是高尔顿的 10 年，19 世纪 90 年代是卡特尔的 10 年，20 世纪初的 10 年则是比奈的 10 年。此后，心理测验的发展主要有 5 个方面。

1. 操作测验的发展　比奈 - 西蒙量表大部分是文字材料，未受过教育的儿童无法使用，理论上偏重于言语文字材料测量智力，而不能有效地测量整体智力，由此产生了操作测验。

2. 团体智力测验的发展　团体智力测验始于第一次世界大战，在推孟的研究生奥蒂斯（Otis）所编团体测验的基础上编制出陆军甲种和陆军乙种智力测验，广泛用于美国军队对官兵选拔和分派兵种的需要。战后，此种测验经过改造广泛用于教育、工商、医疗等领域。

3. 能力倾向测验的发展　20 世纪 30 年代是因素分析盛行的 10 年，在此期间，多项能力倾向测验被编制出来。这些测验为分析个人心理品质的内部结构提供了适用的工具，并逐渐受到人们的重视。此外，普通能力倾向（智力）测验也向多元化发展。

4. 人格测验的发展　心理测验的另一领域是涉及情感或行为等非智力方面的人格评估，包括对性格、气质、情绪状态、人际关系、动机、兴趣和态度的测量。人格测验的先驱是克雷丕林（Kraepelin），他最早将自由联想测验施测于精神病患者。1921 年瑞士精神病学家罗夏（Rorschach）首次提出"心理诊断"，并编制了一套心理评估工具即罗夏墨迹测验（RIT），用于评估儿童行为问题和精神病患者的心理障碍。20 世纪 40 年代以后，人格测验逐渐增多，并在技术上得到改进，如明尼苏达多相人格调查表（MMPI）、卡特尔16种人格因素问卷（16PF）、艾森克人格问卷（EPQ）。

5. 神经心理测验的发展 1930年以后，众多学者对脑部活动进行了研究，如失语症智力减退的研究、额叶损伤对智力和其他高级功能影响的研究、大脑右半球损伤患者的视觉空间障碍研究、脑损伤对抽象能力的影响和各种遗忘综合征的记忆减退研究等，上述研究均通过心理评估以探讨脑部与行为的特定问题。

我国临床心理评估在20世纪30年代起步，由于种种原因，历经坎坷，其发展曾一度处于停滞状态，直到20世纪70年代末期才重获生机。近30年来，我国已修订并自行开发了几十种用于临床心理评估的测验和量表，培养了心理评估专业人员，成立了专业学术组织，制定了“心理评估质量控制规定”和从业人员专业职业道德标准。

知识拓展

心理测验的发展

1935年，心理学家霍尔斯特德（Halstead）在芝加哥大学建立了神经心理学实验室，进行脑损伤对认知、人格、运动等功能影响的研究。1947年，他编制了一组心理学测验，作为神经心理学成套测验的内容，即类型测验、触觉行动测验、语音感知测验、海滨节律测验、手指震动测验、临界闪光融合测验和时间感知测验。霍尔斯特德的学生雷坦（Reitan）随后发展并修改了霍尔斯特德的成套测验，去掉了临界闪光融合测验和时间感知测验，增加了跟踪制作测验、感知检查、触觉感知测验等，构成了霍尔斯特德－雷坦成套测验，主要应用于特定半球和脑叶损伤综合能力的评估、病程类型的评估、慢性脑损伤模式的综合鉴别及脑损伤类型的诊断等。

1946年《美国临床心理学杂志》（*Journal of Clinical Psychology*）发表了亨特（Hunt）的“诊断性测验在临床心理学中的未来”一文，针对当时有些反对使用心理测验的临床心理学家过分强调“主观判断”和临床心理评估中过分依赖“测验分数”这两种现象进行了讨论，并对临床心理测验与量表的编制理论与技术问题，以及临床心理评估的职业道德等问题的发展趋势进行了预测。21世纪临床心理评估作用不再受人怀疑，Hunt的许多预测也得到验证。

随着心理学的发展，心理评估的内涵有了很大的扩展，领域更加广泛，对成人与儿童智力水平、人格倾向、情绪状态、兴趣爱好、能力水平、心理健康状态及各种偏离常模行为的测量，都纳入了心理评估的范畴。近年来，我国心理评估取得了前所未有的突破性进展，研究者编制、修订了大量的测验工具，心理测量方法取得新进展，心理研究的社会效益不断扩大。但中国的心理学基本理论研究和心理评估技术研究尚有薄弱之处，要编制出适合我国人群并具有国际水平和影响力的测验工具是心理评估工作者的艰巨任务。

第二节　心理评估方法及内容

一、观察法

（一）观察法的概念

在自然条件或接近自然条件下，有目的、有计划地系统观察人的行为和活动，从中发现心理现象产生和发展的规律的方法称为观察法（或自然观察法）。临床护士采用观察法的目的是描述患者临床表现、评估心理活动、监测行为变化，为治疗与护理提供客观依据。

（二）观察法的特点

观察法不同于日常观察，它具有明确的目的性、预先的计划性、观测的客观性与适用的广泛性等特点。

1. 观察法的优点

（1）观察法是观察者对被观察者的外部表现进行直接观察，因而能获得较详尽的第一手资料。

（2）观察法是自然条件下进行的研究，被观察者很少受环境的干扰，因而观察的结果真实、可靠，更接近于现实。

（3）对一些特殊人群（如婴幼儿、聋哑人、言语障碍者），访谈法和测验法都很难应用，而观察法较为适用。

（4）使用观察法可以避免由被观察者自我报告（如谈话、心理测验）所引起的误差。

（5）观察法是有计划、有目的、有系统进行的，因而能对被观察者有比较系统的认识。

2. 观察法的缺点

（1）由于观察法是在自然条件下进行的，观察时可能不会出现所研究的现象，观察者往往处于被动局面，只能消极地等待被观察现象的出现，花费时间较多。

（2）在自然观察条件下，由于影响被观察现象或活动的因素较多，且难以按照相同的方式出现，因而，对被观察的现象难以进行重复观察，对观察的结果也难以验证。

（3）由于在观察过程中影响被观察现象的因素复杂、不易控制，因而对观察的结果难以进行精确的分析。

（4）观察结果容易受个人的知识经验、情绪倾向、态度、期望、心理定势等主观心理因素及观察技能的影响。

（5）观察法主要是通过直接观测被观察对象的外部表现来进行研究的，它往往仅能说明“现象”，而不能很好地解释机制和规律。因而，由观察法发现或搜集到的问题需要用其他方法做进一步评估。

（三）观察法的设计

1. 确定目标行为　患病行为观察的内容包括仪表、身体状况、言谈举止、气质、个性特征、疾病认知及态度、应付方式和应变能力等。护士不能一次性地把患者的所有行为都列为目标行为做全面观察，否则将顾此失彼，达不到观察目的。

2. 确定观察情境 确定行为观察情境时，应坚持观察的可行性，一是观察护士所在的位置能保证观察的现象全部清晰地落在观察护士视野以内，二是保证不影响被观察者的常态，三是了解同一被观察者在不同情境下所表现行为的差异。

3. 选择适宜的观察方式 确定了适当的观察目标行为，选择适宜的观察方式，需与所设计观察目标相呼应。如连续性观察，适用于对少数患者或单个行为的严密细微观察；轮换性观察，则可用于多个患者同类问题的综合归纳观察；隐蔽性观察，可防止患者觉察后抵触或迎合护士的观察活动等。

4. 设定明确的观察指标 包括确定观察期、观察次数、间隔时间、总的持续时间等。若观察期需跨越若干日，则每日观察的时间、次数应保持一致。若需 1 日内多次观察，应分布在不同时段，以便较全面地观察患者在不同情境、不同时段的行为特点及规律。直接观察时间，一般每次持续 10～30 分钟，若需要延长连续观察时间，可通过一些间接手段（如录像、录音）监测观察。每次观察的具体时间，需依据影响目标行为的时间因素确定。

5. 观察资料的记录方法 与临床心理评估密切相关的常用记录方法如下。

（1）叙述性记录：指常用的观察资料记录方法，可采用笔记、录音、录像或联合使用，也可按时间顺序编制成简易观察记录表。

（2）事件性记录：记录在一次观察期间内目标行为或事件的发生频率，又称事件样本。患者在疾病诊疗过程中，经常遭遇一些特殊事件，不同程度地干扰其心理活动及行为。

（四）观察法的注意事项

1. 尽可能客观、完整、准确地观察事件或目标行为。
2. 注意患者行为如何受他人言语、非言语及周围环境因素的影响。
3. 观察记录尽量使用日常用语，采用描述记录时避免使用解释方式。

二、访谈法

（一）访谈法的概念与分类

1. 访谈法的概念 访谈法是研究者通过与研究对象进行口头交谈的方式来收集对方有关心理特征和行为数据资料的一种研究方法。访谈法的应用范围及功能非常广泛，不仅是定量或半定量的常用心理评估方法，也是心理咨询、心理治疗的基本技术，以及护患沟通的必备技能。

2. 访谈法的分类 访谈法可以分为以下不同类型。

（1）根据研究者与被研究者交流的方式，访谈可分为直接访谈和间接访谈。①直接访谈：又称面对面访谈，即访谈者与被访谈者进行面对面的交谈。②间接访谈：访谈者通过一定的中介与被访谈者进行非面对面的访谈，如利用电话或互联网等媒介。

（2）根据访谈过程中可控制的程度，访谈可分为结构访谈和非结构访谈。①结构访谈：又称标准化访谈，采用事先统一设计、有一定结构的问卷进行访问，即对所有被访谈者提出的问题，提问的次序和方式，以及对被访谈者回答的记录方式等是完全统一的。特点是结果便于统计分析、易于进行对比分析，但缺乏灵活性。②非结构访谈：又称非标准化访谈，是一种无控制或半控制的访谈，事先没有统一问卷，而只有一个题目或大致范围或一个粗线条的问题大纲，访谈者可以根据访谈时的实际情况做出灵活而必要的调整。

（3）根据被访谈者的人数多寡，访谈可以分为个别访谈和集体访谈。①个别访谈：是指访谈者对一位被访谈者进行访谈。②集体访谈：是指访谈者同时对一群被访谈者进行访谈。

（4）根据被访谈者是一般被访谈者还是特殊被访谈者（如社会名流、突发事件的当事人、儿童、心身疾病患者、罪犯），访谈可分为一般访谈和特殊访谈。

（二）访谈法的特点

1. 访谈法的优点

（1）有利于对患者的心理问题进行深入、广泛的研究。访谈法以口头交流的方式进行，既可以收集现实资料，也可以收集过去的资料；既可用于定性研究，也可用于定量研究，可以获得更为丰富、广泛的资料，有助于深入探讨患者的心理问题。

（2）能够灵活地、有针对性地开展资料收集工作。护士可以根据被访谈者的知识水平或理解程度灵活变换提问方式，充分发挥其主动性和创造性。当被访谈者表现出对问题不理解或误解时，可以采用适当方式重复提问；当被访谈者的回答含混不清、态度不明确时，可以让其详细解释说明；对于访谈者事先未预料、有价值的内容，可以采取追加提问的方式记录。

（3）可以保证收集到的资料具有较高的可靠性。护士可以对访谈环境进行控制，防止干扰，通过观察被访谈者的非言语行为（如表情、姿势、动作），结合这些非言语信息判断被访谈者回答的可靠性，可以对获得的资料进行信度和效度的评估，保证研究资料的可靠性。

（4）访谈法适用范围广。访谈法适用于一切具有口头表达能力（思维正常）的不同文化程度的被访谈者，如文盲、半文盲或因种种原因不能书写的人。

2. 访谈法的缺点

（1）访谈结果的准确性、可靠性受护士素质的影响。如个别护士素质差、能力不强，对被访谈者的回答产生误解或记录时发生错误，缺乏必要的访谈技巧、态度生硬、言语不礼貌，可能影响访谈的互动过程。访谈结果也容易受护士主观偏见、价值取向的影响。

（2）某些问题不宜进行访谈，如患者不愿回答比较敏感、属于个人隐私的问题，强行进行访谈，可能使被访谈者终止访谈或不做真实回答，影响访谈结果。此外，一些无法用言语表达的情感、体验、社会关系变化、动作变化或心理过程等资料不能用访谈法取得。

（3）访谈法费时、费力、耗财。进行访谈时，一般需提前做好访谈人员专业培训，印制各种访谈提纲、准备录音或记录纸张，一般每次访谈一个对象，访谈过程和记录整理需要较多的时间。访谈法的这一特点限制了它的规模。

（4）访谈法获得研究资料难以量化。一方面，由于被访谈者文化程度不同，对问题的理解不同；而访谈者对问题的解释也可能不同，这种灵活性造成问题的表述缺少标准化。另一方面，访谈结果缺乏量化的指标，被访谈者的回答可能差异很大，或答案很多，难以定量计算。此外，访谈法受环境、时间和被访谈者情绪状态的限制，被访谈者思考问题时间较短等特点，也影响到访谈法的使用。

（三）访谈法的实施

1. 访谈的路径与主题　以心理评估为主旨的访谈，同样可酌情分布在患者诊疗过程的任何时段，不同时段的访谈路径及主题需由护士灵活掌握，主要涵盖以下三个方面。

（1）患者的主观表述：通过倾听患者的主观表述，护士大体可了解患者的以下信息。患者对疾病的认知及相关常识掌握程度、当前主导需求、对疾病所持的态度、对患者角色的适应程度、对医疗环境及医院人文环境（医护人员、其他患者对患者所形成的氛围）的评价、对亲友等社会支持系统的期望、对诊疗费用的考量、常用应对方式等。

（2）对患者的客观他评：倾听患者亲属、其他医务工作者、相邻患者对某患者的评价，也可为护士的访谈评估提供大量重要信息。特别是典型内倾人格的患者，羞于向陌生人披露其内心活动，凡事只与最亲近的家人窃窃私语，此类患者的亲属便是护士评估患者的最适宜被访谈者，他们所提供的可靠信息可间接帮助护士对患者实施心理评估。

（3）患者的个人背景：访谈还可着重涉及患者的生长地、文化背景、经济能力、婚姻状态、成长经历、心理或精神疾病史、家庭结构模式（核心家庭、几代共同居住）主要家庭成员的心理或精神健康状况、职业、与患者的关系等信息。

2. 访谈的内容 为弥补观察法的不足，有些临床工作者提出一种半定式的访谈方法。访谈者可根据其需要编制半定式的访谈调查表。

例如，有关被访谈者的情况可以设计如下的提问。

（1）你现在存在哪些主要问题或麻烦？

（2）你能描述一下这些问题最重要的方面吗？

（3）你的这些困难是什么时候开始出现的？

（4）它经常发生吗？

（5）这些问题发生后还经常变化吗？

（6）出现这些问题后还有其他方面的相继改变吗？

3. 访谈的技巧 护士对访谈具有主导与决定性作用，护士熟练掌握访谈技巧，与患者建立良好关系，是确保访谈成功的关键，以下主要介绍具体操作技术。

（1）措辞：包括以适宜称谓尊称患者，简要说明访谈目的，对患者的合作致谢等；访谈用词应通俗易懂，尽量避免方言或少用专业术语，以舒缓语气引导患者的默契配合。

（2）提问：访谈时，应以温和而理性的态度引导对话，促使被访谈者愿意分享更多。使用通俗易懂的语言，确保被访谈者能够清晰理解问题。避免使用复杂的专业术语或含混不清的表达，以免产生歧义。同时，应避免使用具有引导性或询问性的提问，例如“你对自己的健康状况感到紧张吗？”或“你现在感觉紧张吗？”。相反，可以使用中性的表达方式，如“在得知自己生病的那一刻，你首先有什么感受？”，以鼓励被访谈者更自然地表达自己的想法和情绪。

（3）倾听：诚恳、专心、耐心地倾听患者的表述，才能抓住问题的关键所在。护士倾听时需把握四个要素：距离、姿态、举止和应答。如适宜的角度和距离，身体稍向前倾的姿势，适时点头、微笑、注视，简短的赞许性话语，都可体现护士对患者的接纳、肯定、关注、鼓励等情感，使患者感受到真诚关怀。

（4）记录：在访谈过程中，为了确保对话的连续性和深度，通常不建议实时记录。然而，为了捕捉和保留关键信息，访谈者可以在必要时简要记录核心要点。如果在记录过程中遇到任何可能干扰访谈进程的情况，应立即暂停记录。尊重被访谈者的意愿至关重要。如果被访谈者表示不希望被记录，访谈者应立即停止记录，并严格遵守这一要求。对于教学和研究目的，若需对访谈进行录像或录音，访谈者必须事先获得被访谈者的明确同意，以确保整个过程的合规性和道德性。

三、心理测验法

（一）心理测验的概念

所谓心理测验，就是依据心理学理论，使用一定的操作程序，通过观察人的少数有代表性的行为，对于贯穿在人的全部行为活动中的心理特点做出推论和数量化分析的一种科学手段。心理测验包含以下三个要素。

1. 行为样组　一般情况下，人的心理活动是通过行为表现出来的，心理测验就是通过测量人的行为表现间接反映心理活动的规律和特征。在一个心理测验中，无法把所有与该心理特征相关的行为全部测量到，而只能选择其中一部分进行测量，以这部分被测量的行为作代表，来推测与其相关联的心理特征。这一组行为称为行为样组。在编制测验时，必须慎重选择有代表性的行为样组。如果所选的行为样组缺少代表性或与要测量的心理特性关系不密切，那么不能凭此推论个体的特性。一个测验的好坏，首先取决于测验题目编制的好坏，即必须要求这些测验题目能够引发和测量出具有高度代表性的行为样组。

2. 标准化　是指测验的一致性，即测验的编制、实施、计分及测验分数解释程序的一致性。为了保证测验条件对所有被试相同，对所测得的分数进行评价，须将上述操作标准化，才能保证在相同的条件下进行结果比较有意义。因此，一个好的测验，必须严格经过标准化；一个好的主试，必须能严格执行测验所规定的标准化要求。标准化的范围包括测验用品的一致性，测验指导语的同一性，测验中主试与被试关系的稳定性，测验评价的一致性等。

3. 客观性　心理测验的客观性是指测验不受主观支配，其测量方法是可以重复的，测验的实施、计分和解释都是客观的。心理测验的客观性是衡量科学性的一个根本标志，对于心理测验尤为重要，这是决定一个心理测验能否存在的必要条件。行为样组的代表性和测验程序的标准化，都是为了保证这种客观性。

（二）心理测验的分类

心理测验作为心理评估的工具，种类较多。据统计，仅以英语发表的测验就已达5000余种。相关资料显示，常用的各种心理测验近1800种。为方便应用，可以从不同角度将其归类。

1. 按测验功能分类

（1）智力测验：其功能是测量人的一般智力水平，如比奈－西蒙智力量表、斯坦福－比奈（Stanford－Binet）量表、韦克斯勒（Wechsler）智力量表，都是现代常用的著名智力测量工具，用于评估人的智力水平。

（2）特殊能力测验：偏重测量个人的特殊潜在能力，多为升学、职业指导及一些特殊工种人员的筛选所用。常用的有音乐、绘画、机械技巧及文书才能测验。

（3）人格测验：主要用于测量性格、气质、兴趣、态度、情绪、动机、信念等方面的心理特征，即个性中除能力以外的部分。其测验方法有两种，一种是问卷法，如EPQ、

16PF、MMPI；另一种是投射法，如 RIT、主题统觉测验（TAT）。

（4）心理卫生评定量表：90 项症状自评量表（SCL-90）、抑郁自评量表（SDS）、焦虑自评量表（SAS）、躁狂状态评定量表等，多用于检查某方面心理障碍存在与否或其程度如何，并可以反映病情的演变。

2. 按测验材料性质分类

（1）文字测验：测验使用文字材料，以言语提出刺激，受试者用言语做出反应。如 MMPI、EPQ、16PF 及韦克斯勒智力量表中的言语量表部分均属于文字测验。此类测验实施方便，因此团体测验多采用此种方式。其缺点是容易受到被试文化程度的影响，因而对不同教育背景下的人使用，其有效性将有所降低，甚至无法使用。

（2）操作测验：又称非文字测验。测验题目多属于对图形、实物、工具、模型的辨认和操作，无须使用言语作答，所以不受文化因素的限制，可用于学前儿童和不识字的成人。如瑞文（Raven）测验及韦克斯勒智力量表中的操作量表部分均属于非文字测验。此种测验的缺点是大多不宜团体实施，在时间上不经济。

3. 按测验材料的严谨程度分类

（1）客观测验：在客观测验中，所呈现的刺激词句、图形等意义明确，只需被试直接理解，无须发挥想象力来猜测和遐想，故称客观测验。绝大多数心理测验都属于此类测验。

（2）投射测验：在投射测验中，问题模糊、刺激，没有明确的意义，对被试的反应也没有明确规定。被试做出反应时，是凭自己的想象力加以填补，使之有意义。在此过程中，恰好投射出被试的思想、情感和经验，所以称投射测验。投射测验种类较少，具有代表性的有 RIT、TAT、自由联想测验和句子完成测验。

4. 按测验方式分类

（1）个别测验：是指每次测验过程中，都是以一对一形式来进行，即一次一个被试。这是临床最常用的心理测验形式，如比奈 - 西蒙智力量表、韦克斯勒智力量表。其优点在于主试对被试的言语和情绪状态有仔细的观察，并且有充分的机会与被试合作，因此其结果可靠。但其缺点是不能在短时间内收集到大量的资料，而且测验手续复杂，主试需要经过严格的训练，一般人不易掌握。

（2）团体测验：是指每次测验过程中，都由一个或几个主试对较多的被试同时实施测验。心理测验史上有名的陆军甲种和乙种测验，教育上的成就测验都是团体测验。这类测验的优点在于时间经济，主试不必接受严格的专业训练即可担任。但其缺点为主试对被试的行为不能做切实的控制，所得结果不及个别测验可靠，故在临床上很少使用。

团体测验材料，也可以个别实施，如 MMPI、EPQ、16PF。但个别测验材料不能以团体方式进行，除非将实施方法和材料加以改变，使之适合团体测验。

5. 按测验要求分类

（1）最高行为测验：要求被试尽可能做出最好的回答，这主要与认知过程有关，有正确答案。智力测验、成就测验均属于最高行为测验。

（2）典型行为测验：要求被试按通常的习惯方式做出反应，没有正确答案。一般来说，各种人格测验均属于典型行为测验。

6. 按测验应用分类

（1）教育测验：教育部门是测验应用最广的领域，许多能力和人格测验都可以在学校中应用，但用得最多的是成就测验。

（2）职业测验：主要用于人员选拔和职业指导，可以是能力和成就测验，也可以是人格测验。

（3）临床测验：主要用于医务部门。除感觉运动和神经心理测验外，许多能力和人格测验也可以用来检查智力障碍或精神疾病，为临床诊断和心理治疗提供服务。

（三）标准化心理测验的基本特征

一个规范和能被公认的测验通常是标准化测验。标准化是指测验编制、实施、计分和测验分数解释按照一定的程序或标准进行，保证对所有被试的公平，保证测量结果的客观性和准确性。因此，了解测验是否标准化十分重要。作为标准化心理测验，必须具备下述5个方面的条件。

1. 样本（sampling） 对个体测验或评定结果的解释是以其所属群体为标准。在编制测验和制定标准时，无法测量这个群体中的所有成员，便只能取样，即以样本代表全体。样本必须具有代表性，否则将影响测验的可信度和有效性，结果解释不准确。取样的代表性取决于以下两个方面。

（1）问卷项目的有效性：按照测验的性质、目的，选择足以代表所要测定的心理特征或行为特征的问题。如智力测定时，分析智力的特征，考虑如何使其在行为中表现出来，抓住要素，并具体给以作业或问题来进行测定。根据取样结果使测验标准化，该样本就是测验的标准化样本。

（2）样本的适用性：样本与被试情况是否相应。一般来说，要考虑样本的年龄、性别、地区、民族、教育程度、职业等基本特征。临床量表还应考查疾病诊断、病程及治疗等背景。被试情况与样本相应，所测量的结果与样本才有可比性。恰当的取样方法和足够的样本量是样本代表性的重要保证。取样方法有多种，如随机抽样、整体抽样、分层抽样。

2. 常模（norm） 一个标准化的测验，不但编制、测量和评分要标准化，对分数的解释也必须标准化。常模即是一种供比较的标准量数，由标准化样本测试结果计算而来，即某一标准化样本的平均数和标准差。常模是心理测评用于比较和解释测验结果时的参照分数标准。测验分数必须与某种标准比较，才能显示出它所代表的意义。常模可以为我们提供一个比较的标准，以便对测验结果做出解释。标准化样本群体得分均数通常被视为常模参照分数。心理测验中，不同的标准化要求可以产生不同的常模。通用常模包括均数、标准分、百分等级、划界分等。

（1）均数：是常模的基本形式，多数测验结果都以均数形式出现，可以计算出平均分作为比较个体成绩的参照值。将某一受测者所得成绩（粗分或称原始分）与标准化样本的平均数相比较时，才能确定其成绩高低。

（2）标准分：能说明被试的评定成绩在标准化样本成绩分布图中所处的位置，还说明相差几个标准差。标准分（Z）等于被试成绩（X）与样本均数（M）之差除以样本成绩标准差（S），$Z=(X-M)/S$ 表示。许多评定量表采用由标准分（Z）衍化出来的常模分数形式，如离差智商、T分数、标准十分、标准二十分。

（3）百分等级：是应用最广的表示测验分数的方法。一个测验分数的百分等级是指在常模样本中低于这个分数的人数百分比。因此，85 的百分等级表示在常模样本中有 85% 的人比这个分数要低。换句话说，百分等级指出的是个体在常模团体中所处的位置，百分等级越低，个体所处的位置就越低。

（4）划界分：在某些临床测验或评定量表中，由于其测验结果常常不是正态分布，不具备制定标准分常模的条件，因而多采用划界分常模。划界分指取测验分数的某一点作为划分正常或异常的界值，如“流调用抑郁自评量表（CES－D）”采用划界分标准为：总分≤15 分为无抑郁症状，16～19 分为可能有抑郁症状，>20 分为肯定有抑郁症状。

除上述常模形式外，还有其他性质的常模，如年龄常模（按年龄分组建立，在儿童和老年人量表中常用）、区域常模和各种疾病诊断常模。从可比性看，常模越特异就越有效；从适用性看，则以通用常模使用方便。

3. 信度（reliability） 是指测验结果的一致性、稳定性及可靠性，一般多以内部一致性来加以表示该测验信度的高低。信度是以信度系数为指标，信度系数越高表示该测验的结果越一致、越稳定与可靠。系统误差对信度没什么影响，因为系统误差总是以相同的方式影响测量值，使得测量一致。反之，随机误差可能导致不一致性，从而降低信度。信度可以定义为随机误差（R）影响测量值的程度。如果 $R=0$，就认为测量是完全可信的，信度最高。估计信度的方法如下。

（1）重测信度：同一测验，同一组被试，前后两次施测，根据两次测验分数计算积差相关系数（Pearson 相关系数），也称稳定性系数。

（2）复本信度：两个等值平行的测验称为复本，计算同一组被试在两个复本测验上分数的相关系数，也称等值性系数。

（3）分半信度：将一组测验题目对等分开，计算两半测验分数的相关性。

（4）同质信度：计算测验内部所有题目间分数的相关或一致性。

（5）评定者信度：计算两个或多个评分者之间评分的相关或一致性。

4. 效度（validity） 是指测量的真实性、准确性的程度，也就是测验是否能够真实地反映所要测定的对象。测验的效度越高，表示它所测量的结果越能代表所测行为的真实特征。心理测验中要估计的量表效度有内容效度、结构效度和效标效度。

（1）内容效度：是指测验题目对有关内容或行为范围取样的适当性。确定内容效度的方法有专家判断法、复本分析法、再测分析法和经验法。

（2）结构效度：又称构想效度，即测验对某一理论概念或特质测量的程度。确定结构效度的做法是，先从某一构想的理论出发，提出各种心理特征或行为的基本假设，据此设计、编制测验并施测，对结果采用相关分析和因素分析等方法，检验测验结果是否符合理论假设。确定结构效度的方法包括测验内方法、测验间方法、效标关联法、考察变量对测验分数的影响等。

（3）效标效度：也称实证效度，是指一个测验对处于特定情境中个体行为进行预测时的有效性。被预测的行为是检验测验效度的标准，简称效标。常见的效标有学业成就、等级评定和临床诊断。

5. 方法的标准化 任何的标准化心理测验都要有统一的实施办法、标准指导语、实施时间及明确的计分标准，以保证测量结果不受时间、地点、人员等的影响。

第三节 临床心理评估常用量表

一、智力测验

（一）概述

1. 智力测验的定义 智力，作为一般能力的综合体现，是衡量个体认知能力和思维水平的重要指标。为了科学、客观地评估个体的智力水平，我们采用了智力测验这一方法。智力测验是基于智力概念和理论的标准化评估工具，经过严格的编制过程，以确保其科学性和可靠性。在临床上，智力测验具有广泛的应用价值。不仅用于评估个体的智力水平，还可作为研究其他病理情况（如神经心理疾病）的重要工具。通过智力测验，医生可以更全面地了解患者的认知能力和思维特点，为制定个性化的治疗方案提供科学依据。

2. 智商的定义 智商（IQ）是智力测验结果的量化单位，是衡量个体智力发展水平的一种指标。智商的计算方法有如下两种。

（1）比率智商：比率智商（ratio IQ）最初由特曼（Terman）提出，计算方法见公式4-1。

$$\mathrm{IQ} = MA/CA \times 100 \qquad \text{公式 4-1}$$

公式4-1中，MA 为智龄，指智力所达到的年龄水平，即在智力测验上取得的成绩；CA 为实龄，指测验时的实际年龄。

设定 MA 与 CA 相等时，IQ 为100。例如，某儿童智力测验的 MA 为10，而他的 CA 为8，那么他的IQ为125，说明该儿童比同龄儿童的平均能力高。

比率智商有其局限性，它不能应用于实龄为16岁以上的人群。这是因为人们的实际年龄与年俱增，而智力年龄并不与年俱增，特别是到了一定年龄以后，智力会产生稳定不前甚至下降的趋势，这样就会降低智力商数，而不能正确地反映出实际的智力水平。所以有人提出将公式中的实际年龄限制在15岁或16岁。

（2）离差智商：为了解决上述问题，韦克斯勒提出离差智商（deviation IQ），它是用统计学中的均数和标准差计算出来的，表示被测验对象的成绩偏离同年龄组平均成绩的距离（以标准差为单位）。每个年龄组IQ的均值为100，标准差为15。这是依据测验分数的常态分配来确定的。

计算公式见公式4-2。

$$\mathrm{IQ} = 15(X - M)/SD + 100 \qquad \text{公式 4-2}$$

公式4-2中，X 为某人实得分数，M 为某人所在年龄组的平均分数，SD 为该年龄组分数的标准差。

因此，韦克斯勒智力量表中的IQ实际上不是一个商数。当被测验对象的IQ是100时，表示他属于中等智力；如IQ为115，他便高于一般人的智力一个标准差，为中上智力水平；相反，如IQ是85，表示他低于一般人的智力一个标准差，为中下智力水平。离差智商克服了比率智商计算受年龄限制的缺点，已成为通用的智商计算方法。

3. 智商与智力等级的关系 目前智力主要采用IQ分级方法，这也是国际常用的分级方法。智商与智力等级的关系见表4-2。

表4-2 智商与智力等级的关系

智力等级	智商值	
	韦克斯勒智力量表（S=15）	斯坦福-比奈量表（S=16）
极优秀	130以上	132以上
优秀	120～129	123～131
中上	110～119	111～122
中等（平常）	90～109	90～110
中下	80～89	79～89
边缘	70～79	68～78
轻度智力缺陷	55～59	52～67
中度智力缺陷	40～54	36～51
重度智力缺陷	25～39	20～35
极重度智力缺陷	<25	<20

注：S为标准差。

（二）常用智力测验

1. 韦克斯勒智力量表 韦克斯勒智力量表简称韦氏智力量表，是目前临床应用最为广泛的著名智力量表，由美国心理学家韦克斯勒编制。韦氏智力量表主要包括适用于3岁至6.5岁人群的韦克斯勒学龄前儿童智力量表（WPPSI）、适用于6～16岁人群的韦克斯勒儿童智力量表（WISC）、适用于16～74岁人群的韦克斯勒成人智力量表（WAIS）。三个量表相互衔接，可以对一个人从幼年到老年的智力进行测量，便于前后比较。

韦克斯勒在编制智力测验时，除了考虑年龄因素在内容上有所区别，还将量表分成言语和操作2个分量表。①言语测验量表（VS）：包括知识、领悟、算数、相似性、数字广度、词汇6个分测验，计算出言语智商（VIQ）。②操作测验量表（PS）：包括数字符号、填图、积木图案、图片排列、图形拼凑5个分测验，计算出操作智商（PIQ）。言语测验量表加上操作测验量表合称全量表（FS），计算出总智商（FIQ），FIQ代表被试的总智力水平。各分测验均按照手册规定计分，被试在每项分测验所得的分数需转换成量表分数，然后将量表分数合并获得VIQ、PIQ和FIQ。

FIQ的划界分是70分。在分析被试智力时，不仅要看3种智商的水平，还要比较VIQ与PIQ的关系，分析各分测验成绩分布的剖面图。

韦克斯勒智力量表属于个别测验，测验程序比较复杂，但因量表的分类较细，能较好地反映一个人的智力全貌和各个侧面，临床上对于鉴别脑器质性障碍与功能性障碍的患者也有一定作用。此外，一些分测验（如数字广度、数字符号、木块图）成绩随衰老而降低，可作为脑功能退化的参数。

2. 中国比奈智力测验 1905年，法国心理学家比奈（Binet）和助手西蒙（Simon）编制了比奈-西蒙量表，这是世界上最早的智力量表。1916年，特尔曼对该量表进行修订后成为斯坦福－比奈量表。该量表沿用比奈－西蒙量表的方法，项目难度按年龄组排列，每个年龄组包括6个项目，每通过1个项目计月龄2个月，6个项目全部通过，说明被试的智力达到该年龄水平。我国心理学家陆志伟于1924年引进并修订了斯坦福－比奈量表，1982年吴天敏对该量表进行了第三次修订，称为中国比奈智力测验，测试对象扩大为2～18岁，每岁3个项目，共51个项目。

中国比奈智力测验是一个标准化的智力测验，使用也相当简单，易于操作。另外，它对主试的指导语、施测准备、施测方法、计分方法等都做了具体的规定，使用时要严格遵循。施测时首先计算被试的实际年龄，然后根据实际年龄从测验指导书附表中寻找开始的题目（例如10岁的儿童可以直接从18题开始）。答对1题得1分，连续5题未通过即停止，计算测验总分时，除了累加答对的题目分数，还要补加一定的分数（例如10岁的儿童就要加上18题以前的17分）。最后，根据实际年龄和总分，从智商表中查出相应的智商分数。但是中国比奈智力测验不能具体诊断出儿童智力发展的各个方面，这是在使用过程中应该注意的。

二、人格测验

人格测验（personality test）又称个性测验，可测量个体行为独特性和倾向性等特征。最常用的方法有问卷法和投射技。问卷又称自陈量表，是由许多涉及个人心理特征的问题组成，进一步分出多个维度或分量表，反映不同的人格特征。临床上常用的人格自陈量表有明尼苏达多相人格调查表、艾森克人格问卷、卡特尔16种人格因素问卷、加利福尼亚心理调查表等，常用的投射测验有罗夏墨迹测验、主题统觉测验、语句完成测验等。

（一）明尼苏达多相人格调查表

明尼苏达多相人格调查表（MMPI）是由哈瑟韦（Hathaway）和麦金力（Mchinley）于20世纪40年代初期编制，该量表问世以来，应用广泛，是美国1985年出版的《心理测验年鉴》第9版中最常用的人格测验。我国宋维真等于1980年开始MMPI的修订工作，1984年完成修订并建立了中国常模。1989年MMPI－2修订完成，此后中国科学院心理研究所引进并修订。

MMPI适用于年满16岁，具有小学以上文化水平，且没有影响测试结果的生理缺陷的人群。有一些研究者认为，如果被试合作并能读懂测验表上的每个问题，13～16岁的少年也可以完成此测验。

MMPI共有566个自陈式题目，其中1～399题与临床有关，其他属于一些研究量表，包括身体各方面的情况、精神状态、家庭、婚姻、宗教、政治、法律、社会等方面的态度和看法。被试根据自己的实际情况对每个题目做“是”与“否”的回答，若确定不能判定则不作答。临床中MMPI常用4个效度量表和10个临床量表。

1. 4个效度量表

（1）Q：疑问量表（question），反映被试回避问题的倾向，399题中原始分超过22分，566题原始分超过30分，结果不可信。

（2）L：说谎量表（lie），此量表中的题目被试很容易得到社会公认的行为倾向。该分数高，说明过分掩饰自己所存在的问题，心理防御过度。原始分超过10分，结果不可信。

（3）F：诈病量表（frequency），由一些不经常遇到的问题组成。高分表示被试不认真、理解错误、表现一组无关的症状，或在伪装疾病。

（4）K：校正量表（correction），一是判断被试对测验的态度是否隐瞒或防卫，二是修正临床量表的得分。

2. 10 个临床量表

（1）Hs：疑病（hypochondriasis），对身体功能的不正常关心。

（2）D：抑郁（depression），与忧郁、淡漠、悲观、思想与行动缓慢有关。

（3）Hy：癔症（hysteria），依赖、天真、外露、幼稚及自我陶醉，并缺乏自知力。

（4）Pd：精神病态（psychopathic deviate），病态人格（反社会、攻击型人格）。

（5）Mf：男性化-女性化（masculinity-feminity），高分的男人表现为敏感、爱美、被动、女性化，高分女性被看作男性化、粗鲁、好攻击、自信、缺乏情感、不敏感。极端高分考虑同性恋倾向和同性恋行为。

（6）Pa：妄想狂（paranoia），偏执、不可动摇的妄想、猜疑。

（7）Pt：精神衰弱（psychasthenia），紧张、焦虑、强迫思维。

（8）Sc：精神分裂（schizophrenia），思维混乱、情感淡漠、行为怪异。

（9）Ma：轻躁狂（hypomannia），联想过多过快、观念飘忽、夸大而情绪激昂、情感多变。

（10）Si：社会内向（social introversion），高分者内向、胆小、退缩、不善于交际、屈服、紧张、固执及自罪，低分者外向、爱交际、富于表现、好攻击、冲动、任性、做作、在社会关系中不真诚。

（二）艾森克人格问卷

艾森克人格问卷（EPQ）是英国伦敦大学心理系和精神病研究所艾森克教授编制的，通过因素分析归纳出三个维度，从而提出决定人格的三个基本因素：内外倾（E）、神经质（N）和精神质（P）。人们在这 3 方面的不同倾向和不同表现程度，便构成了不同的人格特征。EPQ 包括成人版和儿童版，我国学者龚耀先修订成人版和儿童版均为 88 项，陈仲庚修订成人版为 85 项，详见附录 B。

EPQ 由 3 个人格维度和 1 个效度量表组成。

1. N 维度——神经质 测量情绪稳定性。高分反映易焦虑、抑郁和较强烈的情绪反应倾向等。

2. E 维度——内外倾 分数高表示外向，好交际、渴望刺激和冒险，情感易于冲动。分数低表示内向，好静，富于内省，除了亲密朋友，对一般人缄默冷淡，不喜欢刺激，喜欢有秩序的生活方式，情绪比较稳定。

3. P 维度——精神质 并非暗指精神病，它在所有人身上都存在，只是程度不同。但如果某人表现出明显程度，则容易发展成行为异常。分数高可能是孤独、不关心他人，难以适应外部环境，不近人情，感觉迟钝，与别人不友好，喜欢寻衅搅扰，喜欢干奇特的事情，并且不顾危险。

4. L 量表——掩饰性 测定被试的掩饰、假托或自身隐蔽，或者测定其社会性朴实、幼稚的水平。

EPQ 为自陈量表，实施方便，有时也可做团体测验，在我国是临床应用最为广泛的人格测验，但其条目较少，反映的信息量也相对较少，故反映的人格特征类型有限。

（三）卡特尔 16 种人格因素问卷

卡特尔（Cattell）是主张特质论的人格心理学家，他认为人格的基本结构是特质，表现为特征化相当持久的行为特征。他用因素分析的方法找出 16 种根源特质，形成了卡特尔 16 种人格因素问卷（16PF）。16PF 具有良好的信度和效度，是目前在全世界运用很广泛的一种人格测量工具。16PF 的主要目的是确定和测量正常人的基本人格特征，并进一步评估某些次级人格因素。各因素及其意义如下。

1. 因素 A 乐群性，高分者外向、热情、乐群，低分者缄默、孤独、冷漠。

2. 因素 B 聪慧性，高分者聪明、富于才识、善于抽象思维，低分者思维迟钝、学识浅薄、抽象思维能力弱。

3. 因素 C 稳定性，高分者情绪稳定而成熟，低分者情绪激动不稳定。

4. 因素 E 恃强性，高分者好强固执、支配攻击，低分者谦虚顺从。

5. 因素 F 兴奋性，高分者轻松兴奋、逍遥放纵，低分者严肃审慎、沉默寡言。

6. 因素 G 有恒性，高分者有恒负责、重良心，低分者权宜敷衍、原则性差。

7. 因素 H 敢为性，高分者冒险敢为，少有顾忌，主动性强；低分者害羞、畏缩、退却。

8. 因素 I 敏感性，高分者细心、敏感、好感情用事，低分者粗心、理智、着重实际。

9. 因素 L 怀疑性，高分者怀疑、刚愎、固执己见，低分者真诚、合作、宽容、信赖、随和。

10. 因素 M 幻想性，高分者富于想象、狂放不羁，低分者现实、脚踏实地、合乎常规。

11. 因素 N 世故性，高分者精明、圆滑、世故、人情练达、善于处世，低分者坦诚、直率、天真。

12. 因素 O 忧虑性，高分者忧虑抑郁、沮丧悲观、自责、缺乏自信，低分者安详沉着、有自信心。

13. 因素 Ql 实验性，高分者自由开放、批评激进，低分者保守、循规蹈矩、尊重传统。

14. 因素 Q2 独立性，高分者自主、当机立断，低分者依赖、随群附众。

15. 因素 Q3 自律性，高分者知己知彼、自律严谨，低分者不能自制、不守纪律、自我矛盾、松懈、随心所欲。

16. 因素 Q4 紧张性，高分者紧张、有挫折感、常缺乏耐心、心神不定，时常感到疲乏；低分者心平气和、镇静自若、知足常乐。

在对 16 种人格因素的分数进行解释时，不能独立解释单个的因素，因为每个因素得分的意义及重要性都有赖于其他因素的得分及全体因素的组合方式。因此，要根据个体的人格剖析图进行解释。个体在每个因素量表上所得的原始分转换成标准分之后，在人格剖析图上标出相应的点，然后将各个点连成曲线，就得到被试的人格剖析图。

16PF 可以团体施测，也可以个别施测，对心理咨询、人才选拔和职业咨询等具有一定的参考价值。

（四）罗夏墨迹测验

罗夏墨迹测验（Rorschach inkblot test）是由瑞士精神病学家赫尔曼·罗夏在1921年创立，目的是用于临床诊断，对精神分裂症与其他精神病做鉴别，也用于研究感知觉和想象能力。1940年，罗夏墨迹测验才作为人格测验在临床上得到广泛应用。1990年龚耀先完成了该测验修订工作，现在已有我国正常人的常模。

罗夏墨迹测验所用材料为10张色彩从纯灰至黑不等，且浓淡不均的彩色墨迹图（图4-1）。测验过程中，每次向被试展示一张图，并要求其描述在墨迹中看到的形象。请注意，一张图可能包含多个可辨识的元素。当被试观看完所有10张图后，需要与其核实，其所描述的每一个形象是指向整张图还是图中的某个局部。此外，还需询问被试为何认为该部分像某物，以了解其联想和推理过程。在此测验中，将被试的初步回答阶段称为“联想期”，随后的核实阶段则称为“询问期”。这两个阶段需与被试共同完成。随后，需详细记录被试所指的部位及其回答的原因，以便进行结果分析和评分。

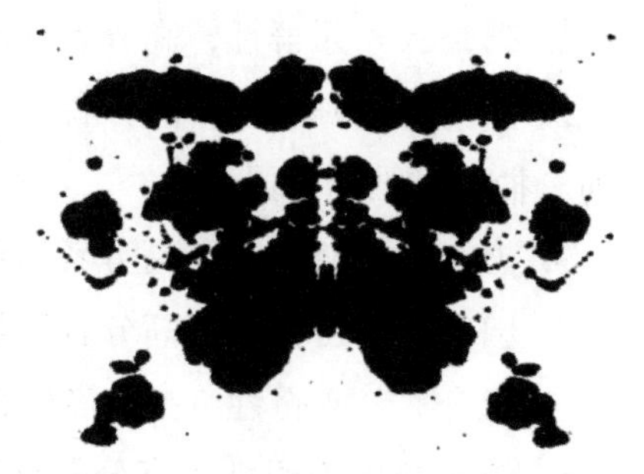

图4-1 罗夏墨迹测验例图

罗夏墨迹测验的结果处理并非简单的计分，而是采用一套特定的编码系统。这套编码或计分方法被称为“计分系统”。美国学者巴默（Bamer）建立了罗夏墨迹测验结果综合分析系统，目前广泛应用于正常和病理人格的理论及临床研究领域。但其计分和解释方法复杂，经验成分多，主试需要长期的训练和经验才能逐渐正确掌握。

三、心理与行为问题评估

根据内容划分，心理与行为问题的评估量表可分为诊断量表、症状量表和其他量表，按其病种分为抑郁量表、焦虑量表和躁狂量表等；按其评定方式，可分为自评量表和他评量表。

（一）健康状况相关评定量表

1. 90项症状自评量表 90项症状自评量表（symptom check list 90，SCL-90）是由90个反映常见心理症状的项目组成，主要包含感觉、情绪、思维、人际关系、生活习惯等内容（附录C）。通过该测验的结果可以初步反映被试有无各种心理症状及其严重程度。每个项目均采用五级评分制，分别是“从无、轻度、中度、偏重、严重”，由被试根据自己最近一周的情况和体会对各项目选择恰当地评分。

10个因子的定义、项目数及其含义如下。①躯体化：共12项，主要反映主观的身体不舒适感。②强迫：共10项，主要反映强迫症状。③人际关系敏感：共9项，主要反映个人的不自在感和自卑感。④抑郁：共13项，主要反映抑郁症状。⑤焦虑：共10项，主要反映焦虑症状。⑥敌意：共6项，主要反映敌对表现。⑦恐怖：共7项，主要反映恐怖症状。⑧妄想：共6项，主要反映猜疑和关系妄想等精神症状。⑨精神病性：共10项，主要反映幻听、被控制感等精神分裂症症状。⑩附加项：共6项，主要反映睡眠和饮食情况。

SCL-90因子分和总分的解释：根据全国常模结果，如果总分超过160分，或阳性项目数超过43项，或任一因子分超过2分，可考虑筛查阳性，需进一步检查。

2. 健康调查简表　健康调查简表（SF-36）是在1988年Stewatse研制的医疗结局研究量表（MOS-SF）的基础上，由美国波士顿健康研究发展而来。1991年浙江大学医学院社会医学教研室翻译了中文版的SF-36。

SF-36是一个多条目的形式简短的调查表，其测量模型包括36个条目、8个领域和2个综合测量。36个条目中，第2个条目是自我对健康状况改变的评价，其余35个条目分别归属8个不同领域：躯体功能（PF，10条）、躯体功能引起的角色受限（RP，4条）、机体疼痛（BP，2条）、总体健康评价（GH，S条）、活力（VT，4条）、社会功能（SF，2条）、情感原因引起的角色受限（RE，3条）、心理健康（NH，5条），这8个领域又形成了两个不同的测量，即生理内容综合测量（Pcs）和心理内容综合测量（MCS），其中PF、RP、BP这3个领域对PCS贡献最大，SF、RE、MH这3个领域则对MCS贡献最大。

SF-36的8个领域和2个综合测量的信度，已经用内部一致性和复测信度进行了评价，在出版的文献中，信度的统计值已经超过了推荐标准07。SF-36简洁多维，灵敏度、分辨率高，信度效度好，适用性强，在国外已被广泛地应用于慢性病防治领域的研究。

（二）情绪相关评定量表

1. 抑郁自评量表　抑郁自评量表（SDS）是由Zung于1965年编制。量表包含20个项目，分四级评分，特点是使用简便，能相当直观地反映患者抑郁的主观感受及严重程度。使用者也不需经特殊训练。目前多用于门诊患者的粗筛、情绪状态评定及调查、科研等（附录D）。

（1）评分：每项问题后有1~4四级评分选择，分别为“没有或很少有时间、小部分时间、相当多时间、绝大部分或全部时间”。但项目2、5、6、11、12、14、16、17、18、20为反向评分条目，按4~1计分。由受试者按照量表说明进行自我评定，依次回答每个条目。

（2）总分：将所有项目得分相加，即得到总分。部分超过41分可考虑筛查阳性，即可能有抑郁存在，需进一步检查。抑郁严重指数=总分/80。指数范围为0.25~1.00，指数越高，抑郁程度越重。

2. 贝克抑郁量表　贝克抑郁量表（BDI）是调查个体抑郁症状的自评量表，由美国临床心理学家美国阿隆·贝克（Aaron Beck）于1967年编制，在20世纪60年代完成。

我国在20世纪80年代引进，目前京美（King-May）引进的BDI-Ⅱ是由美国哈考特（Harcourt）公司1996年修订。BDI把抑郁分三个维度：①消极态度或自杀，即悲观和无助等消极情感。②躯体症状，即表现为易疲劳、睡眠不好等。③操作困难，即感到工作比以前困难。量表由21项抑郁症患者常见症状和态度构成，如抑郁、失败感和自杀想法等，由被试根据有无症状及症状严重程度选择回答（0~3评分），各项目评分相加得总分，根据总分高低评定有无抑郁和抑郁严重程度。本量表简洁、有效，具有良好的信度和效度，既可用于筛查抑郁症，也可用于患者抑郁严重程度的评价。相比于BDI-Ⅰ，BDI-Ⅱ的信度更高，达到了0.92。

3. 焦虑自评量表　焦虑自评量表（SAS）是由宗氏（Zumg）于1971年编制，由20个与焦虑症状有关的条目组成（附录E），用于反映有无焦虑症状及其严重程度，适用于有焦虑症状的成年人，也可用于流行病学调查。

SAS为自评量表，施测对象是有焦虑症状的成年人，由被试自己填写。评定时间范围为最近一周。SAS每项问题后有1～4四级评分，主要评定项目为所定义的症状出现的频度，分别为“没有或很少有时间、小部分时间、相当多时间、绝大部分或全部时间”。项目9、13、17、19为反向评分条目，按4～1计分。其主要统计指标为总分。将各项得分相加得总粗分，总粗分的正常上限为40分，还可以转换为标准分，标准分正常上限为50分，超过上限说明存在焦虑状态。

四、应激及相关问题评估

（一）生活事件量表

1. 概况 国内外有多种生活事件量表（LES），这里介绍1968年由杨德森、张亚林编制的生活事件量表，共含48条我国常见的生活事件，包括三方面的问题。一是家庭生活方面28条，二是工作学习方面13条，三是社交及其他方面7条，另外有2条空白项目，供被试填写已经经历而表中并未列出的某些事件（附录F）。

LES是自评量表，被试须仔细阅读和领会指导语，然后逐条过目。根据调查者的要求，将某一时间范围内（通常为一年）的事件记录。对于表中已列出但并未经历的事件应注明“未经历”，不留空白，以防遗漏。被试应根据自身实际感受而不是按常理或伦理观念去判断那些经历过的事件对本人来说是好事还是坏事？影响程度如何？影响持续的时间多久？影响程度分为5级，从毫无影响到影响极重，分别记0、1、2、3、4分。影响持续时间分三个月内、半年内、一年内、一年以上共4个等级，分别记1、2、3、4分。

2. 结果分析与解释 生活事件刺激量的计算方法如下。

（1）某事件刺激量＝该事件影响程度分×该事件持续时间分×该事件发生次数。

（2）正性事件刺激量＝全部好事刺激量之和。

（3）负性事件刺激量＝全部坏事刺激量之和。

（4）生活事件总刺激量＝正性事件刺激量＋负性事件刺激量。

此外，可以根据研究需要，按家庭问题、工作学习问题和社交问题进行分类统计。生活事件刺激量越高，反映个体承受的精神压力越大，95%的正常人一年内的总分不超过20分，99%的不超过32分。负性生活事件的分值越高，对心身健康的影响越大，正性生活事件分值的意义尚待进一步研究。

生活事件量表主要用于特定时间内生活事件的定量，以便进一步研究生活事件在疾病的发生、发展、预后和转归中所起的作用。适用于16岁以上的正常人，以及神经症、心身疾病、各种躯体疾病患者和恢复自制力的重症精神病患者。

（二）社会支持评定量表

1. 概况 社会支持评定量表由肖水源1968年编制，该量表共有10个条目，包括客观支持（3条）、主观支持（4条）和对社会支持的利用（3条）三个维度（附录G）。

2. 结果分析与解释

（1）计分方法：第1～4、8～10条，每条只选一项，选择1、2、3、4项分别计1、2、3、4分。第5项又分为A、B、C、D 4项计总分，每项从无到全力支持分别计1～4分。第6、7条如回答“无任何来源”计0分；回答“下列来源”者，有几个来源计几分。

（2）分析方法：总分即10个条目计分之和，客观支持分即2、6、7条评分之和，主观支持分即1、3、4、5条评分之和，对支持的利用度即8、9、10条评分之和。

五、其他评定量表

（一）A型行为类型评定量表

A型行为类型评定量表（TABP）有多种，这里介绍国内张伯源主持修订，适合我国的TABP。该量表由60个条目组成（附录H），包括3部分："TH"（Time Hurry）有25个项目，反映时间匆忙感、时间紧迫感和做事快等特征；"CH"（Competitive Hostility）有25个项目，反映争强好胜、敌意和缺乏耐性等特征；"L"（Lie）有10个项目，作为测谎题，用以考查被试回答问题是否诚实、认真。

1. 答"是"计分的题目（每题计1分） ①TH：2、3、6、7、10、11、21、22、26、27、32、34、40、42、44、46、50、53、55、58（20题）。②CH：4、5、9、12、15、16、17、23、25、28、29、31、35、38、39、41、47、57、59、60（共20题）。③L：8、20、24、43、52（5题）。

2. 答"否"计分的题目（每题计1分） ①TH：1、14、19、30、54（共5题）。②CH：18、36、45、49、51（共5题）。③L：13、33、37、48、56（共5题）。

3. 结果分析和解释

（1）L分：该维度的条目评分累加之和。若L分≥7，反映回答不真实，答卷无效。

（2）TH分：该维度的条目评分累加之和。

（3）CH分：该维度的条目评分累加之和。

（4）行为总分：TH分与CH分相加之和。行为总分高于36分，为具有A型行为特征；28～35分为中间偏A型行为特征；19～26分为中间偏B型行为特征；总分27分为极端中间型；总分小于18分为B型行为特征。

（二）护士用住院患者观察量表

护士用住院患者观察量表（NOSIE）由霍尼泰尔德·G（Honigteld G）等于1965年编制。本量表有30项和80项两种版本，现介绍30项版本（附录I）。用于住院的成年精神病患者，特别是慢性的精神病患者，包括阿尔茨海默病患者。

1. 结果计分和解释 包括因子分、总积极因素分、总消极因素分和总分。

（1）因子分：①社会能力［20－(13、14、21、24、25项评分之和)］×2。②社会兴趣(4、9、15、17、19项评分之和)×2。③个人整洁［8＋(8、30项评分之和)－(1、16项评分之和)］×2。④激惹（2、6、10、11、12、29项评分之和）×2。⑤精神病表现（7、20、26、28项评分之和）×2。⑥迟缓（5、22、27项评分之和）×2。⑦抑郁（3、18、23项评分之和）×2。

（2）总积极因素分：①、②、③项因子分之和。

（3）总消极因素分：④、⑤、⑥、⑦项因子分之和。

（4）总分：(128＋总积极因素分－总消极因素分)。

2. 评定注意事项

（1）应由经过量表评定训练的，最好是患者所在病室的护士任评定员。

（2）原则上每一名患者由两名评定者（护士）观察评分，计分时两名评定者分数相加。

（3）根据患者近3日（或1周）的情况进行评分。评定时间为治疗前及治疗后第3和第6周各1次。

（4）NOSIE主要通过护士的观察与交谈进行评定。

（5）应根据患者症状存在与否及存在的频度和强度进行评定。

由评定者根据对患者的连续观察和交谈情况，判断患者是否存在量表所列情况及存在频度，按分级标准评分。量表原作者规定评定的时间范围为最近3日。但可根据研究和临床的需要自行规定。每一名患者应由两名评定者（护士）观察评分，计分时，将两名评定者分数相加，如只有一名评定者，则将评分乘以2。

根据不同时间NOSI评定结果绘制廓图，反映治疗中病情的演变及治疗效果。

本章小结

思考题

1. 临床心理评估的方法包括哪些？
2. 试述访谈法的概念及优缺点。
3. 标准化心理测验有哪些基本特征？

更多练习

（李　丽　张　瑜　才　岩　徐庆怡）

第五章 心理咨询与心理治疗

教学课件

学习目标

1. 素质目标

(1) 培养学生在心理护理中的护患沟通能力。

(2) 培养学生对待患者的责任心、同理心和爱心。

2. 知识目标

(1) 掌握：心理咨询、心理治疗的概念，心理咨询的原则和实施心理治疗的基本条件。

(2) 熟悉：心理咨询和心理治疗的常用技术，心理咨询和心理治疗的基本程序和步骤。

(3) 了解：心理咨询的发展简史及现状。

3. 能力目标

能够根据患者具体的心理问题，结合心理咨询和心理治疗的基本理论和技术设计心理护理措施。

案例

【案例导入】

小陈，20岁，大三学生。小陈与其好友于幼儿园相识，关系一直很好。她最近听闻好友因车祸去世的噩耗，但得知此事后，她一直没有哭，参加葬礼时也没有哭，也不再提及她去世的这位好友。当母亲提出造访其好友的母亲时，她拒绝进入好友的家。小陈夜里一直做噩梦，严重影响了日常生活，她的母亲很担心。

【请思考】

护士应该如何走近小陈的内心世界并使小陈表达她的感受？

【案例分析】

第一节 心理咨询

心理咨询（psychological counseling）是心理学的一个重要分支学科，心理咨询学约开始于19世纪末，在20世纪初得到发展。心理咨询的对象主要是有心理问题或心理障碍的人，由受过专门心理训练的咨询师帮助来访者解决所面临的心理冲突和困扰，提高社会适应能力，促进人们心身健康的活动。

一、心理咨询概述

（一）心理咨询的基本概念

咨询具有商谈、征询意见、寻求帮助的意思。美国研究者帕特森（Patterson）认为咨询是一种人际关系，在这种关系中，咨询人员提供一定的氛围和条件，使来访者发生改变，从而解决自己的问题。心理咨询可定义为在建立良好咨询关系的基础上，由受过专门培训的心理咨询师运用心理学方法，凭借语言、文字等沟通形式，帮助来访者提高认识自己、增强自助能力、克服心理困扰，促进个体适应和发展的过程。

心理咨询的核心特征：①心理咨询是一种帮助性人际关系。咨询师帮助来访者更好地理解自己，更有效地面对生活的挑战，来访者接受新的信息，学习新的行为和技能。②心理咨询的目的是解决心理问题，或者是由心理问题引发的行为问题。③心理咨询是专业化服务，咨询师必须接受过专业训练。④心理咨询是社会服务，可以帮助人们在教育、职业、家庭等多方面达到有效的发展，不受限于特定领域或特定问题。

（二）心理咨询的功能

1. 应对发展中的问题 按照“发展心理学”的理论，个体在成长过程中每个阶段都有发展的特定内容。若个体在某个阶段的发展受损、延迟或提前，就会产生心理问题甚至障碍，并将影响下一个阶段的发展，使个体出现社会适应不良。如婴幼儿的“皮肤饥饿”，青少年的“叛逆”，中年人的婚姻、家庭、工作和人际关系问题，老年人的“退休综合征”等。此时需要寻求专业心理咨询师的指导和帮助，从而度过这些适应不良的阶段。

2. 应对适应的问题 个人具备学习适应社会、适应所在的群体、适应环境的能力。然而，个体常常因为缺乏正确的认知，在心理、行为方面出现诸多问题导致适应社会困难。若不能及时解决，就会影响个体的健康水平和生活质量。例如就业、升职、下岗、生活节奏的加快、人际复杂化等，最终出现情绪困扰，心身受损。心理咨询是这部分人群摆脱心理困扰，回归正常健康人生的重要手段或方式。

3. 应对疾病的问题 这里的疾病包括心身疾病和生物理化因素导致的躯体疾病。①心身疾病：指心理社会因素在疾病发生、发展和治疗过程中起重要作用的躯体器质性疾病和功能性障碍。如冠心病患者，患病前大多具有急躁、情绪不稳定、争强好胜等A型行为模式。通过心理咨询的方式、方法对该类个体进行指导训练，达到行为模式转变，最终可达到有效防治冠心病的目的。②生物理化因素导致的躯体疾病：包括多种慢性疾病或重症疾病。如肿瘤患者往往要经历恐惧、绝望、抑郁、焦虑等心理问题。这些心理问题直接影响了疾病的治疗效果和预后。心理咨询能够帮助此类患者缓解痛苦，调试情绪，以最佳心理状态配合治疗和护理。

（三）心理咨询的发展简史、现状和展望

1. 心理咨询发展简史　现代心理咨询起源于20世纪初的心理学发展，包括美国职业指导运动、心理卫生运动和心理测量技术。这些心理学发展为心理咨询提供了科学手段，使心理咨询逐渐演变成一种用于解决个体心理问题的专业实践。20世纪40年代以后，心理治疗开始崭露头角。各种心理治疗方法如精神分析、行为疗法、认知行为疗法等相继出现，为心理咨询提供了更多的理论和实践基础。标志性事件是1942年美国人本主义流派创始人罗杰斯（Rogers）出版的《咨询和心理治疗》提出“以来访者为中心”的咨询模式和非指导性的咨询原则。学术机构和专业协会开始关注心理咨询的培训和标准，如美国心理学会成立“咨询心理学分会”，推动其作为一个专业职业的发展。21世纪，心理咨询领域变得更加多元化和专业化。新的方法不断涌现，涵盖范围扩大到个人、家庭、团体等多个层面，适应不同文化和群体的需求。

2. 我国心理咨询现状和展望　随着中国社会现代化不断推进，特别是心理咨询社会需求的增强，我国心理咨询事业获得了长足的发展。我国心理咨询开始于20世纪80年代初期到90年代，中国心理学会、中国心理卫生协会于1993年颁布了《卫生系统心理咨询与心理治疗工作者条例》，中国心理卫生协会于2001年制定了《心理咨询师国家职业标准》。2007年中国心理学会建立“中国心理学会临床与咨询心理学注册系统的注册标准”。目前，全国各地普遍在综合性医院建立心理门诊，在学校设立学生心理咨询机构。然而，如何借鉴西方验证有效的心理理论和方法并应用到受中国传统文化熏陶的中国人群中，是专业工作者面临的挑战。我国心理咨询的展望包括在学习、消化西方心理咨询理论的基础上，逐步完善和建立适合我国文化背景的相关理论和操作模式。未来心理咨询将进一步强调职业化，注重建立规范和标准，提升从业者的专业水平和道德素养。这包括对心理咨询专业的培训和认证机制的不断完善，以确保从业者具备高质量的专业能力，并遵循道德伦理准则。

（四）心理咨询对护理的意义

鉴于护士的执业背景、工作范畴和护理模式的需要，掌握一定的心理咨询相关知识，不仅有助于护士帮助患者辨识疾病的性质并提供适当的心理护理措施，还可以促进护患交流，改善护患关系，提高护理质量。因此，护士应该将心理咨询的方法和技能融入临床护理工作之中，为患者提供维护其心身健康的咨询。

二、心理咨询的形式和原则

（一）心理咨询的形式

根据咨询途径，可将心理咨询分为门诊咨询、电话咨询、专栏咨询、网络咨询及现场咨询。

1. 门诊咨询　是咨询师在门诊环境中，与前来咨询的个体进行面对面的会谈。这类门诊通常由综合医院、卫生保健部门和精神卫生中心等机构设立。在这种咨询方式中，咨询师与来访者直接进行当面的交流和对话，使得咨询内容能够更深入地探讨。由于直接接触，问

题的解决也更有针对性，通常能够取得较好的咨询效果。

2. 电话咨询 是一种通过电话提供支持、劝慰和问题解决建议的咨询形式。起初源于国外设立的热线电话，主要目的在于预防心理危机可能导致的恶性事件，如自杀、犯罪和暴力行为。电话咨询中心通常由专业的工作人员组成，24 小时值班，有时还设有流动的急诊小组，以确保在必要时通过电话或亲临现场提供疏导和帮助。电话咨询的优势在于其方便、快捷的特点。通过电话咨询，来访者能够在一定程度上宣泄情绪，特别是对于处于危机境地的个体，能够及时进行心理危机干预。目前，这种形式的咨询方式得到了广泛应用。

3. 专栏咨询 是在报纸、杂志、电台、电视等大众传媒中设置的心理咨询专栏。这些专栏主要用于介绍心理健康的基础知识和应对技巧，同时也针对公众提出的典型心理问题进行公开解答。通过大众传媒，这些心理咨询专栏能够广泛传播心理健康知识，提供实用的心理学建议，帮助公众更好地理解和应对生活中的心理挑战。这种形式的心理咨询通过传媒平台的普及，能够触及更广泛的受众群体，为大众提供有益的心理健康信息。

4. 网络咨询 是一种利用网络媒介来解决来访者心理问题的方式。网络咨询方式主要涵盖即时聊天软件、电子邮件和电子布告等形式。网络咨询的优点包括方便、快捷、保密性强以及便于存储和查询案例等。网络咨询的缺点包括可能存在信息真实性问题，由于是间接人际互动，咨询师难以获取全面信息，且关系相对不稳定。技术因素如服务器稳定性和传输速度的限制可能导致咨询过程受到影响。因此，在选择网络咨询时需要谨慎权衡其便利性和局限性。

5. 现场咨询 是咨询师进入学校、社区、门诊等实地场所，即时对前来咨询的个体进行问题指导和帮助的咨询方式。这种形式的咨询在处理一些具有相似背景或共同特征的心理问题时，通常能够取得显著的效果。通过在现场直接互动，咨询师能够更深入地了解来访者的情况和需求，提供更贴近实际的咨询服务。

（二）心理咨询的原则

心理咨询师在开展咨询时必须遵循以下基本原则，保障心理咨询顺利开展，也是决定咨询工作结果的基本前提。

1. 中立性原则 在心理咨询的整个过程中，咨询师对所涉及的各类事件保持客观、中立的立场，对来访者的情况进行客观的分析，提出适宜的处理办法，保证咨询师不把个人情绪带入咨询之中。

2. 自愿原则 来访者必须完全出于自愿接受心理咨询，这是确立正常的咨询关系的前提条件。如果来访者无咨询愿望或要求，咨询师不宜主动提供，更不能在其他人的要求下（如孩子的父母）强迫来访者接受心理咨询。

3. 保密原则 在心理咨询过程中获得的来访者的人际关系、情感、社会行为等个人隐私，以及其他所有涉及来访者的个人资料，咨询师必须遵守保密原则（可能涉及法律犯罪或来访者可能对自己造成一定伤害时除外）。

4. 限制性原则 包括限时原则和感情限定原则。限时原则指心理咨询持续时间以每次 50 分钟较为合适，2 次咨询的间隔一般为 1 周。感情限定原则指建立良好稳定的咨询关系是顺利开展咨询的关键，但咨询师不可把个人情感带入咨询过程中，更不能与来访者产生爱憎、依恋等情感。

5. 其他原则　如转介原则，指咨询师一旦发现来访者的问题或症状超出了自己所能解决的范围，应该及时对来访者进行转介。伦理原则，是指咨询师必须以一定的社会道德准则和伦理法规作为约束力，尽可能避免给来访者带来负面的影响。

三、心理咨询的常用技术

在心理咨询过程中，常常会用到一些专业技术。下面简单介绍两类，分别是建立咨询关系和咨询过程中所采用的技术。

（一）建立咨询关系所采用的技术

1. 尊重与热情　为了创造轻松愉快、温暖安全的咨询氛围，使来访者感受到友善、平等的接待，表达尊重与热情非常重要。尊重来访者，就是要把来访者看作有思想感情、生活追求和具有独特性及自主性的人对待。表达热情体现在来访者初次来访时要适当询问，表示关切，倾听来访者的叙述，咨询时耐心、认真、不厌其烦。

2. 真诚　是在咨询过程中，做到态度诚恳，不因自我防御而掩饰，不回避对方的求助，不刻意敷衍或取悦对方，建立一个让对方有安全感的咨询关系。在表达真诚时，应该平衡实话实说和实事求是，即咨询师将来访者呈现出的客观现实以一种来访者可以接受的委婉有力的方式反馈给他/她。真诚不等于过多自我暴露，咨询师在表达真诚时应考虑自己的言语传达的信息是否能够促进咨询的开展。真诚应适度，避免咨询师的自我发泄。

3. 共情　罗杰斯认为，共情就是体验来访者的内心世界。咨询师可以借助来访者的言行，结合自己的知识和经验，把握来访者的内心体验与他的经历和人格之间的关系，深入对方的内心去体验他的情感和思维，并适时把自己的共情传递给对方，以影响对方并取得反馈。咨询师在共情时，需要关注来访者的思维模式、行为表现、生活和工作环境、文化传统、年龄、性别、种族特征等方面。通过全面了解这些因素，咨询师能够更深入地理解来访者的个体差异及他们面临的问题，使咨询过程更为个性化和有效。

4. 积极关注　咨询师通过积极关注，传达给来访者的信息是，无论他们的认知、情绪状态、思维方式或价值观如何，咨询师都愿意接纳并理解。这种关注有助于来访者全面认知自己，发现自身的优势和积极特质，并激发对未来的期望。值得注意的是，在表达积极关注时，咨询师并不是一味忽视来访者的缺点和不足，也不是盲目夸大其优点。相反，这种关注是平衡的，旨在帮助来访者更全面地认识自己，包括优点和成长的空间。

（二）咨询过程中所采用的技术

1. 参与性技术　指咨询师积极地参与到咨询过程中的一系列技术，用于帮助咨询师发现来访者可能存在的问题，推动咨询的有效进行。

（1）倾听：是心理咨询的第一步。倾听不仅用“耳”，更要用“心”。不但要听懂来访者通过言语、表情、动作等所表达出来的问题，还要听出来访者在咨询中省略和隐含的意思。善于倾听，不仅在于听，还要参与并要有适当的反应，比如“原来是这样”“是吗”“是这样”。这些话语可以看作对来访者谈话内容的强化，从而影响来访者进一步谈话的内容。

（2）开放式询问和封闭式询问：开放式询问通常使用“为什么”“什么”“如何”等来发问，以使来访者就有关问题、思想、情感给以详细说明。封闭式询问通常使用“对不对”“是不是”“有没有”等，而回答的也只是“是”“不是”等简单回答。在咨询过程中，要善于把握使用开放式询问和封闭式询问的时机。

（3）鼓励和重复技术：是直接地重复来访者的话，强化来访者叙述的内容并鼓励其进一步讲下去。因此，这既是重复技术，也是通过重复体现出鼓励技术。通过对来访者所陈述内容的某些方面进行选择性关注，咨询师将引导谈话朝某一方向进一步地深入。

（4）内容反应和情感反应：是咨询师把来访者的主要言谈、内容、思想或情感加以整理，再反馈给来访者，使来访者有机会再次剖析自己的困扰，重新组合那些零散的事件和关系。情感反应和内容反应共同促使来访者更深入地剖析自己的困扰，重新组合和理解生活中的种种经历。

（5）具体化：是心理咨询师帮助来访者清晰而准确地表达他们的观点、使用的概念、感受到的情感及经历的事件。这项技术有助于消除表达内容中的模糊、混乱、矛盾和不合理之处，使其更加清晰和明确。

（6）参与性概述：是咨询过程中，咨询师把来访者的言语和非言语行为、情感等综合整理后，以提纲的方式反馈给来访者。这种方法可以帮助来访者更清晰地了解自己在咨询中表达的内容，以促进更深入的探讨和理解。

2. 影响性技术 是帮助来访者意识到问题并做出改变的技术。

（1）面质：是咨询师对来访者的认知和思维方式提出质疑和异议的过程，旨在激发来访者重新审视生活中的困难和挫折。这个过程旨在帮助来访者超越个人主观观念，鼓励他们摒弃防御和掩饰心理，真实地面对生活和自我。例如“你说是这样，但事实并非这样”。

（2）解释：是咨询师运用某一心理咨询与治疗的理论，针对不同的来访者的不同问题做出各种不同的恰当的解释，使来访者从一个新的、更全面的角度来重新面对困扰，产生领悟，提高认识，促进变化。

（3）内容表达和情感表达：是咨询师向来访者传递信息、提出建议、忠告，给以保证、进行褒贬和反馈或告知来访者自己的情绪、情感活动状态等。

（4）自我开放：又称自我暴露、自我表露。咨询师可在适当的时候传达自己的想法和情感，也可以提出自己的思考和经验，与来访者进行共享。适度而恰当的自我表达有助于激发来访者更好地表达自己。这种交流方式能够建立更紧密的咨询关系，促使来访者更开放地分享他们的感受和思考。

（5）影响性概述：是本次咨询结束时咨询师将自己所叙述的主题、意见等经组织整理后，以简明扼要的形式表达出来，帮助来访者把握谈话重点并回顾重要信息。影响性概述可与参与性概述结合使用。

四、心理咨询的程序

心理咨询可大致分成如下四个阶段。

1. 建立咨询关系（预备阶段） 建立良好的咨询关系是整个心理咨询的核心内容。在建立咨询关系中，咨询师应善于应用尊重、热情、真诚、共情和积极关注的咨询技术，敏锐察觉来访者的感受，创造一个安全、信任、温暖的氛围，促使来访者能尝试开放和自由表达。

2. 协助自我探讨（探讨感应阶段） 咨询关系建立后，咨询师应着重做好探讨来访者的反应方式、帮助来访者自我认知这两方面的工作。在此基础上，咨询师应该引导并与来访者一起协商制定阶段性工作目标，主要包括通过一定的咨询技术，在咨询师的引导下，使来访者能够敞开心扉，毫无顾忌地倾诉内心感受和心中所想。来访者在咨询师的启发和引导下，与咨询师一起分析、反思当前面临的实际情况、现实生活的意义和感受，以及导致心理问题的间接原因和直接原因。在咨询师的帮助下，来访者了解真实的自我和感受，了解面临的困难和要达到的目标。

这个阶段最主要的任务是在咨询师的帮助下，找到来访者的问题的症结，如果达到这个目标，就可以顺利进入下一个阶段。

3. 促进个体成长（行动转变阶段） 这个阶段是心理咨询最重要的时段。在咨询师的引导和帮助下，来访者在这个阶段开始自我转变，以获得适应和发展。本阶段的任务包括来访者和咨询师一起协商短期和长期目标。在咨询师的帮助下，来访者逐步认识到自己的价值观及其与现实不协调之处，树立矫治功能失调的信念。分析、评价存在于现实环境中的对发生改变所产生的阻力和动力，并做出付诸行动的决定。选择并决定能够达到目标的方法和途径，制定具体的行动步骤。不断激励来访者，促使其将制定的行动步骤付诸实践。在该阶段的实施过程中，择时评估进度，肯定来访者付出的努力和取得的成绩。另外，咨询师还要检查来访者是否存在新的阻力和困难，帮助其适当修正其方法和进程。

4. 巩固咨询效果（增效阶段） 在咨询师的引导下，致力于帮助来访者实现显著的变化，取得全面的成长和发展。在该阶段的另外一个工作重点是评估来访者的成长进度，根据改变情况予以适当的督导和鼓励。如果达到预期目标，则咨询过程结束。

第二节 心理治疗

心理治疗（psychotherapy）通过与来访者建立一种专业关系，以帮助他们解决情绪上的挑战，纠正错误的思维模式，改变不良行为，促进个人成长和发展。心理治疗较心理咨询难度更高，专业性更强，对实施者、来访者的选择和实施场所等均有比较严格的要求或限定。在临床工作中，护士可以借鉴心理治疗的方法、技能，对患者开展心理护理。

一、心理治疗概述

（一）心理治疗的概念

心理治疗是在心理学理论和技术指导下，受过专业训练的治疗师对来访者的心理障碍和行为异常进行干预，解除患者各种痛苦或行为障碍，增强患者适应环境的心理整合能力，达到改善心理状态及建立健康行为的治疗过程。

心理治疗的核心特征：①心理治疗的实施者被称为“心理治疗师”，必须具备心理学知识和技能，有一定的医学知识背景，经过专门培训，取得了相应的资质认可。②心理治疗过程是一个标准化或程序化的过程，在治疗的过程中需应用各种心理治疗的理论和技术。③心理治疗的对象是具有一定精神、躯体或行为问题的个体。④心理治疗的目的是使来访者对自身认知、情感、言行、意志根源有所了解，修正错误的、不合理的认知和行为模式，扭转幼稚意志，重新认识过去经验，建立有意义的人际关系，调整内心和环境的冲突，恢复健全生理、心理和社会功能。

（二）心理治疗对护理的意义

护士在与患者接触和护理的过程中，其言语、行为及整体态度都扮演着关键角色，直接影响着患者的心理状态和情绪体验。如果护士能够有意识地利用这种影响力，以改善患者的心理状态为目标，恰当地运用心理治疗的一些方法和技巧，帮助他们消除或减轻因疾病产生的内心痛苦，调整其对人生和疾病的态度和行为方式。在这个过程中，护士不仅是医疗的执行者，更是情感支持者和心理疏导者，通过细致入微的关怀和温暖的话语，营造出一种安全、温馨的护理环境，有助于患者的心身康复和健康生活的重建。

二、实施心理治疗的基本条件

（一）心理治疗师应具备的基本条件

心理治疗师的专业素质主要包括两个方面。一方面是掌握心理学专业知识，包括普通心理学、人格心理学及各种心理学理论派别和相应的治疗方法。另一方面是具备临床医学基础知识，尤其是精神病学相关的医学知识。此外，心理治疗师还需要不断积累临床经验。他们必须具备自我平衡能力，保持对来访者负责的态度，理解、支持、引导来访者摆脱心理问题，并且尊重并保护来访者的个人隐私。

（二）开展心理治疗应具备的基本设施

1. 治疗室的要求 除要求治疗室相对独立、安静、布置幽雅、光线适度和舒适等外，特定的心理治疗对治疗场所有自己独特的要求。

2. 心理治疗配套设施 除需要心理测验相关设施来评价患者的症状和治疗效果外，特定的心理治疗技术需要一些特殊的配套设施，如催眠疗法，需要钟摆等助眠器具。音乐治疗、沙盘治疗亦是如此。

3. 医疗设施等其他设施 按照相关规定，心理治疗必须常规配备抢救药品和抢救设备。某些心理治疗需配备特殊的医疗设备，如冲击治疗，需要配备心电监护仪等检测生命体征、脑功能的医疗设备。

（三）心理治疗的适用人群

心理治疗在临床实践中的应用范围广泛，主要面向以下人群。

1. 急性情绪反应者 这些患者由于各种心理压力因素导致心理失衡，情绪需要迅速得到平衡和调节。

2. 精神疾病患者 包括急性或慢性神经症患者，也包括某些精神病性障碍患者，有助于减轻症状、改善情绪和人际关系，提高适应能力，预防复发。

3. 行为问题者 涉及各种因素引发的行为异常和适应不良，例如酒精滥用、药物滥用、进食障碍、儿童青少年行为问题等。

4. 心身疾病患者 针对心理社会因素在疾病发展中的作用，通过心理治疗调节心理状态和生理平衡。

5. 慢性疾病导致心理障碍者 长期患病可能引发焦虑、抑郁等心理反应，需要心理治疗帮助患者应对心理压力，增强治疗效果。

同时，心理治疗存在一些禁忌证，例如急性精神疾病发作期、严重内源性抑郁症（伴有精神病性症状）、器质性精神障碍、严重反社会人格障碍及有严重自杀倾向。

三、心理治疗的常用技术

心理治疗技术或理论达数百种，但在临床上较常应用的并不是很多。下面简单介绍几种目前最常用的心理治疗技术。

（一）精神分析疗法

精神分析理论体系和技术操作是由奥地利精神病学家西格蒙德·弗洛伊德（Sigmund Freud，1856—1939年）于19世纪末所创立，精神分析疗法（psychoanalytic therapy）的基本理论基础是意识层次理论、人格结构理论和性心理发展理论。其特点是通过分析了解患者潜意识的欲望与动机，认识对挫折、冲突或应激的反应方式，体会病理与症状下的心理意义，解释并让来访者获得对问题的领悟，最终通过分析并解决被压抑的潜意识冲突，达到帮助来访者改善人际关系、调整心理结构、消除内心症结的治疗目的。其主要的治疗技术如下。

1. 自由联想（free association） 治疗师让来访者舒适地坐着或躺着，把心中所想的或脑海浮现的一切讲出来，此时完全不需要考虑是否有逻辑，是否符合道德标准，这有助于来访者将潜意识的心理冲突带入意识领域。治疗师对所讲的这些内容进行分析和解释，发现来访者内心深处中潜意识的矛盾冲突，引导来访者有所认识并加以领悟，重建现实、健康的心理。

2. 梦的解析（interpretation of dreams） 弗洛伊德认为，梦的内容与被压抑的潜意识心理活动有关，梦中出现的物体有象征性意义。梦中的景象是经过伪装的潜意识心理活动的间接反映。治疗师通过对梦的分析，寻求来访者潜意识中的矛盾冲突。

3. 阻抗（resistance） 是在咨询过程中来访者对自我暴露和自我变化的抵抗。阻抗产生的原因主要有三个，即来自成长的痛苦、功能性的行为失调、来访者带有反抗心理治疗的动机。为了有效处理阻抗，需尽可能地创造良好的咨询气氛，解除对方忧虑和警惕情绪，全面理解对方人格特征，以获得全面诊断及分析，同时以帮助者的身份诚恳地向对方反馈信息和问题，以期阻抗得到最佳解决。

4. 移情（transference） 是来访者把过去生活中某个重要人物的情感、态度和属性转移到治疗师身上，并相应地对治疗师做出反应的过程。移情是治疗过程中的正常现象，出现移情标志着治疗进入新阶段。治疗者通过对移情的分析，可以了解来访者既往经历和心理问题，可帮助来访者洞悉埋藏在内心深处对某个“重要人物”的看法、情感或反应，并逐渐化解心理症状。

5. 解释（interpretation） 治疗师通过自由联想等技术发现来访者被压抑的潜意识矛盾冲突，向来访者解释其潜意识的内涵，促使来访者领悟，使来访者能够自由地表达被压抑的情感，因而能够面对和适应现实，最终缓解心理症状。

（二）行为疗法

行为疗法（behavior therapy）是帮助来访者消除或建立某些行为，从而达到治疗目的的一类心理治疗技术的总称。其主要的理论基础是巴甫洛夫的经典条件反射、桑代克（Thondike）和斯金纳（Skinner）的操作性条件反射、班杜拉（Bandur）的社会学习理论，主要包括以下常用的治疗技术。

1. 系统脱敏疗法（systematic desensitization） 又称交互抑制疗法，由美国学者沃尔帕（Wolpe）创立和发展的。治疗师在面对来访者的焦虑和恐惧时，采取施加与其焦虑和恐惧相对立的刺激的方法。通过逐渐引入这些对立刺激，帮助来访者逐渐克服焦虑和恐惧，减少对有害刺激的过度敏感，从而避免病理性反应的发生。该技术主要包括以下三个步骤。①构建恐惧或焦虑的等级层次。②逐级进行放松训练。③在心理治疗师的帮助下，来访者按恐惧或焦虑的等级层次从最低层次开始逐步进行脱敏治疗。在每一个等级层次均采用放松技术对焦虑、恐惧症状进行对抗，只有症状消失后才进入下一层次的治疗。

2. 冲击疗法（flooding therapy） 是将患者置于其极端恐惧、害怕的环境或面对引起严重焦虑的东西，使其症状充分发作，即使患者极度恐惧也不允许逃避的治疗方法。冲击治疗主要适用于恐惧症、强迫症、焦虑症等疾病。在实施时需要注意：①患者治疗前需要进行全面的体格检查，排除心脑血管疾病、高血压、癫痫等躯体疾病。②知情同意非常重要，而且在治疗过程中，患者或近亲属可以随时要求退出治疗。③安全的保障也很重要，在治疗过程中需要进行心电监护、脑电监护等生命体征的监护，如果确实存在风险，则适时终止治疗。治疗室必须配备抢救物品和器械。

3. 强化技术（reinforcement technique） 是采用奖励或惩罚的方式促进或消退某种行为的方法。可以根据实际情况特别是来访者的喜恶来选择治疗方式，如点头、微笑和表扬或相反的方式；也可以是实物，甚至可以是金钱。厌恶疗法也是一种强化技术，只是特别强调对来访者的不良行为给予某种恶性条件刺激。

（三）认知行为疗法

认知行为疗法（cognitive behavioral therapy）是被广泛应用的心理治疗技术。该技术认为想法、感觉和行为三者是相互联系、相互作用的系统，个体可以通过改变识别和改变无效的或不正确的想法、问题行为及负面的情绪反应来克服困难，从而达到干预目标。认知行为疗法的基本理论包括贝克（Beck）的认知理论及埃利斯（Ellis）的 ABC 理论等。

1. 合理情绪疗法（rational emotive therapy） 由埃利斯在 20 世纪 50 年代末提出，埃利斯的 ABC 理论指出人的情绪和行为障碍并非直接由外部事件引起，而是由个体对这些事件的认知和评价所产生的信念所引发的。这些信念最终导致了特定情境下的情绪和行为反应。

2. 贝克认知疗法（Beck's cognitive therapy） 贝克在对抑郁障碍的临床实证研究中创立了认知疗法，此后将其扩展到其他各种心理问题上。贝克认为，来访者在日常生活中感知的、解释的及归因方式才是治疗的关键。具体技术主要包括以下几点。①识别自动性事物：治疗师要帮助来访者发掘和识别导致不良情绪的自动化思维过程。②识别认知错误：认知错误是指来访者在概念和抽象性上常犯的错误。③真实性检验：将来访者的自动性思维和错误观念作为一种假设，鼓励来访者对这一假设进行检验，让其认识到他原有的观念是不符合实际的，促使他自觉地改变。④去中心化：很多来访者总感觉到自己是别人注意的中心，自己的一举一动都会受到他人的品评。治疗师应使其认识到他的错误并逐步改正。⑤抑郁或交流水平的监控：治疗师如果能让来访者认识到抑郁或焦虑这些情绪是有开始、高峰和消退期的一个过程，他们就会比较容易开展自己的情绪。

（四）以人为中心疗法

以人为中心疗法（person - centered therapy）由卡尔·罗杰斯（Carl Rogers）创立，其理论基础是人本主义心理学理论，强调人在物质生活已经初步保障的基础上可以自觉地追求高级价值的实现，主张每个个体都有在治疗师的鼓励下被激发的内在潜能，来访者有能力自己找出更好的应对现实矛盾的途径和方法去调整自己心态，即自我实现倾向。罗杰斯认为，治疗师应专注于来访者当前的内在心理体验，持续展现坦诚、尊重和共情的态度。通过无条件积极关注和理解，治疗师可以促进来访者的自我实现倾向。

（五）催眠疗法

催眠疗法（hypnotherapy）是将催眠作为一种治疗手段，开始于1775年奥地利的麦斯麦（Messmer），自此催眠疗法逐步成为一项科学方法而被广泛应用于精神、心理治疗领域。催眠疗法是指通过言语暗示使来访者处于类似睡眠状态后进行暗示或精神分析的一种精神心理治疗方法。催眠疗法并不是每个人都能接受，催眠感受性强弱影响催眠疗法的效果。来访者具有暗示性的潜质、有合作意向及接受治疗的积极态度是催眠疗法成功的必要条件。治疗师开展催眠疗法时首先检查患者的受暗示性，实施催眠时，放置患者于安静舒适环境中，使用柔和语言进行暗示，引导进入催眠状态。解除催眠通常通过倒数方式进行，对入睡状态的患者可让其自然清醒。

（六）叙事疗法

叙事疗法（narrative therapy）是一种后现代心理治疗模式，治疗者通过倾听来访者的故事，并运用适当的提问，帮助来访者发现故事中的遗漏部分，使问题从个体身上外化。这个过程旨在引导来访者重构积极的故事，唤起内在的力量，促使个体发生积极改变。叙事疗法的核心理念认为，人类的行为和体验都充满着意义，而故事是交流这种意义的主要工具。麦克·怀特（Michael White）和大卫·爱普斯顿（David Epston）是该疗法的提出者，他们强调在述说生命故事时，来访者会保留故事的主要信息，但也会遗漏一些关键片段。治疗师的工作是聚焦于激发来访者生命中的积极元素，以帮助他们找到并解决困境，促进个体的成长与改变。

（七）正念减压疗法

正念减压疗法（mindfulness - based stress reduction）是以平和的方式引导个体调动自身的能量和定力，关注当前的体验，不加评判，使心身得到最大限度的放松，从而实现对压力的调节和管理。该方法起源于20世纪70年代，由美国马萨诸塞大学的卡巴 - 金（Kabat - Zinn）首次将佛教禅修中的正念引入心理学领域，并发展出正念减压疗法。正念的核心包括两个要点：一是将注意力集中于此时此地，聚焦于当前的体验；二是不对当前的观念做任何评价。它培养了一种对当下的觉知，同时保持了开放和接纳的态度。不做评价意味着不责怪自己、环境或他人，这是充分感受当下心身状态或经验的必要条件。正念减压疗法包括正念冥想、身体扫描、行禅、三分钟呼吸空间、正念瑜伽。

（八）森田疗法

森田疗法（Morita therapy）是由日本医生森田正马（Morita Masama，1874—1938 年）教授创立的一种心理治疗方法，目前在东方国家得到广泛应用。它主要用于治疗神经症，包括焦虑症、恐惧症、疑病症、神经症性睡眠障碍等。森田疗法的核心原则是“顺其自然，为所当为”。治疗过程要求患者正视消极体验，接受各种症状的出现，不去回避或压制，而是把重心放在应该做的事情上，同时进行正常的工作和学习活动，做自己应该做的事，多做少想。通过这种方式，患者内心的冲突得以解除，痛苦逐渐减轻甚至消失。根据患者症状的严重程度，森田疗法可以分为门诊和住院治疗两种方式。

第三节 心理咨询与心理治疗的关系

心理咨询和心理治疗是一对既有紧密联系又有一定区别的概念或心理操作技术，心理咨询关注的是精神基本正常的人群，而心理治疗关注的重点是精神不正常或情绪受到严重困扰的人群。下面简述两者的相同点和不同点。

一、心理咨询和心理治疗的相同点

1. 达成目标相同 无论心理咨询还是心理治疗，其根本的宗旨都是有心理学背景知识和实践经验的专业人员为了帮助特定的人群恢复或保持心身健康。虽然它们之间存在区别，不能相互替代，但是相辅相成、相互渗透。

2. 理论基础相同 心理咨询和心理治疗都是心理学的实践技术，都来源于心理学的基础理论，是心理学在实践中的具体运用。学习行为理论、心理动力学理论、社会文化理论、人本主义理论等既是心理咨询的基本理论基础，也是心理治疗的重要理论前提。例如著名的心理学家罗杰斯（Rogers）所创立的“来访者中心疗法”的理论和技术至今仍然是心理咨询和心理治疗所依据的最重要的理论之一，对心理咨询和心理治疗的发展都有着深刻的影响。

3. 操作程序相同 在针对每一个来访者或患者的干预过程中，心理咨询和心理治疗都有着相同或相似的程序。例如在干预早期，心理咨询和心理治疗都要采集相关资料，主要是倾听来访者或患者的诉求，表达其所遇困境、伴有的心身不适、体验的痛苦感受和具体的求助愿望等。咨询师或治疗师会根据需要进一步深入了解与此相关的情况。在此基础上，他们都会根据需要解决的问题和可以运用的资源制定相应的干预方案。在干预过程中，他们都会应用相关的心理咨询或心理治疗技术，促进或激发来访者或患者的潜能，解决既定问题，促进来访者或患者的心理成长，达到预定目标。两种方法的干预结果都需要进行评估，以判断来访者或患者的转变及整体状况等。无论是心理咨询还是心理治疗，都需要与来访者或患者建立充分信任、密切合作的良好人际关系，这也是干预是否成功的重要前提条件。

二、心理咨询和心理治疗的不同点

1. 实施主体的不同　实施心理咨询的主体是心理咨询师，需要通过相应资格考试（2017 年后国家统考取消）；心理治疗师由国家卫生健康委员会认定，除需要掌握心理学相关知识外，还需要有医学的知识背景。

2. 实施客体的不同　客体是指工作的对象。心理咨询的工作对象主要是指非精神心理异常的正常人群或心理不健康人群，心理咨询的工作重点是加强人们的社会适应能力；心理治疗的工作对象是精神异常或心理异常的患者，心理治疗的重点工作是矫治他们的心理精神疾病，消除临床症状。

3. 工作内容的不同　心理咨询工作的主要内容是协助求助者解决在一定社会背景下的适应和发展问题、人格问题等，可以借助日常活动展开，形式多样。心理治疗则是运用各种特定的心理治疗技术，帮助患有精神心理疾病的患者解除症状，治疗疾病。一般是通过与对象会谈的方式进行疏导与治疗。

4. 工作场所的不同　心理咨询工作场所和设施只要满足条件（即有个体咨询需求和有资质的心理咨询师），可在人群中设置心理咨询机构，如社区、学校、企业、部队；心理治疗的工作场所和设施则要求较高，必须在医疗机构中设置。

除了以上四点，心理咨询和心理治疗在适应证、关注重点、治疗时程、涉及来访者或患者改变的深度等方面也存在差异，具体如表 5-1 所示。

表 5-1　心理咨询和心理治疗的区别

比较内容	心理咨询	心理治疗
实施主体	有资质的心理咨询师	有资质的心理治疗师
实施客体	正常人群或心理不健康的人群	精神或心理异常的患者
工作内容	应对适应问题和健全人格	消除症状，治疗疾病
工作场所	无严格要求	医疗机构内
适应证	日常生活中的问题	神经症性疾病等
关注重点	当前困惑	过去经验
治疗时程	短	长
涉及来访者或患者改变的深度	浅	深

知识拓展

叙事疗法在乳腺癌患者心理护理中的应用——叙事护理

叙事护理（narrative nursing）是医疗照护中的一种模式，通过患者的叙述，医护人员可以更好地理解和回应他们的痛苦和困境。杨艳于 2020 年提出了中国本土化的叙事护理流程，特别应用于乳腺癌患者，强调“关注、理解、反思、回应”，使医护人员更关注患者需求，提升护理个性化和贴心化。叙事护理发展中，将心理学叙事疗法引入临床实践，帮助患者重新审视、重构故事，应对挑战。乳腺癌叙事疗法包括“说故事”“写故事”和“看故事”，可通过面对面、电话、视频访谈或支持性小组分享感受和经历。患者也被鼓励以书面形式记录情感和体验，并通过阅读或观看他人经历获得支持。此外，艺术治疗、心理咨询和支持小组等形式也被应用，为患者提供个性化心理支持和康复服务，帮助应对疾病挑战，促进心身健康恢复。乳腺癌患者叙事疗法涵盖了治疗各阶段，实践者通常是治疗期间的医护人员。研究显示，叙事疗法能有效改善患者心身健康，提高生活质量，促进全面康复。

本章小结

思考题

1. 简述心理咨询过程中可用的技术。

2. 试比较心理咨询和心理治疗的区别。

更多练习

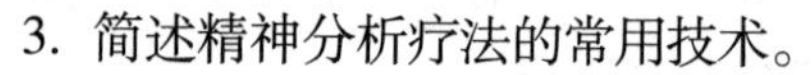

3. 简述精神分析疗法的常用技术。

（张东花　王　宪　许瑞罡）

第六章　临床心理护理理论与实践

教学课件

学习目标

1. 素质目标

（1）培养学生心理护理的观念。

（2）培养学生个体化的构建心理护理措施。

2. 知识目标

（1）掌握：心理护理与整体护理的关系，心理护理的基本方法和基本程序。

（2）熟悉：心理护理的基本原则和注意事项，患者常见的心理反应与患者的心理特征。

（3）了解：焦虑、个人应对无效、恐惧和自我概念紊乱的心理护理方法。

3. 能力目标

能够结合心理咨询、心理治疗和心理护理的基本理论，尝试设计一个焦虑患者的心理护理过程和方法。

案例

【案例导入】

患者，孟女士，45岁，育有一女，某销售公司主管。因“乳腺癌”入院治疗，患者平素好强，特立独行，不愿将自己的病情告知家人和朋友，于是决定独自一人行手术治疗，患者入院后常常感到孤独和无助，经常失眠，经常向医护人员询问手术后是否能植入假体，植入假体后是否会增加乳腺癌复发的风险。护士与其交谈，了解到孟女士对自我形象非常重视，期望手术能顺利实施，又担心手术会对身体造成损伤，内心非常矛盾，患者自述非常紧张、焦虑，想到手术的事情会不自觉地出现肌肉紧张、心率加快、恶心。

【请思考】

1. 如果你是孟女士的责任护士，你认为目前孟女士最主要的心理问题是什么？
2. 引起孟女士出现此类心理问题的原因是什么？
3. 如果你是孟女士的责任护士，你又该如何解决她的心理问题呢？

【案例分析】

第一节　心理护理

学习心理学的基本理论知识和技术是运用心理学的理论和方法，通过建立良好的人际关系为基础的方式，按一定的程序，与护理对象进行心理交流和干预，改变护理对象的不良心理状态和行为，从而促进患者心理健康或保持健康的过程。

一、心理护理概述

（一）心理护理的概念

心理护理（psychological nursing）是指护理人员在临床护理过程中，运用心理学的基本理论和技能，积极地影响患者的心理活动，帮助患者在自身条件下获得较适宜的心身状态的方法或过程。

心理护理的概念有广义和狭义之分。广义的心理护理是指护理人员在执行整体护理过程中，能对患者产生积极心理影响的一切言谈举止。狭义的心理护理是指护理人员主动运用心理学的理论和技能，按照心理护理程序、技巧，把患者的心身状态调整到较适宜的过程。本节内容是指狭义的心理护理。

（二）心理护理与整体护理

1. 心理护理是整体护理的一部分　近年来，随着“生物－心理－社会”医学模式转变，护理理念也发生了深刻的变化。特别是整体护理概念的提出和实施，把心理护理作为整体护理的重要组成部分，对提高护理效果具有积极的作用。因为疾病不仅给患者带来躯体上的痛苦，也给患者的社交、生活及家庭等方面带来不同程度的负性影响和心理反应。因此，护理人员应给予适当的心理干预，帮助患者解除潜在及现存的心理问题和情绪反应。

2. 心理护理应贯穿整体护理的始终　患者的心理状态随着疾病的不同阶段而发生动态变化，心理护理也应该是一个连续、动态的过程。心理护理可以独自操作，也可以与其他护理措施同步展开实施，但绝不允许脱离其他护理措施独立存在。因此，心理护理只有与其他护理措施有机地结合在一起，贯穿整体护理全过程才能凸显其优势。如某患者在接受术前准备时，因对手术过程的不了解而产生了恐惧情绪，继而又担心手术能否成功等心理问题。患者以紧张、焦虑的情绪被动地接受护士备皮、配血、皮肤试验等各种准备，护理人员在准备开展工作的同时进行适当的心理护理，就可解除患者的恐惧，使患者以积极的心态接受手术。在手术完成以后，患者活动明显受限、疼痛感受强烈，更需要护理人员将心理护理始终与常规护理同时开展，这样才能取得满意的护理效果。

（三）心理护理的基本方法

心理护理的方法建立在心理学基本理论和技能的基础上，并与护理理论和其他护理手段相结合，才能发挥更大的优势。常用的心理护理方法如下。

1. 谈话疗法 通过与患者进行有针对性的谈话，帮助其认识和解决心理问题，并改变不良的思维和行为模式。通过与个体的有效沟通，建立良好的护患关系，了解其内心的困扰和需求。在相互尊重、信任和密切合作的基础上，心理护理的开展就会顺利通畅。因此，护士应尊重患者，耐心听取患者的陈述，认真分析，充分发挥患者的主观能动性和积极性，增进患者的安全感以及对护理人员的信任感。

2. 情绪管理 帮助患者识别、表达、调节和控制自己的情绪。通过教会患者情绪调节技巧，如深呼吸、放松训练、冥想等，提高个体对情绪的自知能力和自我调节能力，以更好地应对疾病的挑战。

3. 认知矫正 针对患者的消极心态，通过心理疏导、认知矫正等方法，帮助其建立积极的心态和思维模式。教授患者如何正确看待疾病和治疗，提高心理承受能力和应对压力的能力。

4. 合理应用心理干预 在临床心理护理中护理人员应根据不同对象，选择合适的心理咨询方法灵活地予以运用。其中，护理人员最常采用的方法是支持心理疗法。支持心理疗法糅合了多种心理干预方法，主要有如下几种方式。

（1）安慰：对各类患者均有意义，护理人员适宜的安慰可使新入院的患者消除陌生感，使有疑虑的患者产生信任感，使恐惧、紧张的患者获得安全感等。

（2）指导：护理人员应及时向患者介绍所患疾病的知识，树立患者战胜疾病的信心，解释阐明患者迷惑不解的问题等。有效的指导可以提高患者对疾病的认知水平，也有助于缓解患者的心理障碍，甚至对患有某些心身疾患的患者有决定性的治疗作用。

（3）鼓励和保证：患者的抗病意志和信念对治疗的效果起到重要的作用。护理人员应以专业知识和诚恳的态度鼓励患者，并以患同种疾病现已康复的人为实例，教育患者克服不良情绪，唤起恢复健康的希望和信心。

（4）其他方法：如宣泄、劝解。护理人员采用一定的心理学方法，让心情郁闷、性格内向的患者将其内心的忧郁、痛苦倾诉出来，然后予以适当的引导和解释，使患者的症状得以缓解。

二、心理护理的基本原则、基本程序与注意事项

护理人员在执行心理护理的过程中，应遵守心理护理的基本原则和基本程序。

（一）心理护理的基本原则

1. 协调性原则 护理过程中，必须把握心理护理和其他护理之间的协调性。心理护理应遵循生理护理的原则，生理护理也应遵循心理活动规律。心理护理和生理护理不能相互取代，需要相互配合，发挥各自优势，各展所长。

2. 平等性原则 心理护理实际上是一种护患的人际交往过程。护理人员是交往中的关键人物，在此交往中，护患应处于平等的地位。在护理活动中，护理人员要一视同仁，不可

有任何轻视患者的语言和行为。

3. 个体化原则 虽然患者的心理活动有一定的规律，心理护理也存在相对规范的操作模式，但即使是同一个人在不同的时间和地点或在疾病治疗的各阶段，其心理状态也可能存在差异。因此，心理护理须根据具体情况而有所不同。

4. 自我护理原则 指在护理过程中，护理人员尽可能帮助、启发和指导患者建立和发挥自我护理的能力，即助人自助。患者在医护的指导下，平等地参与自身的医疗活动以及获得治疗的知情权，满足自尊、自信等心理需要，以便更快、更好地恢复其心身健康。

（二）心理护理的基本程序

心理护理是一个相对标准化、程序化的流程。其基本步骤包括四个过程和八个环节，如图6–1所示。四个过程包括评估、诊断、实施和评价，八个环节指全面收集心理信息、选择合适的心理评定工具、确定基本的心理问题、分析原因和影响因素、制订实施计划、实施干预措施、评价实施效果、总结并提出新的方案。

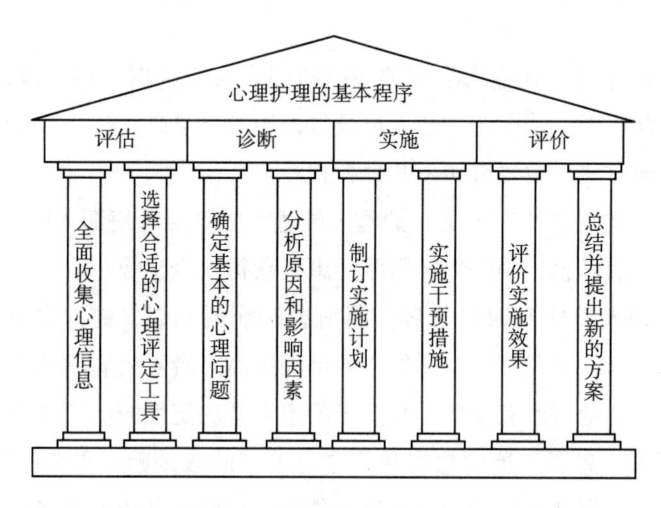

图6–1 心理护理的基本程序

（三）心理护理的注意事项

1. 遵循以人为本的原则 在实施心理护理时，护理人员应在基本原则的框架下因人、因地、因时地运用护理心理学的方法和技能，以维护患者的心理健康为原则。

2. 方法和技巧的应用 在实施心理护理时，要注重科学性和艺术性相结合，注意选择恰当的方法和技巧。

3. 加强各方面的沟通与协作 护理人员在进行心理护理工作时，应注意与医生、其他护理人员、患者及亲属之间的沟通协作，要做到互通信息、共同配合，充分发挥团队的力量，才能把心理护理的工作做得更好。

4. 严守患者的隐私 在心理护理过程中，患者可能会向护理人员倾吐内心的秘密和隐私，护理人员应严守职业道德，不能以任何形式向第三方透露。对影响诊断或治疗的隐私问题，应耐心说服患者并获得患者的同意，动员患者本人亲自告诉医生，在没有获得患者的同意下，不能以任何形式向外泄露。

5. 及时评价效果 护理人员应注意及时地对实施心理护理的效果进行评价，确定是否达到了预期目标；护士要认真总结经验，发现问题，以便随时调整干预策略。

6. 护理人员心理健康的维护　护理人员不断接触患者的不良信息和消极面，长此以往，可能对护理人员的心理健康带来一定的影响。因此，护理人员应该寻求适当的途径和方法，及时缓解和调整自身的心理问题，不断提高自身的心理健康水平。

三、心理护理评估

心理护理评估是明确患者是否存在心理问题，以及心理问题的性质、严重程度和影响因素。主要是在收集相关资料、使用相关的心理评定工具的基础上进行评估与分析，并做出护理心理诊断。

（一）全面收集心理信息

1. 收集资料的内容　主要包括三个方面。

（1）一般资料：如姓名、性别、年龄、职业、床号、住院号、家庭地址、联系方式。

（2）医疗护理资料：包括患者所患疾病的基本情况、目前治疗的进程和效果、可能的预后等医疗方面的内容，以及目前存在的主要护理问题和护理措施等护理方面的内容。

（3）患者的心理相关资料：包括本次患病前后的心理反应、心理需要、主要的心理问题、自我感知和认知等相关的内容；患者的社会支持系统，既往史和家族史；患者对健康状况的认知及常用的沟通方式、价值观和信仰等。

2. 收集资料的方法　主要包括四种方式。

（1）分析：护士要认真分析收集到的资料，找出相关的影响因素，参考患者住院期间各种检查报告及护理文书等。

（2）晤谈：是最重要的获取资料的方式。如果获取的资料较多，应在晤谈前列出提纲，以免遗漏。在晤谈过程中要注意患者的反应，及时终止晤谈或改变方式，切不可强制进行。

（3）观察：一般包括两种方式，既可以是自然的、不经意的观察；也可以是事前经过设计、有特定目的的观察，如对患者吸烟行为的观察。

（4）调查：若条件允许，针对特定目的的心理护理可以对患者的社会支持系统调查，以获取相关资料。

3. 收集资料的基本技能　主要包括三个方面。

（1）知识背景和社会经验：特别是社会、心理、医疗护理、文化等方面的知识和经验。

（2）交往技能：良好的交往技能不仅可以建立良好的护患关系，如沟通等可以用来建立良好的护患关系，也是获取相应资料的必备条件。

（3）观察技能：是指护理人员在心理护理过程中，要善于察言观色，从患者的细微变化中获取有用的心理信息。

（二）选择合适的心理评定量表

通过资料收集获得的心理及相关信息大部分是定性、主观的资料。因此，需要选择合适的心理评定工具对患者的心理状态和心理问题进行定量、客观的评估。心理评定工具指采用心理量表进行的心理测验，其测验结果可以反映患者心理活动的某些共性规律，同时也可以鉴别患者心理的个性特征。

（三）确定基本的心理问题

确定患者的基本心理问题是心理诊断的重要内容。护理诊断的内容包括适应障碍、母乳喂养无效、睡眠形态紊乱、疼痛、感知改变、思维过程改变、焦虑、恐惧、绝望、无能为力、知识缺乏、自我形象紊乱、自尊紊乱、慢性自尊低下、个人身份紊乱、功能障碍性悲哀、预期性悲哀、角色紊乱等。

（四）分析影响心理的因素

确定患者心理问题的影响因素，应从以下几方面认识。

1. 患者对疾病的不当认知 很多患者心理问题的主要原因是其对疾病的不当认知所造成，特别是集中于对疾病及诊疗手段威胁性的错误评价。

2. 患者对就医环境的不满或不适应 这也是导致患者心理问题的原因之一。就医环境包括物理环境和人文环境。物理环境主要包括医疗设备、病房设施等，人文环境是指医护服务质量、医护人员对患者的态度、患者与患者之间的关系、与家庭环境显著不同的病房氛围等。患者对环境的不适应是导致心理问题的重要原因之一，对于大部分患者选择就诊医院而言，就医的人文环境对患者心理的影响要比物理环境更重要。

3. 社会支持系统不良 患者患病后将在一段时间内，面临诸多改变和问题，例如疾病带来的病痛和功能减退或丧失、就医过程中环境的改变、经济的损失、工作和社交的中断等。这些改变需要良好的社会支持系统来缓冲，不良的社会支持系统可能会给患者带来一些心理问题。

4. 人格方面的缺陷 健全的人格特征是人类有效应对外界刺激的关键因素。但每个人的人格并不是十分完美的，患者在就医过程中产生心理问题的原因之一，就是人格方面的某些缺陷。

四、心理护理诊断

心理护理诊断（psychological nursing diagnosis）是护理程序的重要环节，是在心理评估的基础上对所收集的资料进行分析，从而确定服务对象的心理问题及其引起心理健康的原因。

我国葛慧坤对心理护理诊断有如下解释，“护理诊断是对一个人生命过程中心理、社会、精神、文化方面的健康问题反应的陈述，这些问题属于心理护理职责，是能用心理护理方法加以解决的。”截止到2021年，北美护理诊断协会已制定了155项护理诊断，其中2/3的护理诊断描述的是心理、社会方面的健康问题，可见心理问题影响健康的种类之多、范围之广。

五、心理护理的实施与效果评价

（一）制订实施计划

为了使心理护理措施能够有条不紊地实施，制订较为详细的心理护理计划是解决问题的关键。针对心理护理诊断、心理问题和导致这些问题的原因和影响因素，需要采取适当的措施，以达到预期的短期和长期目标。在制订心理护理计划时需要注意如下几个问题。

1. 确定心理护理的目标 在制订心理护理计划时，首先需要明确护理目标。

（1）长期和短期目标：长期目标是最终需要达到的心理护理目的，短期目标是在达到长期目标的过程中所要达到的阶段性目标。根据心理护理的诊断，要明确并制订总目标和阶段性目标。

（2）目标内容要具体翔实：根据不同患者的心理问题，应制订具体翔实的具有个体特异性的心理护理目标。目标的文字表述要求清晰明了，可操作性强。

2. 计划的可行性 护理人员应仔细分析，确定心理护理诊断和导致心理问题的原因，确定干预成效的可能等级。例如一个工伤骨折术后的患者，抱怨手术切口的疼痛。但是医生确定手术后康复良好、切口愈合佳，患者感到经分析资料等诊断为“感知改变”。又如患者与单位在医疗报销的问题上存在分歧，此时如果将干预患者与单位的有关医疗报销的协商作为心理护理计划的内容，很显然这种计划的可行性很低。相反，如果帮助患者建立积极的应对方式作为计划实施的内容，可行性就较高。

3. 患者的接受性 到医院就诊的患者都带着自己对某些问题的特殊认识和不同期望，在制订心理护理计划时需与患者的现实情况相符合，使患者有足够的机会参与目标和计划的选择。在确定计划前，护理人员应该与患者充分协商，只有这样患者才可能乐于接受心理护理措施，积极配合和参与心理护理，达到预期的目标。

4. 护士自身的能力 在制订心理护理计划时，需要充分考虑自身的能力。如果护理人员自身没有充分的心理和技能方面的准备，会在患者表达心理问题时有力不从心的感觉，这样不仅不能帮助患者，反而给患者和自身都带来烦恼。

（二）实施干预措施

在实施心理护理措施阶段，护理人员应按照制订的计划，分阶段、有目标、有计划地执行。需要强调的是，客观条件总在不停地发生变化，有些导致心理问题的情境在护理计划执行时可能与当初制订时已经发生改变。例如一位住院的癌症患者，据他的表现，在充分了解了患者的性格特征、社会支持系统等相关资料后，制订了针对性的心理护理计划。但是几天后确定为“良性肿瘤”，这时候患者的心理状态就发生了重大的改变。很显然，实施心理干预需要重新评估、诊断和制订出新的心理护理计划。护理人员应该在执行过程中，随时察觉这些变化，及时调整方案。

（三）评价实施效果

心理护理效果的评价并不是护理程序的最后一步。这种评价是动态的、贯穿心理护理的整个过程。评价的目的是确定护理成效，然后根据效果随时调整心理护理的计划和措施，以期达到最终的目标。

心理护理的评价一般分为两个部分。

1. 评价目标是否实现 一般通过两个步骤来完成。

（1）列出总目标和阶段性目标，在执行过程中将患者的反应记录写在与目标对应的右侧。

（2）比较患者的反应和目标，评价是否达到了预期目的。

2. 重审心理护理计划 主要是在评价目标是否实现的基础上，对未实现的目标寻求原因。护理人员应该充分思考如下问题。

（1）所收集的资料是否完整、准确？

（2）是否有必要与其他护理人员或医生沟通，以获得更加充分的资料，以便明确问题的原因存在？

（3）心理护理诊断是否正确？

（4）患者的情况是否发生改变，是否需要提出新的心理护理诊断？制订的护理计划和措施是否恰当，可行性如何？

（5）计划是否得以实施，如果没有，原因是什么？患者的态度是否积极，配合是否良好？如果不是，原因是什么？有没有具体的应对策略？

（四）总结并提出新的方案

心理护理的评价是动态的、随时的、非程式化，甚至带有一定的随意性质，总结则具有规范性。总结分成两种类型，一是阶段总结，二是案例最终总结。需要注意的是，评价是对心理护理措施效果的评定，范围较窄；而总结不仅包括效果评价，还包括经验、教训的归纳、分析。因此，评价有利于个案的良好执行，获得预期的效果；总结则有利于个人的成长，获得经验，为下一个案例的成功开展打下良好的基础。

第二节　临床患者角色及求医行为

当一个心身健康的人受到生物、理化、精神心理及社会等方面的一种或多种因素的影响，而引起不适感或病感时，会产生求医行为。主动或被动求医的过程是较为复杂的心理活动过程。护理人员最先接触到就诊的人，如何进行临床心理护理？可遵循希波克拉底的名言："了解什么样的人得了病，比了解一个人得了什么样的病更为重要。"因此，研究患者不同年龄、不同疾病、疾病不同阶段的心理及患者角色变化过程，掌握其共性及个性特征，以便科学有效地实施心理护理，是本节讨论的重点内容。

一、患者及患者角色的概念

（一）患者的概念

患者（patient），顾名思义即患有疾病的人。一个人在患病后，便会受到不同的对待。护理人员期待患者有与患者身份相应的心理和行为，但不同的患者有不同的心理特征，也因人的感受性不同，不同患者对疾病会产生不同的心理应激。例如，同一季节同一群体患呼吸道感染，其生化指标在个体之间仅有少许差别，但有的人病感强烈，认为自己病得很重；有的人则过于轻视疾病，仍像往常一样生活和工作，并不觉得有病感。

（二）患者角色的概念

患者角色（patient role）也称患者身份，是一种特殊的社会角色。每一种社会角色都具有相应的特征，享有某些权利。当一个人患病时，人们期待他有与患者身份相应的行为，即担负起"患者角色"。在一个人被确诊为患病以后，他便获得了患者角色或身份。他可以休假，减轻或不负担工作和社会责任、家庭事务，得到医疗等方面的照顾。美国社会学家帕森斯（Parsons）对患者角色归纳了四个特征。

1. 免除或部分免除其社会职责 根据患者的疾病程度来归纳。例如，急性阑尾炎患者需要手术治疗，希望得到别人的特殊照顾，应免除学生、母亲等社会角色职责。

2. 不必对疾病负责 疾病不是靠人的主观愿望所能克服或痊愈的，是出于需要得到他人帮助的状态。因此不能责怪患者。如一位老年人摔倒发生骨折，不能责备患者为什么不小心点，在此期间骨折了为什么不早些来医院看病等，而是要关心、同情他，使他早日从病痛中解脱，尽快恢复心身健康。

3. 求助、合作意愿增强 无论健康时多么自尊、好强、独立的人，在疾病状态下则很少能独自应对病痛。在患者进入患者角色后，归属了新的人际群体，有取得他人理解与支持等心理需要，均可强化患者的人际合作意愿；多数患者愿意积极配合医护人员诊治其病症。

4. 恢复健康的义务 患者自身需要为健康而努力。在医护的指导下，一般患者都能密切配合医护人员接受各种诊疗及心理护理，采取适宜的锻炼方式，争取尽快康复。

二、患者角色适应不良

从健康人到患者，由于社会角色的行为模式不同，角色的转换、角色的适应，这一过程需要经历一个失去原来的社会心理平衡达到新的社会心理平衡的过程。影响患者适应角色转变过程的因素包括患者年龄、性别、职业、疾病发展及严重程度、医学保健知识掌握情况、医疗机构及环境等。如果患者角色适应不良（patient role maladaptation），就会出现以下问题。

1. 角色行为冲突 患者角色与原有社会角色发生冲突。一般在患病的初期，表现为患者不愿接受患病的事实，不切实际地以原有社会角色对待一切事物，导致患者焦虑不安、烦躁、抑郁、失眠等。护理人员应帮助和理解患者，尽快使患者适应角色的转化，如身居领导地位的患者，初期总是以命令的方式指示医生、护士为其做与疾病无关的检查等，不能走下领导地位，不能适应患者角色。

2. 角色行为强化 患者不仅适应了角色，而且在疾病恢复后仍持续地依赖他人的照顾。例如，一位70岁老年男性，阑尾炎手术后生命体征和伤口愈合良好，在床上已经度过了8天，他担心活动早导致伤口裂开而不愿下床。因此，护理人员应对病情稳定趋于恢复期的患者从心理上进行帮助指导，鼓励患者从患者角色向原有的社会角色转变。

3. 角色行为减退 对已经进入患者角色的人，由于情感、环境、家庭、职务、工作等因素及社会责任、义务的吸引，发生患者角色行为减退，患者可不顾病情而从事社会活动，从而影响治疗和护理。例如，一位中年女性住院行子宫肌瘤切除术后3天，听说女儿突然感冒发热，就不顾他人劝阻跑回家中照顾女儿，导致伤口裂开，再次缝合后并发感染的结果。由于母亲角色的责任感冲击了患者角色，造成患者角色行为减退。

4. 角色行为缺如 患者角色行为缺少或消失，一般发生在向患者角色转化或疾病突然加重时，表现为意识不到有病或否认病情的严重性。究其原因，是患者不能接受现实而采用否认的态度。例如，一位女性患者被诊断有严重的肝病，她为了能让儿子按期结婚，对家人隐瞒自身病情，强迫自己尽母亲的责任，等处理妥了家事再行治疗时，发现肝癌已到晚期，延误了最佳治疗时间，令人遗憾和惋惜。

综上所述，患者角色适应不良给医疗方案、护理措施的施行产生了阻抗，更不利于患者自身康复。护理人员应针对患者出现的心理问题仔细观察，及时予以心理疏导，使患者尽快适应患者角色，积极参与配合治疗和护理的全过程。

三、患者求医行为

求医行为（seeking medical behavior）指人们因疾病困扰或有病感时，寻求医护帮助的一种行为。

（一）求医行为的类型

由于生物、心理和社会因素的影响，患者的求医行为有极其相似之处，基本分为三种类型。

1. 主动求医行为 是最为常见的求医行为，患者为治疗疾病主动寻求医护帮助的行为。即当人们感觉身体不适或出现了某种症状时，独自或请求亲属陪护到医院及诊所寻求专业帮助，以利恢复健康采取的行为。

2. 被动求医行为 指患者无法和/或不能做出就医决定和实施就医行为，而由第三者帮助或代为就医的行为。例如，婴幼儿患者及处于休克、昏迷的危重患者等，必须有家长、亲友或医护人员的帮助才能去就医。

3. 强制性求医行为 是一种被动求医行为的特殊形式，主要是指公共卫生机构或患者的监护人为了维护社区人群的安全和患者的健康，对有可能给社会公众造成危害的严重疾病却拒绝就医的患者，所采取强制性诊疗的行为。例如，需要隔离治疗的严重急性呼吸综合征（SARS）患者，躁狂症、精神分裂症等患者均需采取强制性就医行为。

（二）影响求医行为的因素

影响求医行为的因素主要有疾病因素，个性因素，年龄、性别因素，经济条件，以及对疾病的认知等因素。这些因素均可直接或间接地影响患者求医的行为。

1. 疾病因素 身处在急危重病的患者求医行为增多，而慢性病如慢性肝炎、结核病、慢性宫颈炎等求医行为减少或有就诊延迟的行为。

2. 个性因素 患者的求医行为与心理因素有密切的联系，疾病作用于机体，主观感觉和心理反应直接影响求医行为。性格开朗、活泼的人会有积极的求医行为，性格内向、孤僻的人往往表现为求医行为消极。

3. 年龄、性别因素 由于生理、心理上的差异，女性比男性求医行为要多。儿童处于生长发育的快速期，其机体抵抗免疫机制和心理都不够成熟，由于家庭、社会的保护，求医行为相对增多。中青年是人生中最富有活力、抗病能力较强、患病较少的阶段，求医行为较少。老年人新陈代谢缓慢，心身处于逐渐退化的时期，激素水平下降、患病率升高，加之心理感官认知能力下降或社会角色缺如，求医行为增多。

4. 经济条件 个人、家庭的经济条件是制约求医的重要因素，也是引发求医行为动机的前提。随着医疗大型仪器设备的投入使用，高昂的医疗费用会限制一些经济困难者的求医行为，而对经济条件优越者的求医行为影响较小。

5. 对疾病的认知 是影响求医行为的主要因素之一。包括对疾病的性质、严重程度及有无后遗症等的知晓，认为不及时求医可能会导致疾病加重或不可救药，如高血压、心脏病患者会主动求医；而病情轻如出现感冒症状，患者认为没有生命危险就不主动求医。

第三节　临床患者的心理现象

心理护理的目的是改变或缓解患者的心理症状，尽可能地解决患者的心理问题，使患者最大限度地恢复心身健康。为了达到这个目的，护理人员需要熟悉和了解患者常见的心理反应及发生的规律。只有这样，才能在心理护理过程中做到有的放矢，发挥出心理护理的最佳效果。需要指出的是，患者的心理反应既有特异性的，也有非特异性的。如抑郁、焦虑、恐惧、愤怒等情绪状态是常见的非特异性心理反应，在多数患者身上均有不同程度的表现。而有些特定的患者群体如癌症、手术、临终患者，他们的心理反应则有其特殊的表现和规律。

一、患者的心理反应

（一）患者常见的心理变化

患者的心理反应是指个体在取得患者身份期间，心理上产生的、围绕“患者”这个特定概念而发生的认知、情绪、意志等方面的改变。心理反应表现出来的症状就是心理变化。影响患者心理变化的因素不仅局限于疾病本身，还涉及社会、心理、文化等多个方面因素。一般来说，患者的心理变化通常体现在认知、情绪、人格和意志等方面。

1. 情绪活动的改变　情绪的变化对于多数患者而言，是最常见、最主要的心理变化，可以体现在情绪活动强度和稳定性上的改变。如果情绪活动的强度增强，患者则对消极情绪刺激的反应大于正常人。例如一个处于焦虑状态的患者，可能微弱的刺激便让他变得惊恐不安。但也有情绪活动强度减弱的患者，其表现为对多数应该发生反应的刺激无动于衷。如果情绪的稳定性发生变化，患者往往表现为易激惹，情感变得很脆弱，容易受到伤害。

2. 认知功能的改变　患者生病后认知功能的变化最常体现在感知觉的异常。健康人可能对自身的状况不是很在意，也不会过分关注身体上一些细微的不适或变化。但是生病后，由于过度关注其认为与疾病有关的问题，随之对身体的注意力增强，使感受性提高，导致感觉会变得异常敏锐。例如一个焦虑的患者，对正常的心搏会产生一种非常恐惧的感觉，会如此描述“心悸、胸闷，感觉心脏提到喉眼，甚至会跳出来。很害怕，有一种可能马上就要死的感觉”。其实他们体格和心电图等检查结果均无明显异常。另外，还可以表现在记忆力、思维等方面，如总是不能记住医嘱；在医疗问题上，即使是很不重要的抉择，也总是表现得犹豫不决。

3. 意志力的改变　包括意志力增强和意志力减弱。意志力增强的患者患病后过度地关注自身的变化，虽然是很小的问题，但过度放大，不停地要求检查和治疗。即使医护人员再三解释仍不能打消其疑虑。然而有些患者则表现相反，意志力减弱，平时很果断的人，患病后做事犹豫不决，对医生、护理人员及亲人的依赖性增强，自我动力变小。通常在疾病的早期或病情较轻时，患者意志力增强；慢性疾患或病情较重，患者意志力减弱。

4. 人格的改变　人格对患者意志力的改变也很重要。人格虽然具有“稳定性”的特点，但并非在任何时候都是不变的，在某些条件下，一个人的人格可以发生变化。只是这种变化可能是暂时的、可逆的，是程度上的改变，并非“质”的变化。例如一些人患病后变得过分依赖、容易感情用事、性情不稳定等。但需要指出的是，如果人格发生很大的改变，如既往是一个特别内向、谨慎的人，在较短时间内变成了一个兴奋、健谈、鲁莽的人，则应高度警惕是否患有精神障碍。

（二）特定患者的心理反应

特定患者是指一类具有相同或类似疾患特征的患者人群或病种人群。因为每一类特定患者人群都有相似的症状、治疗方式、预后，而且有独特性的区别于其他类群的疾病特点，所以他们有一些个体类似而群体特有的心理反应。了解、掌握这些相对特定的心理反应特征，会拓展护理人员心理护理思维，举一反三，既加强护理效果，也有利于护理人员本身的成长。

1. 癌症患者的心理反应 癌症因其高病死率使患者产生剧烈的心理反应，因其涉及面大、持续时间长、病情复杂多变，其心理反应发生的频次和程度可谓各种疾病之首，也是医学心理学高度关注的病种。有人将癌症患者的心理反应过程分成五个阶段（否认期、愤怒期、协议期、抑郁期、接受期），无论癌症患者知情的早晚、病情的轻重，都要经历这五个阶段，只是不同患者各阶段反应持续的时间、反应强度和分期清晰度会有所不同。

2. 急危重症患者的心理反应 随着现代医学的发展，临床救治水平极大提高，也挽救了很多急危重症的患者。与此同时，由于患者经历了常人所没有的“死而复生”的剧烈变故，他们的心理反应也愈发突出。如果得不到及时处理，就会对病情稳定、疾病转归等有不同程度的影响。需要指出的是，那些已丧失意识的患者不在此讨论之列。

3. 围手术期患者的心理反应 手术作为一种应激或创伤，可引起患者一系列的心理反应。严重消极的心理反应可直接影响手术及预后。所以护理人员应该了解围手术期患者心理反应的特点，采取适当的措施，帮助他们顺利度过围手术期，取得预期的手术效果。在围手术期的不同阶段，患者的心理反应会有所不同。

4. 临终患者的心理反应 临终是指生命过程即将终结的阶段。这一过程长短不一，呈渐进性发展。护理人员是临终患者的主要照顾者，需要了解他们的心理反应，采取适当的心理护理措施，给予最大的关怀，让他们无憾地走完人生的最后旅程。

临终患者通常会经历五个心理反应阶段。

（1）否认期：患者得知自己病重面临死亡，极力否认，拒绝接受事实，心存侥幸地四处求医，希望原来的诊断是错误的。

（2）愤怒期：指否认无法再持续时，患者会表现出生气和激怒，其发泄的对象可以是医护人员、亲属、朋友、同事等，甚至是对医院的制度、治疗等方面表示不满。

（3）协议期：指患者开始接受事实，但对康复仍抱有希望，甚至是幻想，为了尽量延长生命，会对医务人员提出很多承诺，会积极配合治疗。

（4）抑郁期：指患者虽然经过积极治疗，仍感觉身体状况日趋恶化，知道已经无法阻止死亡，表现出悲伤、退缩、情绪低落等，要求与亲朋好友见面，希望自己喜爱的人来照顾和陪伴。

（5）接受期：指患者经过一切努力、挣扎后变得平静，同时接受即将面临死亡的事实。表现为喜欢独处、情感减退、睡眠时间增加，静静等待死亡的到来。

二、患者的心理需要

患者的心理需要指对某种目标的渴求和欲望，是个体心理和生理稳态需求在大脑中的反映。需要是人心理活动和目标行为的基本动力，当需要得到满足时，人们会高兴、愉快，否则会愤怒、忧郁。患者生病后，除具有一般人一样的心理需要外，还有因患者角色带来的特殊心理需要。护理人员需要了解这些心理需要的基本特征和主要内容，以便顺利地、有效地实施心理护理措施。

（一）患者心理需要的基本特征

患者的心理需要因患者的年龄、性别、人生阅历、人格、疾病、治疗、预后等的不同而有差异。但是与患者角色这一因素相关的患者或患者心理需要同样存在一些共性特征，具体如下。

1. 多样复杂性　人类的心理需要本身就是复杂的多维结构，通常由多个层次、多个内容交错重叠，而且事随境迁。患病后，因为疾病行为、患者角色等引发的多种心理活动，使患者的心理需要变得更加错综复杂。在求医过程中，患者可能需要面对多种高强度的心理需要，如病痛的折磨、担心疾病的预后、与亲人的分离、适应陌生的环境，这些很容易导致内在动机的多重趋避冲突，进而引起一系列心理问题。

2. 不稳定性　在患者的求医诊治过程中，随着诊治的进程和与此相关的社会因素的变更，占患者主导地位的心理需要也常常随之而变。如就诊前，患者可能因担心医护措施的不良反应而使“安全需要”成为这个阶段心理需要的主题；随着诊疗的进行和病情的好转，“归属与爱的需要”上升为心理需要的主宰；如果病情再次反复或恶化，“健康需要”又成为患者心理需要的主导。

3. 不可预料性　一旦生病，意味着患者某些功能的减低或丧失，使患者日常需要的内容发生较大改变，可能平时从未在意的需要突然之间上升到患者心理需要的主导地位，患者因始料不及而备受挫折。例如平素体健的患者，因患严重疾病而卧床不起，很难适应凡事求人照顾的窘迫境遇，如饮食需要有人协助，大小便需要有人帮助。突发事件可让原本自尊强烈的患者难堪，产生无法预料的心理需要，导致患者内心激烈冲突和行为不知所措等。

4. 其他　如患病后，往往高层次心理需要减弱，低层次心理需要相对突出；患者的心理需要主要围绕疾病或与之相关的社会因素的心理需要。

（二）患者心理需要的主要内容

不同疾病的患者在心理需要上既存在因人而异的独特性，也存在相似的共同点。归纳起来，各类患者的心理需要主要有如下几个方面。

1. 生理和健康的需要　患病后，在个体丧失部分组织器官或某种躯体功能后，患者往往会深刻体会到健康的宝贵。恢复健康基本上成为患者的第一需要，他们将很大一部分注意力集中到强健体魄或健全功能方面。为了恢复健康，平时的生理需要也相应发生了改变，如对营养、睡眠的需要，要与疾病的要求相适应。有的人过度关注病程中的细微变化，急于康复的心态可能导致患者对康复细微偏差的不接受。

2. 安全的需要　生病后，患者由于自我保护能力的下降，以及在治疗操作中对患者心身安全的潜在性威胁的存在，如药品的不良反应、手术和特殊检查所致的意外，将显著增强患者保障安全的需要。例如，很多患者因为对医疗知识的一知半解，常常会为“空气是否会因静脉输液而进入血管”“胃镜检查会戳穿食管”等情况而焦虑。如果这些焦虑得不到及时处理，患者可能持续处于警觉状态，这对心身健康极为不利。

3. 角色适应和群体归属的需要　在患病前，个体是社会角色，多具有多重性，其爱、归属等需要可以从很多方面得到满足。生病就医，特别是住院后，患者的原有社会角色突然丧失，使其感到孤立无援，与其他任何时候相比，此时更需要别人的情感支持。因此，患者首先要适应从未体验的新角色，其次需要获得新的人际群体的接纳和认可。如果适应不良，则将会损害健康或导致康复进程受阻。

4. 安抚和刺激的需要　患者在患病的初期或病情加重恶化的阶段，他们往往表现出情感脆弱的一面，特别渴望得到他人的同情、安慰，他们也非常在意别人对自己的态度，希望所有与他接触的人包括有医护人员和亲友都应该和颜悦色、体贴入微；有时候一些不经意的言行都可能引起患者较大的冲突或挫折。相反，在患病的恢复期，病情由危转安的阶段，其处于主导地位的需要可能将由“健康、安全”等转向寻求新鲜刺激等方面。由于受到医院条件的限制，如探视时间、信息交流受阻，这种需要往往难以得到满足，将不利于患者的心身康复，有的甚至因为不当地释放刺激引发人际冲突。由于第二种需要常常被人们忽略，护理人员应警惕后一种需要。

5. 信息的需要　患者的信息需要主要是指与疾病相关的信息内容。在诊疗期间，患者往往千方百计地收集一切与疾病相关信息，以确保自己的切身利益。及时、准确地获得所需信息，将大大减小患者的焦虑、恐惧和不安，有利于患者康复。反之，可以导致病友之间以讹传讹，对心身康复产生消极的导向。因此，护理人员应及时满足患者对信息的需要，适时给患者以疾病知识防治的健康教育。

6. 尊重的需要　尊重是人类高层次的需要，并不因角色改变而丧失或减弱。相反，他们往往因为功能的受损而对别人如何看待自己极为敏感，自尊心很容易受到伤害。他们希望获得他人的理解和尊重，尤其是医护人员的关心和重视。尊重的需要如果不能得到满足，会使患者产生自卑和无助的感觉，甚至转化为不满和愤怒。因此，医护人员在诊疗过程中需要以真诚的态度去尊重患者，避免那些会伤害他们自尊心的事情，如在公开场合议论患者的隐私（特别注意的是，在教学查房时也是不允许的）。

三、患者的心理特征

人在生命的不同各年龄段，心理反应有很大的差异。针对不同年龄阶段患者的心理特点，选择适宜的心理护理方法和措施，能有效地预防患者心理应激反应和冲突。达到预期的心理护理目标。

（一）儿童患者的心理特征

儿童具有想象力丰富、好奇心和求知欲强烈的心理特点。儿童期年龄范围较大，不同年龄阶段的心理发展特点突出，差异性较大。儿童对疾病缺乏足够的认识，患病带来的痛苦与不适，常会引起很大的心理变化，如焦虑、烦躁、睡眠障碍及感知觉异常。护理人员在临床护理儿童患者时，特别要注意其生理、心理及成长环境、教育方式等因素，选用儿童容易接受的方法实施心理护理。儿童患者的心理护理，护理人员不能按部就班按成人患者的心理护理进行。护理人员在护理操作前先要和患儿进行语言和非语言的交流沟通，如在注射前，可与患儿拉拉手，对提出的要求做出承诺，语气要亲切温柔，使患儿感到安全。并要重视与其家人的沟通与交流，指导家长按时探望、支持鼓励患儿的进步。

（二）青年患者的心理特征

青年初期是体格和心理快速发展期，一般情况下心理的发展略滞后于体格发育。表现为精力充沛、求知欲望强烈，心理活动错综复杂，勇于挑战自我。憧憬未来，对求学、职业、婚姻和家庭有美好的向往。生病后情绪变化无常，任性、易激惹是青年患者的心理特点。护理人员要掌握心理特点和表现行为，给予耐心疏导、心理支持并理解患者的行为。根据青年患者的心理特点，心理护理要做到以下几点：①向患者提供诊疗的有关信息，使患者主动配合治疗与护理。②提供心理支持，鼓励患者宣泄心理压力，耐心听取患者的倾诉。③满足患者的求知欲望，开展心理健康教育，丰富文化娱乐活动，激发生活的乐趣。④协调各种人际关系，指导患者调整思维，保护自尊心，满足青年患者的心理需求。

（三）中年患者的心理特征

中年期是人生成就事业的巅峰时期，中年人是社会的脊梁和家庭的支柱，肩负着赡养老人、抚养子女的重任。一旦生病会出现复杂的心理应激，如急躁与焦虑、悲观与抑郁。中年后期易出现围绝经期综合征，是由于内分泌改变，激素水平下降，导致生理出现退行性改变等及产生相应情绪。受生理、心理及社会因素的影响，临床症状因人而异，尤其女性患者的临床表现更为显著。有些患者由于家庭结构的改变，如空巢家庭、离异或丧偶等，易加重患者的心理反应，出现心烦、易激惹、焦虑不安、入睡困难、头痛、潮热、情绪不稳等临床常见的症状。护理人员应针对患者的心理反应、病情变化、家庭背景、经济状况和个性特征，进行心理评估，分析判断患者的心理问题。

心理护理要注意做到以下几点：①主动关心患者，积极疏导心理问题，消除患者疑虑，增强患者治疗的信心，安心治疗，做好患者的“参谋”。②尊重患者的人格，了解患者生活的背景，在交谈中做到举止礼貌，帮助患者解决其心理问题，安慰、鼓励患者配合医疗护理活动。③体贴关心围绝经期患者，分析影响心理健康的因素，改变对围绝经期的生理、心理变化的认知，减轻患者心身负担，适当参加文体娱乐活动。④帮助指导增强体质，延缓衰老，促进康复。

（四）老年患者的心理特征

老年期是生理呈现老化、体弱多病的特殊时期。根据老化的心理学理论，心理与社会方面的老化则受个人认知、社会化过程、身体功能退化与社会的期待等因素影响，而具有其独特性。护理人员为老年人提供护理时，不仅要关注老年人的生理功能退行性改变，还应注意老年人的心理健康与维护。

1. 增强自我照顾能力 老年人生病以后，在许多时候都生活在依赖、无价值、丧失权利的感受中，自我照顾意识淡化，久而久之，将会丧失生活自理能力。因此，要善于运用老年人自身资源，以健康教育为干预手段，采取不同的措施，尽量维持老年人的自我照顾能力，巩固和强化其自我护理能力，避免过分依赖他人护理，从而增强老年人生活的信心。

2. 保护老年人的自尊 老年人社会阅历丰富，是社会、家庭中被尊敬的对象，对身体力不从心的现象很难认同，表现出固执、刻板、喜欢别人顺从自己，有时会争胜好强，住院后希望得到医生、护理人员的重视与尊重。老年人不服老，不愿听从他人意见，有时因固执己见而致摔倒、跌伤等意外事故发生。

3. 提高生活质量 精神科医生艾瑞克生（Erikson）的人格发展理论认为，老年阶段的任务是发展自我整合，而不是单纯满足长寿的愿望。心理护理的目标不仅是疾病的转归和寿命的延长，还应促进老年人在生理、心理和社会适应方面的完美状态。动员老年人积极参加力所能及的文体活动，感受人际互动的乐趣，体现生命的意义和价值。改变不良的认知和行为，保持乐观豁达的心理状态，做到年高不老、寿高不衰，保持生命的活力，提高生活质量。

第四节 常见心理问题的护理方法

心理问题的表现形式多种多样，如焦虑、恐惧、抑郁、孤独、依赖、退化、愤怒、猜疑、个人应对无效、自我概念紊乱。下面择选在日常护理工作中较常见和典型的四种护理诊断阐述其具体的心理护理方法。希望读者可以举一反三，根据所学的理论在临床中不断摸索、总结，逐步提高自己的心理护理技能。

一、焦虑

焦虑（anxiety）是一种缺乏明显客观原因的紧张、内心不安或无根据的恐惧。主要表现为患者感到紧张、不愉快，甚至痛苦和难以自制，严重时可伴有自主神经功能紊乱的症状。此处的焦虑主要是指病态的焦虑，无明确的指向性。而人们在遇到某些事情如挑战、困难或危险时也会出现焦虑，这是一种正常的情绪反应。还需要指出的是，本节所说的“焦虑”仅仅指一种症状或护理诊断名词，不是“焦虑症”这类疾病。

（一）常见的表现形式

一般来说，焦虑的症状常分为生理焦虑、精神或心理焦虑两种形式。

1. 生理焦虑 常表现为胸闷、心悸、气短、胸部压迫感，严重时有窒息感和濒死感；头痛、头晕、失眠、乏力；腹胀、腹部不适、嗳气、食欲缺乏；多汗、怕冷、面色潮红、血压不稳；尿频、尿急、便秘、腹泻等症状。

2. 精神或心理焦虑 常表现为焦虑不安、烦躁、紧张、恐惧，注意力下降、感知觉障碍等。

（二）心理护理目标

心理护理目标主要是降低焦虑的程度，改变对焦虑的错误认知，运用有效的应对模式控制焦虑，最后达到能辨认焦虑行为、应用技巧、最大限度地减少焦虑，获得生理和心理上的舒适感。

（三）常采用的心理护理措施

1. 建立良好的护患关系 建立良好的、相互信任的护患关系，是对焦虑进行心理护理的基础和关键的一环。要给患者提供倾诉焦虑感受和焦虑原因的机会，同情、理解患者所表现出来的焦虑症状，用关心、温和的语气和患者交谈，鼓励患者尽情倾诉，接受患者的言行并给予关注。

2. 改变对焦虑的认知 借用心理咨询和心理治疗的技巧，让患者认识到这些症状仅仅是焦虑的表现，而不是身体严重疾患的信号，不必过度紧张和害怕。学会辨认焦虑症状，鼓励讨论引起焦虑的原因。

3. 学会应对压力的技能 在一定的理论基础上，引导患者选择和自行设想适合个人的应对焦虑的方法和技能，对患者所表现出的疑问和不解，护理人员应耐心说明、解释，协助他们采取有效的应对方式和措施。

4. 使用放松技术 一般认为，放松技术可以有效改善焦虑的症状。放松技术有很多种，如呼吸放松训练法、想象放松训练法、自我暗示放松训练法、肌肉放松训练法等。肌肉放松训练法因为简单易行，是临床护理中常用的方法。

5. 鼓励参加活动 参加适当的活动可以帮助患者将向内部自身的注意力转移到自身之外的环境中，可以有效缓解焦虑。需要注意的是，这些活动一定要是患者熟悉和感兴趣的，否则达不到预期的效果，如散步、慢跑等。

6. 药物治疗 如果症状严重，采用心理行为等护理措施仍不能缓解，可告知医生或请心理－精神科会诊，采用药物治疗缓解焦虑，如苯二氮䓬类（如阿普唑仑、劳拉西泮）、坦度螺酮、普萘洛尔等。

二、个人应对无效

个人应对无效（personal response ineffective）是个体在面对内部或外部的困境和难题时，不能采用有效的认知和行为使其适应或摆脱情景的状态。一个人在面对需求不能满足或面对内部、外部不利因素时，通常会采用各种各样的方法和措施对自身和环境的控制进行重新调整，以便摆脱困境，促进心身健康。如果这些应对无效，患者面对各种应激源就不能采用有效的应对方法和运用应对机制来处理应激事件。

（一）常见的临床表现形式

1. 生理症状 常表现为气短、血压增高、皮肤苍白、失眠、乏力、头痛、肌肉紧张、食欲缺乏等症状。

2. 心理症状 信心不足，自认为缺乏能力，不能应对面临的问题或困难；角色适应不良；社会参与和沟通方式的改变；情绪紧张、抑郁；慢性焦虑，如愁眉苦脸、坐立不安、过度吸烟饮酒；感知觉障碍，如感觉迟钝，分析判断问题的能力下降；消极认识，自卑或自负。

（二）心理护理目标

心理护理目标为帮助患者认识和采用有效的应对方法解决遇到的困境或压力；改变认

知，使患者认识到过去采用的不良方法和相应的结果，学会新的、有效的应对方法；能与护理人员交流自己的需要和感受；开始接受和认识自己，能清楚地认识到自己对自身行为的影响；学会采用多种方法应对自己的不良感受。

（三）常用的心理护理措施

1. 评估诊断 帮助患者分析并确认存在的否认，鼓励患者自由地表达自己的感受，教会他们减轻压力的方法。评估患者胜任各类角色的能力，鼓励患者在护理人员的指导下逐步解决问题。

2. 鼓励患者面对困境 和患者共同探讨多种应对方法和相应的结果，让患者选择最佳应对方式，尽可能减少挫折。对患者正确的、新的应对方法予以正面反馈，及时给予肯定和鼓励。对患者既往采用的不良应对方法，如酗酒、药物滥用等行为结果进行说服教育，让其认识到危害和对自身的不利影响。

3. 实践和演练 提供演练场所，鼓励患者应用新的应对方式去解决问题，并对应对结果进行评估。如果患者有实际困难需要面对，帮助他们采用有效的应对方法予以解决。

4. 提高沟通能力 可以采用提供小组活动的形式，让患者能够充分表达自己的认知和情感；鼓励患者参加各类社会活动。这些都可以通过提高患者的沟通能力，从而间接提高患者的应对能力。

三、恐惧

恐惧（fear）是人类及其他生物共同具有的一种心理活动现象或状态，人类及其他生物在面对现实或想象中的危险或自己厌恶的事物等时产生的惊慌和紧张，可能伴有心率改变、血压升高、颤抖等生理上的应激反应，特别严重时甚至发生休克、心搏骤停等意外事件。心理学将恐惧解释为一种企图摆脱、逃避某种情境而又无能为力的情绪体验。恐惧是正常人所有的有益的防御反应，是人类及其他生物长期进化、适应环境的结果和手段。但如果超出一定的限度，就是病理性恐惧，即恐惧症，分为广场恐惧症（害怕密闭或空旷的场所）、社交恐惧症（害怕交往，尤其是人多的地方）和特定恐惧症（只针对特定的物体或动物，如花圈、坟堆、蛇、老鼠）。恐惧还要与焦虑鉴别，恐惧一般都有指定的恐惧对象，而焦虑多数情况下没有特定的焦虑对象，患者本人也不知道紧张什么。

（一）常见的表现形式

1. 生理症状 常表现为心悸、气短、血压增高、皮肤潮红或苍白、多汗、乏力、肌肉紧张，甚至颤抖、瞳孔散大等症状。严重时甚至出现休克、心搏骤停，危及生命。如果长期存在恐惧，则会影响睡眠、食欲等。

2. 心理症状 患者对特定情境的恐惧超出正常反应，表现为心神不宁、束手无策、恐慌、烦躁不安，注意力增强，将全部注意力集中到威胁上。如果恐惧不能及时解决，患者可表现出悲伤、绝望、哭泣、易激惹或退缩，不愿意与人交流。有的甚至出现敌意情绪和行为。

（二）心理护理目标

对恐惧的心理护理，需要达到以下四个方面的目标：①改善认知。使患者能够认识到恐惧，并在护理人员的帮助下分析引起恐惧的原因。②学习应对技巧。通过学习，使患者掌握减轻恐惧的方法。③降低恐惧程度。通过练习和治疗，逐渐降低患者的恐惧程度，使其生理和心理的舒适度增加。④消除恐惧。通过心理护理，最终患者可以较为轻松地暴露在所恐惧的场所或事物面前。

（三）常用的心理护理措施

1. 分析和评估　收集资料，分析引起恐惧的原因和影响因素。可以利用心理学的理论，如精神分析技术和催眠技术，寻求在潜意识里存在的导致恐惧的事件或内心冲突。评估包括两个方面：一是引起患者恐惧的情境，如环境的变化、生理功能的变化、手术或特殊检查。例如，有的患者在做磁共振成像（MRI）时非常恐惧，甚至难以完成等。二是评估患者症状的严重程度。从生理和心理两个方面考虑，确定症状等级，以便针对性护理。如从最低等级的症状着手，根据护理效果，逐渐提高症状等级，直至达到预期的心理护理目标。

2. 改善认知　采用一对一的心理护理、小组讨论、学术讲座等方式，使患者能够识别恐惧的症状、自行分析引起恐惧的原因以及恐惧的应对方式等，使他们知道恐惧可以控制和治疗。很多恐惧是因为一些错误的认知，例如一个害怕打针的患者，是因为害怕打针会损伤神经等。像这样的患者，在认知改变后可以缓解相应的恐惧症状。即使是原因不明或难以处理的心理症状，在改善认知后，恐惧的症状程度一般也会有所减轻。

3. 有效支持　患者在得到有效的情感、社会支持系统、信息等支持后，往往可以减轻恐惧的症状或能有效应对恐惧。①护理人员应该认真介绍医院环境、医护组成和技术特色、病房室友等，减轻患者对陌生和医疗的恐惧，建立他们的安全感。②当患者感到恐惧时，及时采取措施避开刺激，陪伴患者，耐心倾听其恐惧的感受，用温和的语言给予安慰。③使患者知道他们可以从社会支持系统寻求帮助，从而缓解恐惧。④提供、解释与患者恐惧原因相关的正确信息，如有关手术和麻醉等医疗程序的基本情况，特殊检查需要的配合及可能引起的不适或痛苦等，消除其不正确的猜疑，降低患者的恐惧。

4. 应对技能　很多心理学技术可以有效控制或减轻恐惧的程度，如肌肉放松训练法、系统脱敏疗法，如在学会放松后，让患者反复观看与恐惧情境有关的录像或身临恐惧场所，如果恐惧明显，应用放松技术减轻恐惧。反复训练，可以达到改善恐惧的效果。

四、自我概念紊乱

自我概念（self - concept）是个体对自身存在的体验，是个体通过自己的经验和在行为中的反省以及他人的反馈，逐步形成对自身的定位，包括自我认知、自我体验和自我监控。自我概念紊乱（self - concept disorder）是个体在怎么看待、怎么感觉和怎么思考自己方面处于消极变化的状态，包括自尊、自我形象、角色行为和自我认同、自我理想等方面的变化。自我概念紊乱的内涵较广，存在多条护理诊断，如自我形象紊乱、自尊紊乱、慢性自尊低下、个人身份紊乱。

（一）常见的表现形式

1. 自尊低下 自我概念紊乱的患者往往会出现对自我的负面评价，感到无助、无能、无望，总是在有意或无意中表露出对自己能力的否认。常表现为对自己的无端挑剔，认为自己事事都不如人、自己很笨，常不切实际地贬低自己；或自暴自弃，当面对日常生活、工作、学习中的一些问题时，往往选择逃避而忽视自己的能力和责任；或自罪自责，经常为一点小事而责备自己或过分担忧；或矛盾情绪，因为不安全感而做任何事情总是犹豫不决；或被动依赖，在跟他人的交往中总表现出畏畏缩缩，缺乏主动性。

2. 自我形象改变 患者对自己身体的感知出现消极的评价，包括体型、功能和结构等。如面部外伤手术后的女孩，即使医护人员反复向其说明恢复得很好，基本上完好如初，但是她还是不敢照镜子，不愿见以前熟悉的人，特别是同学、同事和朋友。也有的患者无法接受失去身体某部位的现实，生活痛苦，逃避或拒绝社交。这些消极的观念或想法，不仅损害患者的社会功能，还会直接或间接地影响疾病的康复。

（二）心理护理目标

心理护理目标主要包括以下四个方面。

（1）护理人员协助患者建立正确的自我评价，当面对问题时，可以表现出恰当的感知或行为。

（2）在护理人员的帮助下，能认识到自己的长处和能力。

（3）通过心理护理，逐步减少对自己的负面评价，增强自尊和自信。

（4）经过一系列的心理护理措施，患者最终可以正确地进行自我评价，积极参与康复训练。

（三）常用的心理护理措施

1. 建立良好的护患关系 自我概念紊乱的患者往往自卑、退缩，不敢与人交往。因此，应建立良好的护患关系，让患者接受自己是实施心理护理的基础和前提。护理人员可以借助服务患者的机会和身份，渐进性地拉近与患者的距离。在接触患者时，注意使用一些心理咨询或心理治疗的技巧，如尊重、接纳、关注，积极进行正面反馈。

2. 分析和评估 在取得患者信任的基础上，充分收集资料，分析导致自我概念紊乱的可能原因和影响因素。评估患者出现自我否认、自我贬低想法的情境和症状严重的程度；评估与低自尊相关的因素，是否存在抑郁的情绪，有没有自杀意念或想法。

3. 改善认知 可以采用多种形式，如组织表现相似的多名患者进行讨论、一对一的心理护理等，鼓励他们说出自己的想法和感受，使患者能够认识到自己存在很多长处，或者认识到自己的身体没有想象的糟糕，提高对自我形象的认识，逐渐增强患者的自尊，最终在护理人员的帮助下，建立符合实际的自我理想、期望和目标。

4. 有效支持 患者的社会支持系统越完备，所获得的相关信息就越丰富，其自我概念紊乱出现的概率就越低，或者出现后消退得越快。因此，护理人员在对这部分患者作心理护理时，注意帮助患者利用家庭和社会等支持系统去促进自我探索，逐步形成正确的自我形象、自我认知。帮助患者学会或加强交流的技能，帮助患者获得相关的有用的信息。鼓励患者主动参与或寻找解决问题的办法，使患者对自己生活的感受进行重新控制，让患者感觉到自己是有价值的人，增进其自信心，重拾自尊，完全接纳自己。

本章小结

思考题

1. 心理护理的定义是什么？与其他护理方法的关系如何？

2. 简述心理护理的基本方法和基本程序。

3. 心理护理的原则和注意事项有哪些？

更多练习

（王凤琴　惠春影　才　岩）

第七章　临床常见疾病患者的心理护理（一）

学习目标

1. 素质目标

（1）关注患者的心理应激，建立“生物－心理－社会”的整体护理意识。

（2）培养学生识别患者常见疾病并帮助其应对的意识，促进患者全面康复。

2. 知识目标

（1）掌握：呼吸、循环、消化、泌尿系统常见疾病的心理社会因素。

（2）熟悉：呼吸、循环、消化、泌尿系统常见疾病的临床表现。

（3）了解：呼吸、循环、消化、泌尿系统常见疾病患者的心理问题及心理护理措施。

3. 能力目标

（1）能够应用本章所学知识，进行一次模拟实践，能正确识别患者心理社会因素，能熟练为模拟患者进行心理护理，态度和蔼、言语通俗易懂。

（2）通过临床护理查房，能够运用所学知识对本章所讲述的常见疾病进行正确临床心理评估并能为患者进行心理护理；患者能够理解并接受所采取的心理护理措施。

案例

【案例导入】

患者，女性，63岁。患者因为家人（儿媳）将剩菜倒掉，觉得太过浪费而引发争吵后突发心悸、气促30分钟，出现心前区疼痛，头晕、四肢麻木、呕吐，于2023年5月7日送入呼吸科。

既往史：无。神志清楚，精神差。查体：体温37℃，脉搏138次/分，呼吸30次/分，血压125/60mmHg。双侧瞳孔等大等圆，约0.3cm。血气分析示：pH 7.79（7.35～7.45），PaO_2 82mmHg（80～100mmHg），$PaCO_2$ 34mmHg（35～45mmHg），BE －2mmol/L（－3～＋3mmol/L），HCO_3^- 17.5（22～27mmol/L）。心电图：窦性心动过速。诊断：高通气综合征。

【请思考】

如何为该患者进行心理护理？

【案例分析】

第一节　呼吸系统疾病患者的心理护理

现代医学模式已转变为“生物－心理－社会”医学模式，而情绪、个性、不良行为、心理应激四大因素的产生、发展、转归在治疗过程中均起到重要作用，因此临床治疗中越来越注重住院患者的心理情况。对于呼吸系统疾病患者，除在接受治疗的全过程中做好基础护理、提高护理质量外，护理人员还必须做好患者的心理辅导与调节，稳定患者情绪，缓解其心理压力，帮助增强适应能力。

一、常见疾病概述

（一）支气管哮喘

1. 概念　支气管哮喘（bronchial asthma）简称哮喘，是一种以慢性气道炎症和气道高反应性为特征的异质性疾病。包括气道慢性炎症、气道对多种刺激因素呈现的高反应性、多变的可逆性气流受限和气道重塑等主要特征。临床表现为反复发作的喘息、气短、胸闷或咳嗽等症状，多于夜间及凌晨发作或加重，多数患者可自行或治疗后缓解。哮喘较早被列入心身疾病。近年来虽然哮喘的“变态反应机制”逐步被阐明，但其心理社会因素仍被认为是诱发或加重哮喘发作的因素。有学者主张，可根据生理因素或心理社会因素致病作用的主次程度将哮喘分为两大类：①心身疾病类。特点为发作时间短，常能自行缓解。②躯体疾病类。特点为病情较重，发作时间长，必须使用支气管扩张药或糖皮质激素才能缓解。

2. 临床表现　哮喘患者的常见症状是发作性喘息、气短、胸闷或咳嗽等症状，少数患者以胸痛为主要表现。这些症状常在患者接触烟雾、香水、油漆、灰尘、宠物、花粉等刺激性气体或变应原之后发作，夜间和/或清晨症状也容易发生或加剧。大多数患者在哮喘发作时自己可闻及哮鸣音。症状常为发作性，多数患者可自行缓解或经治疗后缓解。如哮喘反复发作可导致慢性阻塞性肺疾病、肺气肿、肺心病、心力衰竭、呼吸衰竭等并发症。

3. 心理社会致病因素

（1）负性生活事件：研究表明，患者所经历的生活事件能够诱发、加重哮喘，如暗示、催眠等可引发哮喘。早在1886年，麦肯齐（Mackenzie）就曾报道1例女性哮喘患者对玫瑰花过敏，当她看到人工玫瑰时，也有典型的鼻塞及哮喘样反应，这表明暗示可诱发哮喘发作。经历慢性应激性生活事件的人，在事件发生2周内发生急性哮喘的风险是一般情况下的3倍。对支气管哮喘患者使用生活事件量表进行评定，通常负性事件分值 >30 分。特别是高危家庭如单亲家庭、家庭关系不睦或家庭成员长期患病，哮喘的发病率显著提高。

（2）情绪：哮喘的发病和病程受情绪的影响，激烈的情绪变化可以诱发哮喘。哮喘患者受暗示性强，易出现紧张、焦虑、恐惧、愤怒等，这些负性情绪可导致患者呼吸困难，引发哮喘发作。负性情绪和兴奋情绪状态都能增加哮喘患者的气道阻力，加重已经存在的过度通气，加剧哮喘。焦虑和抑郁是哮喘最常见的情绪诱因，抑郁的强度与哮喘患者的呼吸困难程度、晨起症状的严重程度均有显著的正相关。焦虑可以诱发哮喘，哮喘引起的窒息感、呼吸困难等可导致患者紧张和恐惧，紧张和恐惧又会加重焦虑的程度。

（3）个性特征：从20世纪20年代起，心理学家对哮喘患者个性特征做了大量的研究，哮喘患者的个性表现为自我中心、依赖性强、希望别人同情、过分要求别人照顾和注意、幼稚、情绪不稳定、焦虑、内向、易受暗示等。国内有人用16PF探测哮喘患者个性特征，发现男、女性均表现为顺从、随和、对工作负责，其心理防御机制不成熟，对事敏感、被动、懦弱。艾森克人格问卷调查表明，哮喘患者在个性特征上更加敏感和更加倾向于掩饰自己的问题，多表现为情绪不稳定、易激惹，对外界刺激易产生过强的反应、容易导致情绪的波动。儿童哮喘患者多表现为内向和掩饰。

（4）亲子关系：在哮喘患儿的亲子关系研究中，许多学者发现，过分溺爱、过分保护的家庭教养方式是引发哮喘发作潜在的危险因素。特别是当患儿发病时，家长更是小心翼翼，一味满足患儿提出的各种要求，包括过分的要求，唯恐影响患儿情绪而加重病情，使患儿形成一种病态心理模式，即当患儿因某些需要得不到满足时，心理上就如同受到一种强刺激，诱发哮喘发作，哮喘发作好似一种为达到某种要求的“躯体语言”，致使儿童通过操作学习机制形成条件反射，致哮喘发作更容易延续。另一种常见的亲子关系是家长对患儿关心少，父母对患儿关心不足，导致患儿感到被父母冷落、厌弃，从而加重焦虑、抑郁和沮丧等负性情绪而致病情加重。

（二）高通气综合征

1. 概念 高通气综合征（hyperventilation syndrome）是由明显的心理社会因素引起的阵发性呼吸增快，通气和换气过度，进而导致二氧化碳丢失过多，出现呼吸性碱中毒及神经肌肉应激性增强的一组疾病。急性发作时间较短，多为10分钟左右，少数可长达20～30分钟，多自行缓解。患者以青年女性多见，25岁左右是高发年龄段（60%），女性发病为男性的1.6～2.0倍。随着年龄的增长，男女病症都会减轻。高通气综合征90%以上由心理因素而非器质性因素引起，是一种典型的心身疾病。

2. 临床表现

（1）呼吸系统：常见症状有休息时呼吸困难、气短或憋气，伴有频繁的叹息。特殊的呼吸形式：呼吸频率加快，节律不均匀，频繁叹息样呼吸。以胸式呼吸为主，腹式呼吸基本消失，持续性胸痛。

（2）循环系统：心前区疼痛、心悸和心律失常。常见的心律失常有室性期前收缩、阵发性室上性心动过速、房性期前收缩、短阵性心房扑动。各种心脏结构和功能检查均正常。

（3）神经系统：多数患者伴有头晕症状，常常描述为“眼前发黑”，尤其是从蹲位或坐位突然站起时明显，感到周围物体在转动。其他症状还有视物模糊、手足和上下肢麻木、四肢强直，甚至晕厥等。

（4）其他表现：个别患者可伴发低热，体温为37.5℃左右，不超过38℃。发热的原因可能是下丘脑体温调节中枢受累。多数患者可有消化系统症状及其他症状，如乏力、失眠、头痛、肢端湿冷、注意力下降。

3. 心理社会致病因素

（1）个性特征：神经质倾向或癔症性格是本病的主要个性特征。患者大多数敏感、多疑、恐惧、沮丧、人格不成熟，通常表现为特别遵守规矩、和蔼可亲、随和、忠于义务等，但实际上是怀有恐惧性格的外在表现。患者还倾向同某个有决定能力的人形成依赖关系，如果失去这种提供安全感的关系则会手足无措，心理测验中也表明患者有寻求援助和保护的迹象。患有慢性高通气综合征的患者常有失落感和不容他人成就的情绪。高通气综合征儿童表现为活动水平高、节律性差、适应性慢、注意力易分散、心境消极。

（2）负性生活事件：经历严重负性生活事件可诱发高通气综合征，大多数患者在发病前有精神创伤史或过度劳累、精神紧张、应激等心因性诱因。生活和工作中出现的各种负性事件都会作为应激源使患者发生高通气综合征。汪琪等对住院高通气综合征儿童的病因调查发现，该病的诱因是家庭和学校对儿童的管理过于严厉，而家庭因素明显高于学校因素。在家庭生活环境中，诱发本病的典型情形可能是：家长，尤其是母亲的唠叨和责骂过多，儿童多与父母同居一室，难以脱离家庭环境。在学校的学习环境中，诱发本病的常见情况是老师要求高，儿童自认为考试成绩不理想。

（3）遗传因素：有研究表明，高通气综合征与焦虑障碍（特别是其中的惊恐障碍）有着共同的生物学基础。

（三）慢性阻塞性肺疾病

1. 概念　慢性阻塞性肺疾病（COPD）是一组以气流受限为特征的肺部疾病，气流受限不完全可逆，呈进行性发展。确切的病因尚不完全清楚，但认为与肺部对有害气体或有害颗粒的异常炎症反应有关。因肺功能进行性减退，严重影响患者的劳动能力和生活质量，由此给患者造成了巨大的心理和经济负担。

慢性阻塞性肺疾病包括慢性支气管炎和肺气肿，疾病往往呈现进行性和不可逆性，影响患者的生活质量并引发心理障碍。呼吸困难是COPD最常见的典型症状，据统计，98%的COPD患者经历过呼吸困难，其中有47%的COPD患者会引发呼吸困难恐惧。

2. 临床表现

（1）症状：具体如下。①慢性咳嗽：随病程发展可终身不愈。常晨间咳嗽明显，夜间有阵咳或排痰。②咳痰：一般为白色黏液或浆液性泡沫性痰，偶可带血丝，清晨排痰较多。急性发作期痰量增多，可有脓性痰。③气短或呼吸困难：早期在较剧烈活动时出现，后逐渐加重，以致在日常活动甚至休息时也感到气短，是COPD的标志性症状。④喘息和胸闷：部分患者特别是重度患者或急性加重时出现喘息。⑤其他：晚期患者出现体重下降，食欲缺乏和营养不良等。

（2）体征：早期可无异常，随病程进展出现桶状胸，呼吸浅快，严重者可有缩唇呼吸等。触诊双侧语颤减弱或消失。肺部叩诊呈过清音，心浊音界缩小，肺下界和肝浊音界下降。两肺呼吸音减弱，呼气延长，部分患者可闻及湿啰音和/或干啰音。

3. 心理社会致病因素　抑郁、焦虑和恐惧是患者常见的情绪问题。慢性阻塞性肺疾病患者心理测验表明，患者大多性格内向、暗示性较强，存在一定的情绪障碍。长期的负性情绪使患者处于慢性应激状态。目前，对慢性阻塞性肺疾病患者的个性特征研究较少，有待于进一步探索。由于病程长，大部分患者的遵医行为较差，要么轻视病情，要么夸大病情并形成药物依赖，且无论轻视或夸大病情的患者都同样忽视锻炼、呼吸训练、营养及情绪的作用。

（四）肺结核

1. 概念 肺结核（pulmonary tuberculosis）是结核分枝杆菌引起的肺部慢性传染性疾病。结核分枝杆菌可侵及全身几乎所有脏器，以肺部最为常见。结核病是传染性疾病领域死亡人数第一位的呼吸道传染病。临床观察和相关研究证实，心理社会因素对结核病的发生发展有一定影响。近年来，结核分枝杆菌高感染率、高耐药率等，使患者产生了巨大的心理负担。

2. 临床表现

（1）症状：具体如下。①全身症状：发热最常见，多为长期午后低热。部分患者有乏力、食欲缺乏、盗汗和体重减轻等全身症状。②呼吸系统症状：咳嗽、咳痰、咯血、胸痛、呼吸困难。

（2）体征：因病变范围和性质而异。病变范围小或位置深者多无异常体征。渗出性病变范围较大或干酪样坏死时可有肺实变体征。

（3）并发症：有自发性气胸、脓气胸、支气管扩张、慢性肺源性心脏病。结核分枝杆菌随血行播散可并发淋巴结、脑膜、骨及泌尿生殖器官等肺外结核。

3. 心理社会致病因素 人们以往认为，肺结核是纯生物因素所致，但近年来人们已注意到，该病的发展和转归仅以生物因素不能完全解释，与社会心理因素也有一定的关系。高北陵等研究显示，肺结核患者在病前所遭受的负性生活事件应激强度明显高于正常人，而正性、负性生活事件频数和正性事件应激强度无显著差异。不同人群生活事件实际发生的频数是颇为一致的，但同一事件对不同个体的精神紧张程度差异很大，这种差异与个体的生物学素质、生活经历及对事件的主观态度和理解有关。

二、心理问题

患者知道自己患病，入院后在心理上必然会产生相应的心理活动。身患疾病对任何人来说都不是件愉快的事情，呼吸系统疾病又大多为慢性复发性疾病，患者面临病情恶化及并发症的威胁，其日常生活能力下降，生活受到严重影响，常会出现以下心理问题。

1. 紧张、恐惧 疾病发作时，患者呼吸困难较重，易产生紧张、恐惧的情绪反应。由于长期患病，患者一旦运动就呼吸困难、哮喘发作，故闻及“锻炼”即产生害怕情绪，他们害怕发病，害怕此种锻炼方法会产生副作用。老年人适应能力减退，任何改变在短期内都较难适应。当患者接触一种新的治疗方法时，尽管医护人员做出解释，仍有部分患者难以消除恐惧和紧张心理。

2. 情绪不稳定、思维及感知觉障碍 呼吸系统疾病常导致呼吸困难，呼吸困难发作严重时使人产生濒死感，持续状态会使患者产生严重的情绪不稳定，易激惹，情绪波动较大，产生强烈的恐惧感、片段妄想和视听幻觉等，而恐惧又加重呼吸困难发作，形成恶性循环。

3. 抑郁 慢性病程的缺氧性损害使患者出现健忘、易激惹、情绪恶劣、精神萎靡等表现。器官功能的减退使患者丧失了生活和劳动的能力，丧失了家庭和社会中的某种固有角色，导致社会交往和支持减少，加重患者抑郁、自卑和沮丧情绪。呼吸系统疾病患者经历了长期疾病的折磨，容易产生忧郁、不愉快的情绪。患病给患者的工作、经济、家庭、社交等活动等带来了诸多不利的影响，有的患者还受到家庭和单位的冷落，从而产生一系列的消极情绪。如大部分患者表现为情绪低落、灰心丧气、孤独、失望的消极情绪，甚至出现绝望情绪；部分患者表现为对沮丧情绪的发泄，到处诉苦、牢骚满腹、烦躁、易激惹、事事不顺心等，情绪悲观，致使生理活动失去平衡，神经功能失调，患者常伴有忧郁、心悸、头晕、乏力、失眠、多梦等神经衰弱的症状。个别患者甚至出现自杀行为。

三、心理护理措施

对于呼吸系统疾病患者，基础护理很重要，心理护理也同样重要。常见心理护理措施如下。

1. 帮助患者尽快熟悉、适应环境 患者刚入院，面临陌生环境及生活习惯的改变，往往表现为不知所措。为此，医护人员应热情主动与患者交谈，向其介绍病区环境，住院管理制度，以及其主管医生、护士、同室病友，使患者尽快熟悉、适应环境，消除陌生感，为进一步实施治疗打下良好的基础。

2. 开展系统的健康教育 多数结核病患者存在负性心理，分析不同患者的心理特点和情绪状态，针对不同的心理因素采取相应的个体化心理治疗措施，解除患者的负性心态，对自觉接受健康教育、掌握疾病知识、增强信心非常重要。针对患者不同的心理状态，首先评估患者对自身疾病的了解程度及求知欲望，引导其说出自己担心、顾虑的问题。其次针对患者所缺乏的知识进行教育，并应用通俗易懂的语言，深入浅出地对患者提出的疑问做出解释，直到患者理解为止，如疾病的发生发展、治疗措施、康复护理。

（1）辅助疗法：辅助疗法是呼吸系统疾病不可缺少的辅助治疗措施，可以增强和巩固药物治疗效果，为此，药物疗法必须与辅助疗法同时使用。辅助疗法包括增加高蛋白、高热量、维生素，减少盐、脂肪摄入，少食多餐；避免暴晒，防止日光照射；患者病房注意保暖；防止呼吸道感染，禁忌各种预防注射及滥用抗菌素、磺胺类药物，以防激发病情恶化等。

（2）生存质量教育：患者的生存质量是患者在接受治疗过程中，对自身所患疾病、治疗措施及健康状况如何认识。有人将其概括为三个方面，即患者的行为能力、自我感知和症状。患者对治疗及预后都十分关心。此时，以提高患者的生存质量作为激励目标，用成功病例来鼓励患者，从而激发患者的内在潜力，让他们的康复速度和生存质量都有明显提高。

3. 尊重患者的医疗权利 这是调节患者心理应激最佳状态的根本保证。当心理应激状态超出了身体适应范围，就会对心身引起伤害，导致并发心身疾病。患者入院后，把自身的生命安危交给了医院，从患者心理上来讲，就是希望得到最好的服务、最佳的治疗及治疗效果。

4. 掌握时机，及时调整护理策略 一些患者总感到“我是患者，躺着不动，等待服侍”。因此，护理人员就应鼓励患者减少顾虑，协助其逐渐脱离患者角色，积极参与适当的体育锻炼和有益健康的活动，同时向患者介绍 20 分钟简单松弛法，即由上到下的全身肌肉收缩及放松训练，坚持每日2次。另一些患者因长期承受疾病的折磨、精神上的压力及经济上的负担而流露出沮丧、绝望情绪，出现厌食、绝食、不配合治疗等情况。因此，医护人员应当鼓励其家庭成员对患者进行语言安慰，多与患者交谈，为患者提供表达感情的机会。通过交谈和耐心倾听，让患者把引起焦虑的原因表达出来，以减轻心理压力，达到精神上的解脱。

第二节　循环系统疾病患者的心理护理

循环系统（circulation system）疾病的发病有着明显的心理社会因素影响。在人体中，循环系统是最容易受到精神应激和情绪变化影响的系统之一。心脏常被称为“焦虑的专门器官”。高血压、冠心病是国内外公认的威胁人类健康的心身疾病，而不良的心理社会因素是心身疾病发病的重要病因。各种应激性生活事件、精神压力、矛盾而复杂的人际关系、持续的心理负荷、反复的失败与挫折的心理体验等，是心身疾病的重要致病因素；性格缺陷等易患因素是心身疾病的内因，而且性格缺陷常伴有多种情绪障碍。因此，在护理的过程中，应充分理解心理社会因素与生物因素的多层次、多因素的综合作用，重视心身交互影响在疾病发生、发展中的作用，指导患者改变心理行为，以改变医学仅凭药物治疗所形成的单一局面。

一、常见疾病概述

（一）原发性高血压

1. 概念　原发性高血压（essential hypertension）是病因未明的、以体循环动脉血压升高为主要表现的临床综合征。原发性高血压是一种多因素疾病，除遗传、肥胖、高盐摄入、饮酒、缺乏运动等因素外，心理社会因素对其发生也具有相当重要的影响。原发性高血压占高血压患者的90%左右。研究发现，长期的心理压抑、急剧而强烈的精神创伤是原发性高血压重要的致病因素。个性特征也与原发性高血压的发生有密切的关系，如具有不稳定个性的人长期紧张、压抑、焦虑、人际关系紧张，具有这些个性特征的患者易患原发性高血压。综合来看，原发性高血压的发生与心理社会因素关系密切。

2. 临床表现

（1）一般表现：原发性高血压通常起病缓慢，初期可在精神紧张、情绪激动或体力过劳后出现血压升高，常伴头晕、头痛、颈项肌紧张、心悸、疲劳、耳鸣、失眠、易激惹等表现，但休息后可恢复正常。

（2）高血压的并发症：原发性高血压可造成心、脑、肾等重要脏器的损害。①血压长期增高可造成脑出血，主要表现为脑血管意外。由于高血压可加速脑动脉粥样硬化的发生，进而出现短暂性脑缺血发作，甚至脑血栓形成。②如果持续血压增高，会使左心室后负荷增加，最终发生左心衰竭。同时重度高血压可促使主动脉夹层形成甚至破裂，可危及生命。③长期高血压也会使肾小球动脉硬化，导致肾功能减退。

（3）高血压急症：高血压进展缓慢，是慢性、进行性的过程。但有些患者在某些诱因作用下，血压突然和显著升高（一般超过180/120mmHg），同时伴有进行性心、脑、肾等重要靶器官功能不全的表现。高血压急症包括高血压脑病、颅内出血、脑梗死、急性心力衰竭等。

3. 心理社会致病因素

（1）人格因素：高血压患者的个性特征往往是多方面的。一般认为，高血压患者具有容易焦虑、易激惹、刻板主观、求全责备，不善表达情绪、压抑情绪但又难以控制情绪的特征。具有这些个性特征的人往往在遭遇应激时压抑自己的情绪，但由于难以控制自己的情绪，导致心理不平衡，并伴随着自主神经功能的紊乱，最终导致高血压。

研究发现，原发性高血压与病前性格有关。A 型行为（type A behaviour）由美国加州心脏病专家迈耶·弗里德曼（Meyer Frideman）和罗斯曼（Roseman）于 1950 年提出，其基本行为特征为竞争意识强、对他人敌意、过分抱负、易紧张和冲动等。A 型行为者以时间紧迫感和敌意为特征，经常以高度的紧张心理状态来处理工作与生活问题，且容易出现焦虑、抑郁、急躁等心理问题。多数原发性高血压患者都有急躁、易激惹、敌意、孤僻、愤怒被压抑（即生闷气）的特征，而“受压抑的敌意”是原发性高血压患者的核心特征。也有研究指出，原发性高血压患者的性格具有躁动性和依赖性的双重压力，即表达躁动的需求和消极迎合的需求的矛盾。

A 型行为者的社会性行为多表现为过分随和、被动、顺从和避免冲突。患者的矛盾冲突心理既有原发性又有继发性，也就是既有患原发性高血压前的性格又有患原发性高血压后的性格，常有情绪不稳定、易激惹，容易与周围的人发生争吵和冲突。

（2）行为因素：在家庭所形成的行为模式会影响患者的人际行为。研究表明，家庭所形成的固有的争吵模式、接受型 - 观察型 - 监督型 - 遵守型的家庭气氛则容易使人形成与高血压发病有关的行为模式——限制和避免冲突与压力。许多研究者发现，患者常常从儿时起就表现出因害怕失去爱和安全感而不敢直接表露自己的不满或愤怒，内心总压抑着不满和猜疑，总是渴望得到赞许。该类人表面上很容易相处，但外在的顺从与内在准备争斗的状态时刻并存。奥肯（Oken）于 1960 年研究发现，过分谦恭但又总是抑制愤怒的人，其血压水平总是高于能自由表达情绪的人，因为潜在的敌意使血管收缩，导致血压上升。

（3）心理应激：社会心理应激因素是原发性高血压的重要发病原因，社会结构变化、生活事件、社会环境和生活方式的改变、精神紧张与情绪应激等均可使高血压的发病率上升。最著名的心身疾病研究实验是对阿拉伯狒狒的应激实验，即将等级森严的“首领狒狒”单独幽禁在铁笼里，其他曾被它统治的狒狒则当着它的面进食。平时称王称霸的“首领狒狒”起初大吼大闹，情绪暴躁，在无可奈何后则抑郁成疾，不久患上原发性高血压，1 年后死于心肌梗死。有研究者发现，隔离状态、恐怖状态（如使老鼠暴露于猫前）可使血压明显上升。科布（Cobb）和罗斯（Rose）于 1973 年发现容易导致精神紧张的应激性职业的从业人员如司机、会计、话务员等，高血压的发生率较高。高血压患者对应激性事件的心理生理反应方式与一般人不同，安德烈亚西（Ankreassi）于 1989 年提出高血压患者具有“高反应性”，从而容易导致血管舒缩神经调节失常。

（4）社会文化因素：研究表明，经济越发达的地区和国家中，原发性高血压的发病率相对越高。在经济较低和犯罪率较高的地区，居住者血压水平明显升高。人群高度集中的城市、交通拥堵的居住环境，人际关系紧张等都对精神心理产生不良的影响，导致心理失衡，是原发性高血压的危险因素。

（二）冠状动脉粥样硬化性心脏病

1. 概念 冠状动脉粥样硬化性心脏病（coronary atherosclerotic heart disease），指冠状动脉粥样硬化，使血管腔狭窄或阻塞，导致心肌缺血、缺氧，甚至坏死而引起的心脏病，它和冠状动脉功能性改变一起，统称为冠状动脉性心脏病，简称冠心病。本病多见于40岁以上的成人，男性多于女性。在我国35岁以上的人群中，冠心病的患病率为3%～5%。患者以脑力劳动者居多。冠心病是工业发达国家的流行病，是欧美国家最多见的心脏病。冠心病是西方发达国家居民的主要死因。我国冠心病的发病率与死亡率较工业发达国家低，但流行病学统计表明，我国冠心病的发病率有逐年上升的趋势。

2. 临床表现 根据病理解剖和病理生理变化，本病有不同的临床分型。1979年WHO曾将本病分为隐匿型或无症状性冠心病、心绞痛、心肌梗死、缺血性心肌病、猝死5型。近年根据发病特点和治疗原则，将本病分为慢性冠脉疾病（或称慢性缺血综合征）和急性冠脉综合征两大类。前者包括稳定型心绞痛、隐匿型冠心病和缺血性心肌病。后者包括不稳定型心绞痛、非ST段抬高心肌梗死、ST段抬高心肌梗死，也有将冠心病猝死包括在内的。具体表现如下。

（1）心绞痛：具体如下。①症状：以发作性胸痛为主要临床表现，疼痛位于胸骨体上段或中段后方，可波及心前区，约手掌大小，边界不清楚，常放射至左肩、左臂内侧达环指和小指，或咽、颈、背、上腹部等。有压迫性不适或烧灼感，但无锐痛及刺痛，偶伴濒死感。常因体力劳动或情绪激动而诱发，吸烟时也可发生。持续时间较短，常在停止原来活动或舌下含服硝酸甘油制剂后1～5分钟内缓解。②体征：心绞痛发作时可有面色苍白、出汗、血压升高、心率增快、一过性收缩杂音。

（2）心肌梗死：具体如下。①症状：疼痛，其性质和部位与心绞痛相似，但多无明显诱因，表现为程度更剧烈且呈难以忍受的压榨性疼痛，伴有大汗淋漓、烦躁不安、恐惧甚至濒死感，持续时间可长达数小时或数天，服硝酸甘油无效。可伴有体温升高，持续约1周。多数人发生心律失常，以24小时内发生最多见，尤其是室性期前收缩最常见。②体征：心率可增快也可减慢，心律不齐。心尖部第一心音减弱。部分患者出现心包摩擦音。除急性心肌梗死早期血压升高外，几乎所有患者血压均下降。

3. 心理社会致病因素

（1）应激源：现实生活中，人们时时刻刻被大大小小的应激源包围着。大到天灾人祸，如配偶死亡、离婚、破产；小到上班迟到、丢失钱包、与上级或同事发生冲突和摩擦、闯红灯被罚、排队等。灾难性事件本身的冲击足以使人陷入应激，而一段时间里小烦恼的叠加积累也可引发应激。另外要强调的是，疾病本身也是应激，就收住于冠心病监护病房（CCU）的患者来讲，他们会有心身反应出现，如焦虑、抑郁、敌意、谵妄、睡眠障碍。除疾病本身带来的重病体验、濒死感和威胁感外，医院环境也是应激源的一部分，如整夜的照明、昼夜不息的声音、监视系统、吸氧、输液、不便的体位带来的难于表达的腰背不适、排泄方式的突然改变、邻床患者的抢救、医生护士急促的脚步所提示的疾病紧急状态，使患者在医院的休息受到不同程度影响。有的患者形容住院“有时像在受刑”。这充分提示我们应该考虑医院是否存在应激环境，包括硬件和软件的双重干扰。

国内外大量的临床实践和实验室资料证明了心理应激与冠心病的关系。心理应激是促使冠心病发病的重要因素，也是心绞痛和心肌梗死急性发作的重要诱因和促发因素，而改变精神状态和行为方式则可以预防冠心病发作和改善疾病的预后。

（2）负性情绪：冠心病患者受病前各种生活事件影响，极易产生焦虑、抑郁、恐惧、孤独等负性情绪。Wassetheil 等对一组年龄超过 60 岁的健康人群进行随访调查发现，随着抑郁症状的加重，其引发的猝死、心肌梗死和卒中等心血管事件逐渐增加。流行病学调查用抑郁症量表计分，每升高 5 个单位，死亡的危险性就上升 25%。而对有冠心病病史的患者来说，是否伴有抑郁对其预后的影响具有非常重要的作用。巴尔富特（Barefoot）的长期随访研究发现，抑郁可诱发心肌梗死，伴发抑郁的冠心病患者长期死亡率增加 84%。福特（Ford）的研究更认为，抑郁可能是抑郁首次发作后几十年内冠心病发生的一个独立的危险因素。

焦虑也是一种常见的负性情绪。约翰逊（Johnson）等报道，情绪剧变如紧张、焦虑、恐惧及严重的心理应激，使交感神经的活动骤增，可作为急性心肌梗死的一个前驱症状，诱发致命的心律失常和心源性猝死。

（3）个性特征：Frideman 和 Roseman 开创了对心脏病和 A 型行为模式之间关系的几十年的系统研究。A 型行为模式即有时间紧迫感、缺乏耐心、不安全状态、做事小心、总感到时间不够用、永无暇日、强烈的竞争意识和攻击性、充满敌意、雄心勃勃、渴求权力、不懈努力且不停地去实现并不明确的目标、急于求成、固执己见、易激惹、多言善辩、说话和运动快速而莽撞、手势和躯体动作多、爱好较少且通常是个孤独者、脑力劳动多于体力劳动等。美国心身疾病学会的主席卡伦·马修斯（Karen Mattbews）在心血管疾病危险因素的研究中发现，被压抑的敌意是冠心病重要的预报因子，也是独立危险因子。最终，时间紧迫感、过度的好胜以及无端的敌意泛滥，导致人格衰退及耗竭。另外，还有研究表明，A 型行为者往往伴有明显的焦虑和抑郁表现。心绞痛是冠心病的重要组成部分。患者性格方面具有攻击性、有野心、易冲动、精力旺盛等特征，行为方面具有快速、积极、急躁等特征。20 世纪 80 年代初，A 型行为模式被美国政府正式批准作为心脏病的一个危险因素。

除行为特征与冠心病的关系之外，在冠心病患者中也发现了另外一些个性特征。詹金斯（Jenkins）于 1971—1976 年应用明尼苏达多相人格调查表（MMPI）研究发现，冠心病患者发病前个性特征是疑病（Hs）、抑郁（D）、癔症（Hy）分量表分值高，而且以后所有心绞痛的患者更加明显。有学者的研究也发现，冠心病患者在 MMPI 中 D、Hs 分值高于对照组。也有人采用卡特尔 16 种人格因素问卷（16PF）对冠心病患者进行调查发现，因素 O 和 C（测定焦虑和情绪稳定性）与本病有关。这些结果均说明冠心病患者有过分担忧、疑病、情绪不稳定等个性特征。

（4）社会支持（social support）：作为应激与健康或疾病之间的心理中介因素，调节着应激产生的心理反应的强弱。社会支持多，应激产生的心理反应就弱，对健康的影响就小，疾病发生的可能性就小；反之，对健康的影响就大，疾病发生的可能性就大。几项研究表明，获得社会支持较少的人，患冠心病的危险性增加。

（三）心律失常

1. 概念 心律失常（cardiac arrhythmia）是心脏冲动的频率、节律、起源部位、传导速度与激动次序的异常。

2. 临床表现

（1）期前收缩：偶发的期前收缩一般无特殊症状，部分患者可有漏跳感。当期前收缩频发或连续出现时，可出现心悸、胸闷、乏力、心绞痛等症状。临床听诊发现心律不齐，期前收缩的第一心音常增强，而第二心音相对减弱甚至消失。

（2）阵发性室上性心动过速：突然发作、突然终止，可持续数分钟、数小时甚至数日，发作时患者可感心悸、头晕、胸闷、心绞痛，甚至发生心力衰竭、休克。听诊心室率可达150～250次/分。

（3）阵发性室性心动过速：非持续性室性心动过速者通常无症状，持续性室性心动过速者则常伴明显血流动力学障碍，导致心、脑、肾等脏器血液供应骤然减少，出现心绞痛、呼吸困难、少尿、低血压、晕厥、休克，甚至猝死。听诊心率多在140～220次/分，心律轻度不规则。

（4）心房扑动或心房颤动：如心室率不快，可无任何症状；如心室率快，则可出现心悸、胸闷、头晕、乏力等症状。

（5）心室扑动与心室颤动：一旦发生，患者迅速出现意识丧失、抽搐，继之呼吸停止，甚至死亡。听诊心音消失、脉搏消失、血压测不出。

（6）房室传导阻滞：一度房室传导阻滞患者除有原发病症状外，通常无其他症状。二度房室传导阻滞Ⅰ型者可有心悸、心搏脱漏；Ⅱ型者可有头晕、乏力、心悸、胸闷等症状，可有间歇性心搏脱漏。三度房室传导阻滞临床表现取决于心室率快慢，如心室率过慢导致脑缺血，患者可出现阿-斯综合征，严重者可猝死。

3. 心理社会致病因素　近年来，许多流行病学和临床资料表明，心理因素、行为因素、情绪和情感刺激可通过神经-内分泌系统引起心肌电活动变化，导致心律失常。如窦性心动过速、阵发性房性心动过速、房性期前收缩、室性期前收缩、心房颤动、偶有心室颤动甚至猝死。

（1）负性情绪：情绪唤醒是引起致死性心律失常的重要因素。在愤怒、抑郁和焦虑的心境下，加上体力劳动、突然体位变化、喷嚏动作、突然从噩梦中醒来等容易诱发心律不齐。有学者对一组206例心血管疾病患者研究发现，心律失常76例（36.69%），其中室性期前收缩44例，室上性期前收缩16例，室上性心动过速10例，心房颤动6例。该组的原发病为冠心病伴有高血压，经心理量表检测发现，有显著负性情绪者116例（51.60%），主要为过分紧张焦虑（46.55%）、过分压抑（30.17%）及显著的猜疑（23.28%）。研究表明，室性心律失常患者患病前存在普遍的负性情绪体验，最突出的表现是焦虑、抑郁、敌对、恐惧、愤怒等。这些负性情绪可以导致患者神经功能失调，表现为交感神经功能亢进、心率加快、血压上升、血糖升高、呼吸急促、胃肠功能紊乱、胸痛或出汗等，另有一些患者表现为副交感神经兴奋、心脏或血管功能受到抑制的现象。临床上患者可出现心动过缓、血压降低、皮肤苍白、出汗、恶心，甚至出现晕厥和意识丧失，严重患者可能导致猝死。

（2）心理社会应激：已有的流行病学资料表明，心理社会应激与心脏的节律紊乱有关。不论是否有冠心病存在，各种心理社会因素都可以导致心律失常。在这些因素中，尤其与丧偶、健康状况变化、职业的变动和生活环境的变化等紧张的心理社会应激有关。持续的紧张工作可促使期前收缩的发生率显著增加，通过心电监测可发现持续的紧张使期前收缩的发生率增加2倍以上，其中95%为室性期前收缩，60%为室上性期前收缩；在室性期前收缩中有25%为室性期前收缩连发或多源性室性期前收缩。恩格尔（Engel）收集到170例在遭遇严重生活事件后1小时内骤然死亡的报道，就生活事件的性质分析，59%为个人不幸与损失的消息传来之时，6%为大喜之际。这提示，在治疗患者的过程中，应提高患者应对生活中应激事件的能力。

（3）个性特征：A型行为与心律失常的发生有着密切联系，心律失常患者在A型行为基础上常表现为神经过敏、遇事谨小慎微、依赖、过分关注自我、预期性焦虑、症状不固定、行为能力差等特点。研究表明，对于情绪激发的期前收缩，有A型行为者与无A型行为者相比，生物反馈治疗效果显著增高，有效率增高，提示A型行为是患者发生应激性心律失常的易感因素。应用MMPI对心律失常患者研究显示，部分患者存在疑病、癔症，抑郁量表的得分较高；应用艾森克人格问卷（EPQ）的研究显示，N分高于对照组，说明心律失常患者的个性具有情绪不稳定、神经症倾向。

（4）社会支持与应对方式：卡茨（Katz）于1985年采用家庭环境量表研究发现，室性心律失常患者家庭支持分值很低，且患者有强烈的隔离感。朱志先于1995年采用社会支持评定量表研究发现，室性心律失常患者社会支持总分显著低于对照组。室性心律失常患者多采用消极应对方式。

（四）心力衰竭

1. 概念　心力衰竭（heart failure）是各种心脏疾病导致心功能不全的一种综合征，绝大多数情况下是指心肌收缩力下降使心输出量不能满足机体代谢的需要，致使器官、组织血液灌注不足，同时出现肺循环和/或体循环淤血表现。

2. 临床表现

（1）左心衰竭：以肺循环淤血和心输出量降低表现为主。①症状：呼吸困难，劳力性呼吸困难是左心衰竭最早出现的症状。严重心力衰竭时，患者可出现端坐呼吸、咳嗽、咳痰和咯血，疲倦、乏力、头晕、心悸，少尿及肾功能损害症状。②体征：肺部湿啰音、心脏扩大、心尖部舒张期奔马律、肺动脉瓣区第二心音亢进。

（2）右心衰竭：以体循环静脉淤血表现为主。①症状：胃肠道及肝淤血引起腹胀、食欲缺乏、恶心、呕吐、劳力性呼吸困难。②体征：颈静脉征、肝大、水肿、三尖瓣关闭不全的反流性杂音。

（3）全心衰竭：继发于左心衰竭而形成的右心衰竭，在右心衰竭出现后，因右心输出量减少，阵发性呼吸困难等肺淤血症状反而有所减轻。

3. 心理社会致病因素　慢性心力衰竭是一种进行性发展的疾病。在发展为慢性心力衰竭前，患者已经经历了长期的治疗和精神上的折磨，进展至心力衰竭后，由健康身体至稍有劳累或感冒后，随即发生病情恶化甚至入院治疗，对患者特别是病程较长者心理上的打击不言而喻。心力衰竭不断恶化的症状、治疗所带来的不良反应、对预后和死亡的担忧、反复住院及治疗所带来沉重的经济及精神负担、长期患病后家人及社会的漠视等都可不同程度地影响患者的生活质量，严重者还会产生自杀倾向。

二、心理问题

循环系统疾病患者长时间受到疾病的折磨，导致心理失去平衡，因此，护理人员应该对患者的常见问题有所了解。患者常出现以下心理问题。

1. 焦虑、紧张 循环系统疾病病程长、病因复杂，很多患者对其康复期望值往往过高；而部分患者缺乏相应知识，对疾病的认识比较粗浅，持有种种疑虑，惶惶不可终日，担心发生脑率中、瘫痪等严重并发症，最终导致焦虑、紧张情绪；同时他们希望用药后立即改善疾病症状。少数循环系统疾病患者除对自己身体疾病担心外，更担心由于疾病导致工作和前途受到影响，有一定社会地位的患者生病后不愿让同事和朋友知道，面对同事的探望表现得异常焦虑。

2. 恐惧 恐惧是循环系统疾病患者最主要、最普遍的心理状态，也是促使病情恶化的原因。患者主要表现为神情紧张、惊慌失措、语调低沉、不敢活动、害怕死亡即将降临。有的患者外表看似十分平静、少言寡语，但实际内心的恐惧却非常强烈。特别是心肌梗死患者，心绞痛的濒死感导致极度的恐惧情绪。患者恐惧是因为患者对病因和疾病的转归不明确，害怕突发猝死。另外，入院后陌生的环境、心电监护等仪器设备的检查及监护仪的声音均可加重患者的恐惧情绪。许多患者患病后，会查阅许多资料来了解自己发病的原因、诱因、发展、转归等，同时对于疾病的知识又不能够完全理解，想尽快得到医务人员的解答来进一步证实自己的猜想。如果得不到正确的解释和引导，患者的焦虑情绪会越来越重。

3. 抑郁、易激惹 有一些循环系统疾病患者发病后因过度担心疾病的后果，不敢正常工作、生活，长时间在家休息，正常的人际交往都受到很大的影响，逐渐变得孤独、离群，自叹不如他人，情绪低落、自卑、兴趣减退、活动减少，如果病情反复，抑郁情绪会更加严重，情绪变得不稳定，易激惹。曾有一个患者在心律失常门诊就诊 2 年，自感效果不佳。患者表现为整日不出门而在家里躺着养病，无任何爱好，甚至连电视也不看，家务也不做，时常因难受而呻吟不止，情绪极其不佳，稍有风吹草动就惶惶不可终日，表情恐怖而紧张，动辄要求家人陪同去医院，给家人造成巨大的精神压力。

三、心理护理措施

现代心身医学认为，心理治疗和心理护理对循环系统疾病的康复有着十分重要的作用。从 20 世纪 70 年代以来，一些学者开始报道行为干预有治疗循环系统疾病的作用，发展至今，心理行为治疗已成为循环系统疾病治疗必不可少的方法之一。

1. 解除患者的紧张情绪，树立战胜疾病的信心 循环系统疾病患者常有一种恐惧心理，担心疾病发作而情绪反应敏感。对于此类患者，医护人员要热情、耐心地给予护理并加以安慰，为患者讲解疾病的医学知识，如疾病的起因、治疗、预后，以减轻患者心理压力，使其对所患疾病有初步的了解，从而正确指导患者的饮食、治疗、用药、活动量等，使患者正确认识疾病，增强战胜疾病的信心，平稳情绪、不急躁，从而积极地配合治疗。

2. 积极调动患者的主观能动性，促进康复 在治疗过程中，调动患者的主观能动性非常重要。护理人员要与患者建立起指导 - 合作或共同参与的护患模式，即让患者参与治疗和自我护理。为此要经常听取患者对治疗、护理的意见和要求。这种模式使患者获得了某些权利，患者人格也受到了尊重，充分调动了患者的积极性，这对护理质量和护理人员自身素质的提高、护患关系的融洽以及疾病的恢复有着积极的作用。

3. 创造和谐的生活环境，巩固治疗效果 医护工作者应让患者家庭成员了解循环系统疾病的知识，以便营造和谐的家庭气氛，避免易发因素。患者的家庭成员也应帮助患者树立起坚持治疗疾病的信心，给予循环系统疾病患者心理支持。鼓励患者多与外界接触，调动生活情趣，使其思想放松，注意力转移，调整心情，提高免疫力，加强身体素质，从而减少疾病并发症的发生。

4. 做好情志护理，促进护患交流 护理人员要耐心聆听患者的讲述，要让其感觉到护理人员在专心致志地倾听其诉说，而且是十分认真地对待其问题。应针对患者所提出的要求和意见给予正确指导和最大限度的满足。护理人员要有计划地让患者与外界保持联系，了解循环系统疾病治疗的前景和动态，使其相信科学，相信医疗技术。同时，护理人员要加强与患者的思想交流，交流时态度要坦诚，时刻以乐观开朗的情绪、态度去感染患者，做好护患之间的交流，使患者处于有利于康复的最佳心理状态，真正发挥心理护理的作用。

第三节 消化系统疾病患者的心理护理

消化和吸收是人体获得能量及营养的重要途径，消化系统疾病也是人的常见病、多发病。其中，慢性胃炎及消化性溃疡与消化液分泌及胃黏膜保护屏障受损有直接关系，而人的情绪及激素的分泌又直接影响消化液的分泌。肝硬化、腹部损伤及急性腹膜炎等病变不全局限于消化系统，同时也会累及其他系统。心理护理对于消化系统疾病患者尤为重要。通过加强心理护理来提高患者对疾病的正确认识，提高患者对疾病的应对能力，不仅有利于疾病的转归，还有利于健康心态的保持。

一、常见疾病概述

（一）慢性胃炎和消化性溃疡

1. 概念

（1）慢性胃炎（chronic gastritis）由多种原因引起的胃黏膜慢性炎症性病变。病变基本局限于黏膜层，分布不均匀，以淋巴细胞和浆细胞浸润为主，间有少量中性粒细胞和嗜酸性粒细胞。

（2）消化性溃疡（peptic ulcer）主要指发生于胃和十二指肠黏膜的慢性溃疡，即胃溃疡和十二指肠溃疡。溃疡的形成与多种因素有关，其中胃酸和胃蛋白酶作用是溃疡形成的基本因素。

2. 临床表现

（1）慢性胃炎：慢性胃炎病程迁延，进展缓慢，缺乏特异性症状。70%～80%的患者无明显症状，部分有上腹部疼痛或不适、食欲缺乏、饱胀、嗳气、反酸、恶心和呕吐等非特异性消化不良的表现，常与进食或食物种类有关。

（2）消化性溃疡：具体如下。①症状：上腹部疼痛是主要症状，可为钝痛、灼痛、胀痛甚至剧痛，或呈饥饿不适感。多数患者疼痛有典型的节律，与进食有关。十二指肠溃疡表现为空腹痛，如不服药或进食则持续至下次进餐后才缓解，即疼痛－进食－缓解。胃溃疡腹痛多于进餐后1小时出现，直至下次进餐前自行消失，即进餐－疼痛－缓解。②体征：溃疡活动期可有剑突下固定而局限的压痛点，缓解期则无明显体征。

3. 心理社会致病因素

（1）个性特征：20 世纪 30 年代，邓巴（Dunbar）等发现，消化性溃疡患者具有负责、进取、强烈的依赖愿望，易怨恨、常压抑愤怒等个性特征。其后国外用 EPQ 进行严格的配对研究发现，慢性胃炎和消化性溃疡的患者常具有内向及神经质特点，表现为孤僻、好静、悲观，遇事思虑过度，易激惹但又常压在心里不能发泄出来。此类患者遇事不易向人倾诉，容易把简单的事情复杂化。由于其惯于自我克制，使之应激时情绪不得宣泄，从而使迷走神经反射更为强烈，胃酸和胃蛋白酶原水平增高明显，易诱发消化性溃疡。国内有学者研究发现，极端 A 型人格与消化性溃疡关系密切，在消化性溃疡患者中，具有 A 型人格的十二指肠球部溃疡的患者是胃溃疡患者的 2 倍，说明 A 型人格者更容易患十二指肠球部溃疡，此类人具有好胜心强、雄心勃勃，努力工作，有时间紧迫感，心理经常处于紧张、急躁、忙乱状态。大量的观察发现，消化性患者常常具有潜在的“溃疡易感素质”，他们对生活事件的刺激有着过度的反应，容易接受和积累刺激，并通过负性情绪反应使刺激损害定向到胃肠器官。

大量研究表明，消化性溃疡患者往往具有如下性格特征。①竞争性强，雄心勃勃。②希望独立和依赖性强。③情绪不稳定。④惯于自我克制。⑤过分关注自己，不好交往。近几年国内外学者多倾向于对胃、十二指肠分开来研究，认为十二指肠溃疡个性特征更具有典型意义。这类患者具有显著的依赖、神经质人格变异和高度的焦虑、抑郁反应等。由于大量研究属于回顾性调查，因此尚不能确定是否存在一种独特的“溃疡患者人格”，后有研究者认为，所谓“溃疡患者人格”，最重要的特征是易焦虑。

（2）生活事件：战争、日常生活中的重大变故会增加个体患消化性溃疡的可能性或致使病情加重。研究表明，消化性溃疡患者经历了较多的不良生活事件，如家庭成员的出生或死亡、结婚或离异、升学或就业、工作或生活方式改变、经济状况变化、人际关系紧张、儿女离家、住房困难等。早期发现，初诊为消化性溃疡或消化性溃疡复发的患者中，分别有 84% 和 80% 在症状发作前 1 周内有严重的生活事件刺激，而健康人在相同的时间内仅有 20% 经历过严重生活事件。国内学者发现，消化性溃疡患者遭遇的负性生活事件频数明显多于正常人。

（3）应激：应激状态中发生的焦虑、抑郁情绪反应，是消化性溃疡的重要原因，十二指肠溃疡愈合后再遭受精神应激时，溃疡容易复发或发生并发症。消化性溃疡患者常伴有抑郁症状，抗抑郁治疗有效果。不良情绪反应与消化性溃疡发病或复发有着因果关系，这是先“心”后“身”的心身疾病特征。有研究发现，空中交通管制人员十二指肠溃疡的发病高于其他人群。历时 5 年的前瞻性研究发现，空中交通管制人员的消化性溃疡发生率比其他人群高 2 ~3 倍。

（4）心理防御与应对：十二指肠溃疡患者存在心理防御机制缺陷，较少使用成熟的防御机制，会影响患者认知评价，使其应对能力下降。当面临外界社会事件时，患者容易受到影响而产生不良的心身反应，进而产生、迁延、复发和恶化消化性溃疡。

（二）肝硬化

1. 概念 肝硬化（cirrhosis of liver）是一种由不同病因引起的慢性进行性弥漫性肝病。病理特点为广泛的肝细胞变性坏死、再生结节形成、结缔组织增生，致正常肝上叶结构破坏和假小叶形成。

2. 临床表现

（1）代偿期：早期症状轻，以乏力、食欲缺乏为主。伴有恶心、厌油腻、腹胀、上腹痛及腹泻等。

（2）失代偿期：主要为肝功能减退和门静脉高压所致的全身多系统症状和体征。

1）肝功能减退的临床表现如下。①全身症状和体征：一般状况与营养状况均较差，乏力、消瘦、不规则低热、面色灰暗、皮肤粗糙等。②消化道症状：食欲缺乏、恶心、呕吐、因腹水和胃肠积气而腹胀不适。③出血倾向和贫血：鼻出血、牙龈出血、皮肤紫癜和胃肠道出血倾向等。④内分泌失调：雌激素增多、雄激素和糖皮质激素减少，男性患者常有性欲减退、睾丸萎缩、毛发脱落及乳房发育，女性患者可有月经失调、闭经、不孕。患者出现蜘蛛痣，主要分布在面部、颈部、前胸部。患者可有肝掌及皮肤色素沉着。醛固酮和抗利尿激素增多导致患者水钠潴留，进而引起尿少、水肿、腹水形成。

2）门静脉高压的临床表现：①脾大、脾功能亢进。②侧支循环的建立和开放：食管下段和胃底静脉曲张，腹壁静脉曲张，痔核形成。③腹水形成：是肝硬化肝功能失代偿期最显著的临床表现。

3）肝脏情况：早期肝脏增大，表面平坦。晚期肝脏缩小，表面有结节、质硬。

（三）上消化道出血

1. 概念　上消化道出血（upper gastrointestinal hemorrhage）是指十二指肠悬韧带以上的消化道，包括食管、胃、十二指肠、胰、胆道病变引起的出血，以及胃空肠吻合术后的空肠病变出血。

2. 临床表现　上消化道出血的临床表现取决于出血病变的性质、部位、出血量与速度，并与患者出血前的全身状况，如有无贫血及心、肾、肝功能有关。

（1）呕血与黑便：是上消化道出血的特征性表现。

（2）失血性周围循环衰竭：患者可出现头晕、心悸、乏力、出汗、口渴、晕厥等一系列失血致周围循环衰竭表现。

（3）发热：大量出血后，多数患者在24小时内出现发热，一般不超过38.5℃。

（4）氮质血症：可分为肠源性、肾前性、肾性氮质血症。

（5）血象：上消化道大量出血后，有急性失血性贫血。

3. 心理社会致病因素　研究表明，许多疾病（如消化性溃疡、冠心病、糖尿病、肠易激综合征和癌症）患者症状出现或加重前曾遭受过许多负性生活事件，并具有明显焦虑、抑郁情绪，同时存在心理病理学症状，如强迫、焦虑、精神病性症状及失眠亦较突出，可见负性生活事件和心理症状对上消化道出血发生有一定作用；然而并非特异性的，可能与个性、社会支持、应付方式及生物学因素作用相关。

（1）上消化道出血患者社会支持：在行为、心理、生理方面对人类健康也有影响。近年研究表明，消化性溃疡患者常缺乏社会支持，但社会支持作用机制尚不清楚，一般认为社会支持完备与否，与个性特征和应对方式有关。

（2）上消化道出血患者个性特征：曾有人试图寻找所谓“溃疡个性”，但至今未找到。国外研究结果表明，男性胃溃疡患者具有焦虑、紧张、内向、神经质和情绪不稳定的特点；

国内研究表明，男性胃溃疡患者 EPQ 神经质评分高于正常人，并且容易激动和情绪不稳定。

（3）上消化道出血患者应对方式：有研究认为，消化性溃疡患者的应付能力较正常人弱或不成熟，事实上并不存在注定有效或无效的应对方式。消化性溃疡患者应对方式缺陷，可能直接影响到心理调节功能，在应激条件下缺乏控制环境和控制自我的能力，继之个体产生无望－无助行为，这与消化性溃疡形成存在着统计学上的联系。

（四）肠易激综合征

1. 概念 肠易激综合征（irritable bowel syndrome，IBS）属于胃肠道功能紊乱性疾病，是指一组包括腹痛、腹胀或腹部不适伴排便习惯改变，出现腹泻与便秘、大便性状异常（如黏液便、硬结便）等临床表现的综合征。患者症状常持续存在或间歇发作，但又无明显形态学和生化指标异常的改变。

2. 临床表现

（1）腹痛：反复发作，表现为阵发性肠绞痛，腹痛的发作和持续时间常不规则，一般多在进食冷饮后发作或加重，排便、腹部热敷后缓解。腹痛在夜间熟睡时极少发作。疼痛主要在右下腹，少数位于脐旁或其他部位。粪便呈糊状，含有大量黏液；可有便秘和腹泻不规则地间歇交替。

（2）其他症状：患者还可有上腹部饱满、畏食、恶心等消化不良症状和心悸、气短、胸闷、手足多汗等自主神经调节不平衡的表现。

3. 心理社会致病因素 国外研究表明，社会心理因素对 IBS 的影响是毫无疑问的。心理学研究认为社会应激可以改变小肠和大肠功能，生活事件如家人死亡、手术、婚姻破裂、失业、人际关系紧张，可在 IBS 发病之前或者至少在就诊前出现。国外也有不少有关个性特征、社会应激及情绪状态对 IBS 发生和症状加重的影响的报道。忧郁、焦虑、恐怖、强迫、人际敏感等持续精神刺激等社会应激与发病和病情变化有关。然而生活事件与疾病并非因果关系，其中有心理社会、神经内分泌及免疫系统三个环节的制约。心理社会中介机制主要为良好的应对方式和社会支持。此外，饮食习惯和心理暗示也是其致病因素之一，患者偶尔不注意饮食的节制、缺乏纤维性食物，食物生冷、油腻、粗糙或加工过于精细，可引起消化功能紊乱症状或躯体不适，产生自我暗示，引起疑病猜测，导致内源性应激，进而导致本病。医务人员等解释病情不当，也可能形成暗示，导致胃肠功能紊乱而致病。

二、心理问题

患者长期受疾病的困扰，同时社交活动减少，长期远离社会，难免会出现一些心理问题。

1. 焦虑、恐惧 患者入院后，面对陌生的医疗环境，以及对自身病情的担忧，往往会出现不同程度的焦虑、恐惧心理。同时疾病所引起的身体不适，如恶心、呕吐则加重其焦虑与恐惧心理。许多患者在刚入院的时候情绪低落，不愿多说话，患者不愿与护士甚至是医生沟通。特别是反复住院的患者，希望能由以往对其诊疗的医生进行治疗，厌烦反复陈述病史。患者的这种情绪往往在住院初期十分明显，入院 3 天以后好转。

2. 孤独、抑郁 病情反复无疑给患者造成了很大的心理压力，导致患者变得郁郁寡欢，情绪低落。疾病不良的生理反应会加重患者的心理负担和负面情绪，从而导致患者孤独、抑郁的心理。

3. 消极、绝望　长期治疗不见好转者，变得沉默寡言、坐卧难宁，自觉不能治愈，未来一片黑暗，神情淡漠、沮丧，部分患者会有自杀念头及行为。如果患者病情进一步恶化，势必影响患者的治疗信心，导致其产生消极、绝望的心理。患者一旦出现疾病的并发症，不仅患者本人消极、绝望，患者家属有时也会产生这种情绪。

三、心理护理措施

护理人员要对患者的心理问题采取针对性的护理措施，来帮助患者恢复健康。

（一）加强沟通，建立良好的护患关系

加强沟通是建立良好护患关系的基础。患者入院后，改变了原有的生活规律，需要适应陌生的环境与人员。此时患者有很多的心理期待需要得到满足，如被尊重、感到安全、获得疾病治疗相关信息、被医务人员及家人关心、与病友交往。患者入院后，护理人员应主动介绍自己与病区的环境，消除患者的陌生感；尊重患者，亲切地呼唤患者的名字，对不善于交谈的患者更要加强联系；对患者一视同仁。安全感是患者住院期间最普遍且最重要的心理需要，护理人员在参与患者治疗的过程中要保证每一个环节准确无误，认真地做好本职工作，一丝不苟，杜绝差错及纠纷的发生，最大限度地增加患者的安全感。同时根据患者的具体情况对疾病的病情给予适当的解释，解除患者的疑虑，增加患者医治的信心。

（二）鼓励、安慰患者

需要长期治疗的患者很容易出现情绪上的波动，表现为意志行为主动性降低，如遇事缺乏主见，对患者家属和医生、护理人员过分依赖。有的患者还可表现为意志坚韧性下降，如担心用药的不良反应而不坚持治疗，遇到病情反复时失去治疗的信心等。针对此类情况，护理人员应该主动鼓励、安慰患者，在其情绪低落时给予心理支持，在心理和精神上给予正向的刺激，讲解曾经治愈的重患的救治经过，树立患者战胜疾病的信心。告知患者，良好的心态是治疗的基础。部分患者反复住院，对治疗的基本环节已经有所了解，当发现自己的化验指标不乐观时，容易产生情绪波动。此时，护理人员对患者进行医疗知识讲解的同时，更应该注意情感上的安慰与鼓励，向患者讲解病情波动不可避免，也是经常发生的，并告知患者如何应对才是正确的。

（三）与患者家属密切配合，努力营造温馨的家庭环境

护理人员还应与患者家属密切配合，及时了解患者本人真实的需要与忧虑，给予必要的解释与疏导，得到患者家属的支持与认可。与患者家属共同告知患者紧张与恐惧不利于控制病情。调动患者的积极性，让患者了解治疗和护理的计划并让其参与其中。做好患者家属的动员工作，使患者最大限度地感受到亲人及医务人员的关心与支持。患病期间，患者往往会发生一系列个性特征的变化，如独立性降低、依赖性增强、自我控制力下降。患者耐受力差，常会因患者家属照顾不周或病情反复而大发脾气，或变得极端，以自我为中心。护理人员要为患者创造良好的家庭和社会环境。护理人员指导患者家属尤其是其配偶理解患者感情变化；增加同事及亲友对患者的关心与支持，可减轻患者的自卑心理；同时，在疾病恢复期可以适当让患者参加社会活动，如下棋、读书、绘画，有助于为患者营造温馨的家庭环境与良好的社会氛围。

（四）进行健康知识宣教

护理人员应给予患者饮食指导，告知其避免进食冷、辛辣及刺激性食物，减少进食煎、炸食物。建议患者保持乐观豁达的心态及稳定的情绪，提高社会心理适应能力。建立健康的生活方式，保证足够的睡眠，规律的作息，选择既能长期坚持又有益于身体的有氧运动。

（五）根据患者的心理特点，采取必要的个体化护理

1. 理解、帮助 侧重固执、孤僻的患者。这类患者自我中心意识较强，护理中尽可能站在患者角度看问题，尽量满足他们的要求，理解和帮助他们，减少他们的对立情绪，增强治疗的效率。

2. 开导、劝慰 侧重抑郁、猜疑的患者。这类患者大多性格内向，自我调节能力差，护理中针对患者情况，解决实际问题，减少空洞的安慰，以实例开导患者，帮助患者树立战胜疾病的信心。

3. 关心、鼓励 侧重悲观的患者。这类患者由于各种原因情绪低落，失去心理平衡，故护理人员应经常巡视，关心生活琐事，耐心倾听患者倾诉，多给予鼓励，调动他们战胜疾病的信心。

（六）以“三美”实施护理

所谓“三美”即语言美、心灵美、行为美。①语言美：不仅能密切与患者的关系，也是心理护理的重要手段。同患者讲话时，要热情尊重，态度和蔼，语调要平和，注意语言通畅，清晰明了，不要模棱两可，以免患者产生不必要的误解。②心灵美：能给患者以启迪和鼓励，使一些颓废的老年人认为世界上关心他们的人很多，从而增强其战胜疾病的信心。③行为美：举止端庄不仅能使患者感到亲切舒适，而且可暂时忘记疾病的痛苦。针对患者的合理要求，要尽量予以满足，使患者处于接受治疗和护理的最佳心理生理状态。

（七）提高业务技术水平

过硬的业务技术是实施心理护理的基础。熟练的技术操作能给患者以安全感、信赖感，同时具备丰富的理论知识也是必不可少的。在实践中我们体会到，老年患者非常愿意让一些技术过硬、理论水平较高的医护人员给予治疗。有些患者由于缺乏医学知识，对医生的诊疗往往会产生种种疑虑，护理人员应明确科学地解释患者的疑问。只有具备较高的理论水平和过硬的技术，才能赢得患者的信任。

第四节　泌尿系统疾病患者的心理护理

泌尿系统疾病迁延反复，预后不良。患者经历反复发病后，最终的结局是肾衰竭。生活能力的丧失和给家庭造成的经济负担，使很多患者长期生活黯淡。

一、常见疾病概述

（一）尿路感染

1. 概念 尿路感染是致病菌侵入泌尿系统内繁殖而引起的炎症。致病菌大多为革兰阴

性杆菌。肾盂肾炎、输尿管炎为上尿路感染，膀胱炎、尿道炎为下尿路感染。前者常并发下尿路感染，后者可以单独存在。

2. 心理社会致病因素 尿路感染患者存在的社会心理因素中，最多的是工作问题，其次是家庭问题、自身素质问题、夫妻关系问题。尿路感染患者常见的心理问题，是担心尿路感染转为慢性和服抗生素影响健康，以及担心接受治疗会影响工作与奖金。减少患者日常生活中紧张性生活事件的发生，减轻心理压力，适时对尿路感染患者进行疏导，并对疾病和药物使用与彻底治疗的重要性详加解释，是防治尿路感染新的新课题。

（二）前列腺增生

1. 概念 良性前列腺增生（benign prostatic hyperplasia，BPH）简称前列腺增生，是泌尿外科最常见的疾病之一。前列腺增生一般在50岁以后才逐渐出现症状，症状与前列腺大小不成比例，而是取决于梗阻的程度、病变发展的速度及是否合并感染等。

2. 临床表现

（1）尿频：常是患者最初出现的症状，夜间更显著，患者有排尿不尽感。早期是增生的前列腺充血刺激所致，后期则由膀胱有效容量减小引起。此外，梗阻诱发逼尿肌功能改变，膀胱顺应性降低或逼尿肌不稳定，尿频更加严重，并且出现急迫性尿失禁。

（2）排尿困难：进行性排尿困难是本病最重要的症状。轻者排尿踌躇、断续，尿后滴沥。重者排尿费力，尿线细而无力。

（3）慢性尿潴留：梗阻加重到一定程度，膀胱失代偿，排尿时不能排尽膀胱内尿液，出现残余尿，过多的残余尿使膀胱的收缩力降低。尿道梗阻严重者出现尿潴留和充溢性尿失禁。

（4）其他表现：如合并感染，可出现尿频、尿急、尿痛等膀胱刺激症状。增生的前列腺表面黏膜较大的血管破裂时，亦可发生不同程度的无痛性肉眼血尿等。

3. 心理社会致病因素 社会支持水平会直接影响个体的心理健康水平，社会支持水平越高，心理健康水平就越高。慢性前列腺炎患者具有客观支持、主观支持和社会支持少等特点，但是其相互关系有待进一步探讨。慢性前列腺炎患者在心理防御机制和社会支持方面存在缺陷，可能是发病的一个重要环节。

（三）男性性功能障碍

1. 概念 正常男性性功能包括性欲（libido）、性兴奋、阴茎勃起（erection）、性交、射精和性高潮等过程。这一过程是正常的心理、神经、内分泌系统、血管系统及正常生殖系统参与下完成的一个极为复杂的过程，主要受大脑控制和支配。根据临床表现，男性性功能障碍可分为以下几点。①性欲改变。②勃起功能障碍（erectile dysfunction，ED）。③射精障碍，包括早泄、不射精和逆行射精。常见的男子性功能障碍是勃起功能障碍和早泄。

2. 心理社会致病因素

（1）人际关系紧张对性功能的影响：人际关系紧张，主要是指性爱双方之间的人际矛盾，如猜疑、嫉妒、不信任。20世纪70年代，马斯特斯（Masters）和约翰逊（Johnson）认为勃起功能障碍的病因中心理因素占80%，目前认为心理因素约占50%。很显然，一方强烈的失望、敌意会引起另一方相同的反应，这对性欲有害。例如，女性对于“被利用”

非常敏感，认为对方只是对她的肉体感兴趣而忽略其人，性交是对她的利用、征服和贬低，从而不能做出性反应，甚至会对性生活失去兴趣，感到厌恶。

（2）各种外界环境因素造成的心理压抑：外界环境因素也会对男性性功能造成影响，如快节奏的现代生活、繁忙的工作或家务、人际关系不和谐、工作中的竞争及挫折、个人所受教育水平及所处的社会地位，都会使人产生心理压力，而性欲和性功能的强弱是受心理因素影响的。

（四）慢性肾衰竭

1. 概念 慢性肾衰竭（chronic renal failure，CRF）是常见的临床综合征，是在各种慢性肾脏病（包括原发性和继发性）的基础上，缓慢出现肾功能进行性减退，最终以代谢产物潴留，水、电解质和酸碱平衡紊乱为主要表现的一组临床综合征。慢性肾衰竭可分为以下四个阶段：①肾功能代偿期。②肾功能失代偿期。③肾功能衰竭期（尿毒症前期）。④尿毒症期。

2. 心理社会致病因素 慢性肾衰竭不仅引起患者生理失衡，也引起心理失衡，慢性肾衰竭是一种心身疾病，心理社会因素在慢性肾衰竭的发生、发展及预后中均起着重要作用。我国袁也丰等在慢性肾衰竭患者心理健康调查报告中提出，慢性肾衰竭患者在心理方面出现了范围较广、程度较深的失衡，尤其是在抑郁、焦虑、躯体化、人际关系、强迫等方面更为突出，可能与慢性肾衰竭是一种不可逆的疾病有关。肾功能减退导致人体其他器官损害，忧虑、紧张、没有依附性、死亡威胁等心理现象在慢性肾衰竭患者中普遍存在。

二、心理问题

长期的治疗不仅要满足患者活着的希望，而且要让患者生活得更美好。在护理过程中，护理人员应熟悉患者的常见心理问题并采取相应措施，以便提高患者的生活质量。

1. 焦虑、紧张 泌尿系统疾病患者由于炎症刺激，排尿时尿道有烧灼痛，尿频，往往伴尿急、畏寒、发热、腰部疼痛和肌紧张等症状，这些症状常会使患者感到痛苦和紧张，甚至害怕。患者不知道疾病有多么严重，不知道多长时间能治愈，担心丈夫或妻子、其他亲友误解，担心住院治疗影响工作，担心疾病会传染给家人以及影响夫妻生活等，常引发患者的焦虑不安等情绪；而慢性尿路感染多由急性尿路感染治疗不及时或不规范发展而来，除出现身体的不适外，还会反复发作，更易引起患者的焦虑情绪。

2. 羞耻、恐惧 很多泌尿系统疾病患者会为自己患有该疾病而感到羞耻和恐惧，女性可能是与尿道和生殖道邻近有关。女性的部分尿路感染常与经期、性交有关。男性如有慢性前列腺炎，可在性交或饮酒后诱发男性膀胱炎。所以，一旦发生泌尿系统疾病，患者总觉得不好意思，感到羞耻。通过性接触传播途径感染的尿道炎患者，由于受传统道德文化的影响，以及迫于舆论的压力，容易产生羞耻感，不希望他人知道，希望在不被人发现的情况下尽快治愈，存在害怕影响家庭关系，怕熟人知道等心理。而这种泌尿系统疾病的并发症，如不孕、尿道狭窄也是极易引发患者恐惧的常见原因。

3. 内疚、愤怒 泌尿系统疾病往往通过性接触途径传播，患者易产生同性传播疾病患者一样的心理问题，尤其是有不洁性生活史的患者，他们认为自身应负有责任，故产生负罪感，发病后，不仅有躯体的痛苦，而且有难以启齿的内心痛苦。已婚的患者，会担心传染给配偶，对配偶有深深的内疚；被配偶传染的患者，则会对配偶产生极大的愤怒情绪。

4. 抑郁、悲观　有些泌尿系统疾病，病情较顽固，加之患者的求医多向性和治疗盲目性、治疗不及时或用药不当、不能完成正规的疗程等原因而致其病情迁延不愈，给患者带来沉重的经济负担，使患者产生抑郁和悲观情绪，自暴自弃，不配合治疗。

三、心理护理措施

心理护理对于泌尿系统疾病患者非常重要，常见的心理护理措施如下。

（一）纠正认知

对于很多缺乏知识的患者，及时宣传相关知识，使他们正确认识疾病，了解疾病的规范治疗过程，了解疾病的预防保健知识，减轻由于不正确的认知带来的焦虑、紧张和恐惧情绪。有一些患者存在明显的负性自动思维，如“身体稍出现一点不舒服，马上就会想到自己得的是非常严重的疾病，立刻就会感到紧张、恐惧”。护理人员要学会识别患者此类负性自动思维，并且向患者指出其危害，使患者能主动控制这种不良的思维方式；引导患者建立积极的思维，如“身体出现一点不舒服，就考虑到人人都会有不舒服的时候，再看看，如果还存在，医生和护理人员可以帮助我解决”。

（二）心理支持

1. 良好的护患关系　护理人员与患者接触时特别要注意自己的态度、动作，以及环境的选择，要注意认真听取诉说，开展诚恳的交谈，在交谈过程中了解患者心理上的要求和存在的问题，为具体的言语支持提供依据。在交谈中，患者也会逐渐增加对护理人员的信任感，从而容易接受言语支持。实际上，一次成功的交谈，本身就是对患者心理的极大支持。

2. 语言技术　在掌握患者的心理状况基础上，护理人员应善于利用科学知识，及时正确地给予解释、暗示、鼓励（或激励）和保证等。

3. 人际支持　引导患者从周围的人际资源中获得支持与帮助。

（三）教育引导，规范治疗

要通过教育使患者认识到规范治疗的重要性，避免因反复发作而引起不良心理反应。对于深陷羞愧、抑郁、焦虑等不良情绪而不能自拔者，护理人员要鼓励患者适当宣泄和正确面对不良情绪，及时帮助患者调整心态，积极治疗。

（四）帮助患者处理生活、工作中的压力事件

有研究表明，65% 的尿路感染患者在发病前 2 周存在家庭生活和工作的压力。这提示，妥善处理好工作与家庭问题，不断提高自身素质，是防治尿路感染的新的重要措施。护理人员应与患者一起探讨减轻生活和工作压力的有效方法，学会劳逸结合，提高患者应对压力的能力，如恰当表达自己的压力感受，学会责任分担，做到适时放弃。

（五）营造良好的心理护理环境

医务人员应主动为患者营造安全、舒适的住院环境，尊重患者的生活习惯和个人隐私，在心理上完全接纳患者，真诚、主动、热情地与患者交流，对患者要多加关心，因势利导，协助其将心理状态调整至最佳。

知识拓展

D 型人格 （type D personality） 与冠心病

早期，有关专家将 A 型人格认为是冠心病的危险因素，随着研究发现，A 型人格在发挥对冠心病的预测能力时显示效能不断减弱。20 世纪末，荷兰学者德诺莱特（Denollet）提出另外一种与冠心病相关的人格因素，即 D 型人格。D 型人格是一种正常的人格类型，包括社交抑制（social inhibition，SI）和消极情感（negative emotions，NA）两个维度，社交抑制表现为社交时感觉到紧张和不安，与人有一定的距离感，倾向压抑情感及行为的表达，不善于释放与排解心中的不悦，甚至在社会交往中采取回避的态度，将自身处于一种孤立无援的境地。

研究发现，具有 D 型人格者，其冠心病的患病率高于一般人群；具有 D 型人格的冠心病患者死亡率、二次心肌梗死发病率及药物洗脱支架治疗后的危险性明显增加。

本章小结

思考题

1. 支气管哮喘患者的心理社会影响因素有哪些？

2. 如何指导原发性高血压患者实施自我心理护理？

3. 消化系统疾病患者常见的心理问题有哪些？

更多练习

（郭先菊　柴树鹰　孙妞妞　王　研）

第八章 临床常见疾病患者的心理护理（二）

教学课件

学习目标

1. 素质目标

（1）培养整体健康观和临床思维。

（2）培养护理职业精神和人文情怀。

2. 知识目标

（1）掌握：神经系统、内分泌和代谢系统、血液和造血系统及风湿免疫系统疾病患者心理问题的临床表现。

（2）熟悉：神经系统、内分泌和代谢系统、血液和造血系统及风湿免疫系统疾病患者心理问题的护理干预措施。

（3）了解：神经系统、内分泌和代谢系统、血液和造血系统及风湿免疫系统疾病患者心理问题的心理社会致病因素。

3. 能力目标

熟悉常见疾病并能对患者进行正确临床心理评估。

案例

【案例导入】

患者，男性，52 岁，机关干部。因晨起发现右侧肢体瘫痪、言语不清入院，经头颅 MRI 等检查确诊为“脑血栓形成”（脑梗死）。经治疗，患者肢体功能有所恢复，能在他人扶持下行走。但是近 2 周来患者情绪低落、悲观，不愿进行肢体功能锻炼，认为“这一辈子已经完了，还不如当初梗死得更厉害些，死了一了百了”。经常在别人不注意的时候偷偷落泪。失眠、食欲缺乏，头晕，有时感到心悸，疲乏，提不起精神。请精神科会诊，考虑为脑卒中后抑郁，建议服用“氟西汀”和进行心理治疗。患者平素性格较外向，是机关的领导之一，仕途较为顺利，且有进一步升迁的可能，在家里和工作中都表现出较强的个性。

【请思考】

如何从心理支持的角度帮助该患者？

【案例分析】

第一节 神经系统疾病患者的心理护理

神经系统疾病具有发病快、危险性大、预后差、后遗症多、致残率高等特点。患者一旦发病，患者本人、家属、亲友、同事都感到非常紧张，为患者的生命、工作、婚姻和一切与病情有关的事担忧。因此，熟知神经系统疾病患者的心理特点及如何进行心理护理显得尤为重要。

一、常见疾病概述

（一）脑卒中

1. 概念 脑卒中（stroke）又称脑中风或脑血管意外，是一种突然起病的脑血液循环障碍性疾病，是指由各种原因引起的脑内动脉狭窄、闭塞或破裂，并导致急性脑血液循环障碍。

2. 临床表现 脑卒中是一组疾病的统称，临床上常表现为一过性或永久性脑功能障碍的综合征。脑卒中分为缺血性脑卒中和出血性脑卒中。最常见的是缺血性脑卒中，包括短暂性脑缺血发作、脑血栓形成、脑栓塞、腔隙性梗死等；出血性脑卒中包括脑出血、蛛网膜下腔出血等。各种疾病的临床表现有所差别，但均起病急骤、进展迅速、病情严重、病死率较高、功能恢复不完全（有后遗症）等。

3. 心理社会致病因素

（1）生活事件对脑卒中发病的影响：国内外有关研究发现，负性生活事件多的患者，脑卒中发病率也增高，二者呈正相关，家庭和工作中的负性生活事件与脑卒中发病率增高的正相关性更为突出。

（2）情绪障碍对脑卒中发病的影响：情绪不稳定的人，自主神经系统功能也不稳定，易激惹，对刺激的反应过于强烈。国内外研究发现，脑卒中患者存在更多的焦虑、抑郁、恐惧、精神紧张等情绪障碍。具有焦虑和抑郁情绪的患者，脑卒中风险性增高，二者之间可能具有很强的相关性，且可能互为因果，互相加重。

（二）痴呆

1. 概念 痴呆（dementia）是一种中枢神经系统病变性疾病，是一种获得性进行性认知功能障碍综合征。

2. 临床表现 表现为智力障碍如记忆、语言、视空间功能不同程度受损，人格障碍和认知能力如概括、计算、判断、综合和解决问题的能力下降，多伴有行为和情感异常，患者的日常生活、社交和工作能力明显减退。痴呆最突出和最特征性异常是进行性记忆力下降。由于痴呆患病率和致残率高、病程长、治疗困难，给患者家庭和社会带来巨大的负担。

3. 心理社会致病因素 痴呆的社会危险因素包括缺乏教育、经济状况差、不良环境暴露史、工作和职业地位低、居住状况差、活动不足、吸烟、饮酒等。心理因素包括抑郁、兴趣狭窄、重大不良生活事件刺激等，其中不良生活事件刺激以配偶死亡、离婚和子女死亡最严重。这些生活事件对人体来说是一种应激，使人体内的神经、内分泌系统功能失调，引起肾上腺皮质激素大量分泌，导致情绪紧张、焦虑和血管的收缩改变，易造成心血管疾病和其他躯体疾病，促使痴呆的发生。

（三）帕金森病

1. 概念 帕金森病（Parkinson Disease，PD），又称震颤麻痹（paralysis agitans），是中老年常见的神经内科运动障碍性疾病。目前PD还不能被根治，只能控制症状，往往症状控制不完全且呈进行性发展。患者长期受疾病折磨，对治疗前景无望，社会功能受损，常引发较多的心理问题。

2. 临床表现 典型表现是静止性震颤、运动迟缓、肌强直和姿势步态异常。多于60岁以后发病，起病隐匿，进展缓慢。帕金森病的病因和发病机制不明，可能是在遗传易感性增加的基础上，与环境因素和衰老相互作用发病。

二、心理问题

神经系统疾病发病快、危险性大、预后差、后遗症多、致残率高。患者一旦发病，常出现多虑、忧郁、焦急、绝望等许多心理问题。

1. 抑郁 即脑卒中后抑郁，是神经系统疾病常见和严重的心理障碍，其发病率超过脑卒中患者的1/3。主要表现为情绪低落、兴趣下降或缺如、懒言少动、对治疗缺乏信心、悲观、失望，严重时有自杀观念和行为。抑郁不仅使受损神经功能难以恢复，同时增加致残率和病死率。

2. 焦虑、恐惧 所有神经系统疾病患者都表现为烦躁不安、紧张、注意力不集中、心悸、胸闷、多汗、头晕等。神经系统疾病发病急，多数预后不良，患者缺乏对疾病的认识，发病后不能接受现实，担心今后的生活和给家人带来负担等。

3. 孤独、自卑 表现为意志消沉、沉默寡言、行动迟缓、不愿交流等。患者在对待疾病和生活态度上多采取回避和屈服的态度，不能形成积极的应对方式。

4. 被动、依赖 因为在患病期间得到家人等悉心照料，患者有意无意间变得软弱无力，日常生活管理缺乏自信，处处依赖别人。

三、心理护理措施

1. 建立良好的护患关系 良好的护患关系是心理护理的重要前提和基础，应贯穿疾病的整个过程。护理人员在心理护理过程中需要注重语言艺术和沟通技巧，重视语调、表情姿势等非语言性情感表达。对待患者应积极、主动、热情、和蔼，态度诚恳、真挚，鼓励患者陈述内心感受，要有耐心，用心倾听。需要指出的是，很多患者存在语言障碍，给交流带来困难，更需要护理人员的耐心和高超的沟通技能。

2. 分析和评估心理问题 在建立良好的护患关系和相互信任的基础上，护理人员需要收集全方位的病史资料，尤其是与心理问题相关的部分。多数患者存在语言交流障碍，因此需要多次进行病史采集。要制订计划，在每一次交流前需要知道该从患者那里获得什么样的信息。在此基础上，分析患者存在的心理问题、问题的严重程度、可能的原因和影响因素，并提出合适的心理护理诊断。

3. 改善对疾患的认知 很多患者及其亲属并不能认识到心理问题的存在，这样不利于患者接受心理干预和心理调适。护理人员应该在良好护患关系的基础上，因势利导，有耐心、有策略地帮助患者认清目前自己存在的问题。

4. 帮助学习应对技能 护理人员在心理护理过程中，可以运用心理学相关理论和技能，帮助患者重新调整认知，及时消除患者心理障碍的诱因，建立正常的情绪反应模式。如采用一般性心理支持护理，让患者采用多种方式倾诉内心痛苦体验，完全理解他们的感受，并及时予以反应和反馈，指导他们从正面、有利的方面看待自己的处境，增强心理应激能力。采用认知行为技术进行认知重建、行为再塑造，以恢复正常心理、生理功能。合理情绪疗法可以帮助患者查找不良情绪产生的原因，矫正不正确的思维模式，激励患者建立更为合理、积极的行为方式，使其积极配合治疗。

5. 督促康复训练和保障安全 抑郁等不良情绪会影响患者进行康复训练，而有效积极的康复训练和成果会缓解患者的不良情绪。护理人员应根据患者的情绪状态、身体状况等针对性制订指导和督促计划，帮助患者及时有效地进行康复训练。对患者取得的进步予以积极肯定，让患者和其亲属看到康复治疗的效果，增强信心，减少对别人的依赖，重建自尊心。部分较为严重的抑郁或精神症状患者存在较大的自杀、自伤及伤人等风险，为了保障患者自己、其他患者和医护人员的安全，护理人员应同患者亲属一起密切观察患者的言行，做到提前防范，避免发生意外。必要时告知医生，请相关科室医生会诊和处置。

知识拓展

艺术表达治疗在老年痴呆症中的应用

老年痴呆症指65岁及以上的老年人出现进行性脑力、记忆力和人格全面受损的一种疾病。患病率为5% ~8%，疾病成本约1.3万亿美元。因药物治疗的不良反应，国内外均提倡使用干预疗法治疗老年痴呆症。艺术表达治疗以表达性治疗连续体框架为理论依据，根据轻度老年痴呆症患者现存能力和认知水平，选择复杂度及难度适中的材料，设计循序渐进、进阶式的活动，采用绘画、拼贴等艺术活动刺激手、脑，采用讲故事刺激口、脑等，激发其创造性思维，以满足轻度老年痴呆症患者自尊感、价值感、满足感、自我实现等高层次需求，以改善其生活质量。

第二节 内分泌和代谢疾病患者的心理护理

随着人们生活水平的提高，内分泌和代谢疾病的发病率逐年升高，现在已成为困扰人们健康的一大重要问题。内分泌和代谢疾病患者由于长期受疾病困扰，常常会出现心理失衡。为了提高患者的生活质量，必须正视患者的心理问题，给予相应指导。

一、常见疾病概述

（一）甲状腺功能亢进症

1. 概念　甲状腺功能亢进症（hyperthyroidism）简称甲亢，是指由多种病因引起甲状腺腺体本身合成和释放甲状腺激素（thyroid hormone，TH）过多而发展成的甲状腺毒症。

2. 临床表现

（1）甲状腺毒症表现：由于TH分泌增多，交感神经兴奋性增强和新陈代谢加速，患者出现高代谢综合征的表现，常感疲乏无力、怕热、多汗、多食善饥、消瘦等，如果伴有高热常提示甲状腺危象的发生；并有神经过敏、多言好动、焦躁易激惹、紧张不安、失眠、记忆力减退、注意力不集中；手、眼睑和舌肌震颤，腱反射亢进；心悸、气短、心动过速、心尖部第一心音亢进，脉压增大等；稀便、排便次数增加；女性常有月经减少或闭经，男性有阳痿。

（2）甲状腺肿：多数患者有不同程度的甲状腺肿大，常为弥漫性、对称性肿大，随吞咽动作上下移动；质软、无压痛，久病者质地较韧；甲状腺上下极可有震颤或血管杂音。

（3）眼征：有25%～50%患者伴有眼征，其中突眼为甲亢重要而特异的体征之一。

3. 心理社会致病因素

（1）负性生活事件：生活事件同精神紧张有密切关系，而精神紧张可能是甲亢发生、发展的重要因素。生活应激事件（尤其是负性生活事件）影响人的免疫功能，进而导致神经－内分泌系统的功能改变。

（2）个性因素：不同的人格对同样的生活事件可以表现出不同的心身反应，个性特征在心身疾病发生过程中起着特殊的作用，并作为重要的条件而引起某种疾病的发生与发展。A型行为者经常处于超负荷工作和应激状态，中枢神经－内分泌代谢系统常处于高反应状态。研究发现，甲亢患者的人格大多偏向A型行为的性格特征。

（3）情绪情感因素：情感障碍是以显著而持久的心境低落或高涨为主要特征的精神障碍。情感障碍患者常出现不同程度的甲状腺功能改变，抗抑郁药与甲状腺素二者合用可能提高抗抑郁药的疗效。有研究显示，情绪障碍患者的抗甲状腺过氧化物酶抗体（TPO－Ab）水平较高，而血清TSH水平低。

（二）甲状腺功能减退症

1. 概念　甲状腺功能减退症（hypothyroidism）简称甲减，是各种原因导致的低甲状腺激素血症或甲状腺激素抵抗而引起的全身性低代谢综合征，其病理特征是黏多糖在组织和皮肤堆积，表现为黏液性水肿。甲减患者甲状腺激素水平下降引起代谢率和产热降低，可影响全身各个系统。碘缺乏是导致甲减最常见的原因。

2. 临床表现

（1）一般表现：易疲劳、怕冷、体重增加、记忆力减退、智力低下、反应迟钝、嗜睡、精神抑郁，表情淡漠，皮肤干燥发凉、粗糙、水肿，体毛稀疏、脱落等。

（2）各个系统表现：心血管系统表现为心动过缓、心输出量下降。消化系统表现为畏食、腹胀、便秘等，严重者可出现恶性贫血。泌尿生殖系统表现为性欲减退，女性患者常有月经过多或闭经。肌肉与关节可出现暂时性肌强直、肌痉挛、疼痛等，偶见重症肌无力，偶有关节腔积液。

(3) 黏液性水肿昏迷：表现为嗜睡，低体温（体温 <35℃），呼吸减慢，心动过缓，血压下降，四肢肌肉松弛，腱反射减弱或消失，甚至昏迷、休克。

(三) 糖尿病

1. 概念 糖尿病（diabetes mellitus，DM）是由遗传和环境因素相互作用而引起的一组以慢性高血糖为共同特征的代谢异常综合征。因胰岛素分泌或作用的缺陷，或者两者同时存在而引起的碳水化合物、蛋白质、脂肪、水和电解质等代谢紊乱。随着人口老龄化、人们生活方式和生活水平的改变，糖尿病患者数正逐年增加，其中 2 型糖尿病发病率的增长远高于 1 型糖尿病。糖尿病已成为严重威胁人类健康的世界性公共卫生问题。

2. 临床表现

(1) 代谢紊乱综合征：多尿、多饮、多食和体重减轻，皮肤瘙痒及四肢酸痛、麻木、腰痛、性欲减退、阳痿、不育、月经失调、便秘等。

(2) 急性并发症：糖尿病酮症酸中毒、高渗性非酮症糖尿病昏迷、感染。

(3) 慢性并发症：大血管病变、微血管病变、神经病变，如糖尿病足。

3. 心理社会致病因素

(1) 个性特征：糖尿病患者具有一些不稳定的情绪特征，易有焦虑、抑郁和较强烈的情绪反应，掩饰度高，性格内向，自卑，心胸狭隘，易激惹，情绪唤起后很难平静。个性通过改变认知行为而引发情绪障碍，情绪障碍的加重也可导致患者消极、退缩、动力不足，从而对生理功能产生不利影响。生理功能减退又加重患者的精神紧张，使血糖不易控制，频繁发生低血糖反应，严格的饮食控制加重了患者的抑郁、焦虑情绪，使患者陷于恶性循环之中。

(2) 社会支持情况：个体心理水平上，社会支持不仅具有独立的作用，能维持个体良好的情绪体验，而且更重要的是作为社会心理刺激的缓冲因素，对健康产生间接的保护作用。

(3) 心理状况：糖尿病患者具有情绪不稳定，过分关注自己的身体和多种躯体不适等类似神经质的表现，易有焦虑、抑郁和较强烈的情绪反应等不稳定的情绪特征，这些负性情绪可以引发心身疾病。

(四) 肥胖症

1. 概念 肥胖症（obesity）是指体内脂肪堆积过多和/或分布异常，体重增加，是一种多因素的慢性代谢性疾病。遗传因素，高热量、高脂饮食，体力活动减少是肥胖的主要原因，且肥胖常与 2 型糖尿病、高血压、高脂血症、缺血性心脏病等集结出现。

2. 临床表现

(1) 体型变化：脂肪堆积是肥胖的基本表现，通常男性型脂肪分布主要在腰部以上，以颈项部、躯干部为主。女性型脂肪分布主要在腰部以下，以下腹部、臀部、大腿部为主。

(2) 其他表现：超重者高血压患病率是正常者的 3 倍，而明显肥胖者高血压患病率是正常者的 10 倍；胆石症、胆囊炎、脂肪肝发病率高；肺活量降低，引起呼吸困难，还可引起睡眠呼吸暂停综合征以及睡眠窒息；常有高胰岛素血症，导致胰岛素抵抗，糖尿病发生率明显升高；常伴高脂血症，成为动脉粥样硬化、冠心病的基础。恶性肿瘤的发生率也明显升高。长期体重增加易发生腰背及关节疼痛，皮肤易发生皮炎、擦伤。

3. 心理社会致病因素　心理学研究发现，性格特征和情绪影响人的摄食行为，例如，具有自卑性格、焦虑情绪的人，可以通过进食来满足自身的安全和自尊的需要，缓解焦虑，减少消极情绪，结果导致进食过多，进而发生肥胖症。

二、心理问题

患者因长期疾病折磨，会出现心理失衡，而其常见的心理问题如下。

1. 焦虑、抑郁　患者因住院，环境改变，再加上内分泌疾病对人体会产生极大危害，患者需要坚持应用药物进行替代治疗，而长期服用药物易产生焦虑、抑郁心理。

2. 悲观　成年患者家庭负担沉重，患病后不能正常工作，将造成家庭经济困难，加之昂贵的住院治疗费用，更加重了患者的心理负担，导致患者忧心忡忡。若身患重症，面对家庭生活安排、老年人赡养、子女教育等一系列问题，患者更是情绪抑郁、悲观、失望，感到前途渺茫，对一切失去兴趣，有时甚至出现自杀念头。

3. 孤独、寂寞　老年患者多有严重的视力损害，必须有他人的帮助，患者感到自理能力不足，又因社会交往减少，容易感到孤独与寂寞，加之子女工作繁忙，看望的次数较少而易产生被抛弃感。失去配偶和无子女的老年人孤独、寂寞感更加强烈。

三、心理护理措施

患者的心理因素对内分泌疾病的影响很大。因此，做好心理护理，对控制疾病的发展，促进疾病的康复，提高治愈率有很重要的意义。虽然患同一种疾病，但每名患者又有其个性特征和心理特点。护理人员应主动与患者谈心，相互交流沟通，及时掌握患者的心理状态，实施心理疏导。

1. 情感支持　患者亲属的态度及护理人员的言行举止对患者的自我概念变化有重要作用。护理人员应在患者亲属的理解和协助下，以尊重和关心的态度与患者多交谈，鼓励患者以各种方式表达形体改变所致的心理感受变化，确定患者对自身改变的了解程度及这些改变对其生活方式的影响，接受患者交谈中所呈现的焦虑和失落，使患者在表达感受的同时获得情感上的支持。

2. 日常指导　指导患者改善身体外观的方法，如衣着合体和恰当的修饰；鼓励患者参加正常的社会交往活动。减少不良刺激，合理安排生活，保持居室安静和轻松的气氛，限制访视，避免外来刺激，满足患者基本生理及安全需要。忌饮酒、咖啡、浓茶。减少环境和食物对患者的不良刺激。帮助患者合理安排作息时间，白天适当活动，避免精神紧张和注意力过度集中，保证夜间充足睡眠。

3. 情绪控制　对举止怪异、有自杀倾向者加强观察，防止意外。指导患者自我调节及控制情绪。护理人员应为患者自我护理提供支持与援助，满足患者心理需要，调整自我护理方法，形成新的生活方式，克服疾病的影响，提高自我护理的能力，鼓励患者烦躁时主动向亲友诉说自己的心理感受，以减轻心理负担，学会自我放松技术，如心中数数、深呼吸、思想转移法、听音乐、看报、聊天，以分散注意力；适当减少社交活动，避免外来刺激。

4. 正确认知 与患者一起讨论激素水平异常是导致形体改变的原因，经治疗，随着激素水平恢复至正常或接近正常，形体改变可得到改善或复原。消除患者因形体改变而引起的失望与挫折感及焦虑与害怕的情绪，正确认识疾病所致的身体外观改变，提高对身体外观改变的认识和适应能力。

5. 知识赋能 使患者了解所患内分泌疾病的治疗原则：纠正物质代谢及生化异常；功能亢进者可选择药物治疗抑制激素释放、放射治疗抑制腺体分泌功能、手术切除病变组织；功能减退者可选择激素替代治疗。教育患者使其了解药物治疗的不良反应，激素过量或不足的表现，以及时就医调整剂量。告知患者所用药物名称、作用、剂量和服用方法：激素给药时间宜模仿其分泌周期安排在上午 8 点前和下午 2 点前；激素替代治疗者必须长期坚持，不可中断，在感染、外伤等应激情况下应增加剂量。护理人员应示范与患者所患疾病治疗有关的护理操作技术和技巧，如注射胰岛素、测定尿糖，要求患者反复演示，直至掌握。

知识拓展

精神运动康复

精神运动康复以临床医学、康复医学、心理学、教育学、社会学等多学科为基础，综合神经、心理、运动三个理念，将人的精神与身体视为整体，研究精神与身体之间的双向影响，并促使感觉、感知和功能成为整体并达到平衡，是一种调整患者心理、情绪和神经功能的康复过程。精神运动康复治疗的作用具体如下。①神经 - 运动和功能影响：通过肌张力功能的控制、自主抑制的发育和在神经运动控制下的放松来获得。②心理效应：通过学习，以及观察和聆听身体与心智能力来获得。通过一系列特定的学习，使患者能够最大限度地调动其智力和动作意识，以解释、想象、表现和组织其学习行为。③情感、性格和社交反应：通过对行为障碍、缺乏自信及对情绪控制的治疗干预，让患者逐渐重新融入社会和家庭环境中。

第三节　血液系统及风湿性疾病患者的心理护理

在配合新技术、新疗法的实施过程中，血液系统及风湿性疾病患者的心理护理也为更多的医护人员所意识到。本节简述血液系统及风湿性疾病患者的心理护理。

一、常见疾病概述

（一）白血病

1. 概念 白血病（leukemia）是一类由造血干细胞发生障碍而引起的恶性疾病。其特点是白血病细胞失去进一步分化成熟的能力而停滞在细胞发育的不同阶段，在骨髓和其他造血组织中广泛而无控制地增生并浸润，破坏全身各组织和器官，产生各种症状和体征，正常造血功能受到抑制，导致外周血中出现幼稚细胞。

2. 临床表现

（1）发热：半数患者以发热为早期表现。可低热，亦可高热（39℃以上），常伴畏寒、出汗。

（2）继发感染：口腔炎、牙龈炎、咽峡炎、肺炎、肛周炎及肛旁脓肿等。

（3）出血：可发生于全身各部位，以皮肤瘀点、瘀斑，鼻出血，牙龈出血，女性患者月经过多、子宫出血为多见。

（4）贫血：常为首发症状，进行性发展。

（5）器官和组织浸润的表现：肝脾大、淋巴结肿大，骨骼和关节浸润以儿童多见。皮肤及黏膜浸润多见于急性单核细胞白血病和急性粒－单核细胞白血病。中枢神经系统白血病主要表现为头痛、头晕，重者有呕吐、颈项强直，甚至抽搐、昏迷等。

3. 心理社会致病因素

（1）家庭因素的影响：在白血病患者患病期间，家庭对其生存质量有着重要影响。对于青少年白血病患者来说，父母的心理状态、社会经济地位和应对方式的影响作用尤其重要。

（2）医院因素的影响：对于白血病患者而言，在医疗环境下的治疗和护理对其疾病的进程起着关键性的作用。在患者出现抑郁心态的情况下，单纯的药理学方法不可能有效地提高患者的生存质量。美国费城儿童医院的一项研究表明，采用心理学和药理学同时介入的综合疗法与单纯采用药理学疗法相比较，患者的抑郁水平降低，痛苦随着时间的推移减少，生存质量明显提高。

护理和治疗是密不可分的两个方面。白血病患者内心存在的不确定感直接关系其生存质量。照顾这些患者的护理人员在通过沟通技巧处理患者感受和提高生存质量以减少患者的不确定感方面起着重要作用。

（3）学校因素的影响：大部分白血病患者是青少年。他们正处于接受正规教育的阶段，学校教育和学校环境对其生存质量也会产生影响。如果学校的老师和同学给予白血病患者更多关注和预防性支持，可以帮助患者降低抑郁和焦虑程度，减弱其不确定感，更自信地努力学习。

（二）再生障碍性贫血

1. 概念　再生障碍性贫血（aplastic anemia）简称再障，是由多种原因导致造血干细胞的数量减少和功能异常而引起的一类贫血。外周血中红细胞、中性粒细胞、血小板均明显减少。临床主要表现为进行性贫血、感染和出血。

2. 临床表现

（1）急性再生障碍性贫血：起病急、发展快，早期主要表现为出血与感染，而后出现进行性贫血。患者可表现为皮肤瘀点、瘀斑，牙龈、鼻腔出血、口腔血泡，呕血或血便，女性患者月经量过多，多数患者眼底出血，甚至可发生颅内出血。

（2）慢性再生障碍性贫血：起病缓慢，病程长，多以贫血为主要表现，感染、出血较轻。

3. 心理社会致病因素　再障患者多为青壮年，是家庭主要的劳动力和经济来源者；有的正处于恋爱的重要时期，突然得知身患此病，不知所措。患者初入院时关心疾病的治疗结果，精神处于紧张、焦虑、忧郁状态，食欲缺乏、乏力，使病情进一步加重。

（三）类风湿关节炎

1. 概念 类风湿关节炎（rheumatoid arthritis，RA）是一种主要侵犯关节，以慢性、对称性、周围性、多关节炎性病变为主要特征的全身性自身免疫病。临床表现为受累关节疼痛、肿胀、功能下降。当炎症破坏软骨和骨质时，出现关节畸形和功能障碍。

2. 临床表现

（1）关节表现：主要侵犯小关节，尤其是手关节，如腕、掌指和近端指间关节，其次是趾、膝、踝、肘、肩等关节。其表现有晨僵、痛与压痛、肿胀、畸形及功能障碍。

（2）关节外表现：类风湿结节、类风湿血管炎、干燥综合征。类风湿结节是本病特异性的皮肤表现。类风湿血管炎典型的病理改变为坏死的血管炎。

3. 心理社会致病因素

（1）生活事件：长期以来，应激性生活事件被认为是引起 RA 的关键性因素。流行病学和回顾性研究均发现 RA 的发生与生活事件应激有一定关系，心理应激后 RA 患者可出现血免疫球蛋白浓度增加，疼痛发作频繁。

（2）个性特征、应对方式及社会支持：国外大量研究表明，RA 患者与正常人相比，有明显的自我摧残、受虐待、依从、自私、害羞、抑郁、追求至美原则。这种特别的个性特征还严重地影响疾病的严重程度，干扰病程的恢复。目前认为，防御机制、应对方式与躯体生理反应有关，社会支持利用度下降、消极的应对方式会引起心理应激反应，从而在 RA 的发生中起重要作用。

（四）系统性红斑狼疮

1. 概念 系统性红斑狼疮（systemic lupus erythematosus，SLE）是一种自身免疫性结缔组织病。SLE 以患者体内存在多种致病性自身抗体（特别是抗核抗体）和病变累及全身多系统器官为特征。本病病程迁延，病情反复发作，临床可表现为各种系统和器官的功能损害。

2. 临床表现

（1）全身症状：活动期患者可有发热、疲倦、乏力、体重减轻、淋巴结增大。

（2）皮肤与黏膜：面部蝶形红斑，病情缓解时红斑可消退，留有棕黑色色素沉着。手指末端和甲周的红斑也具有特性。

（3）关节与肌肉：关节痛，部分可伴有关节炎，一般不引起关节畸形。近端指关节常受累，呈对称性分布，40% 的患者可有肌痛，有时出现肌炎。

（4）肾：肾损害很常见，狼疮性肾炎的表现为急慢性肾炎、肾病综合征、远端肾小管酸中毒和尿毒症。

（5）心血管：心包炎最为常见，一部分患者有周围血管病变（如血栓性静脉炎）。

（6）肺与胸膜：急性狼疮性肺炎，表现为发热、咳嗽、胸痛及呼吸困难等。

（7）消化系统：食欲缺乏、腹痛、呕吐、腹泻、腹水等。

（8）神经系统：精神障碍、癫痫发作、偏瘫、蛛网膜下腔出血、脊髓炎等。

（9）血液系统：贫血为主要表现。

3. 心理社会致病因素 一方面，患者由于受疾病的折磨，常常感到生活无望、性格脆弱，对病后的生活、工作、经济及社会适应等朝夕思虑；另一方面，由于缺乏对疾病全面的了解和认识，不同层次、不同职业的患者，对疾病的预后都会产生种种疑虑。

二、心理问题

由于患者长期担心自己的健康和给家庭造成的经济负担，就会出现一些心理问题。

1. 恐惧 主要表现为神经衰弱症候群。当患者得知自己住在血液风湿科时，会紧张、焦虑、恐惧甚至暴躁易激惹，对外采取攻击性态度。因该科疾病患者需要做多项检查，如静脉采血、骨髓穿刺，患者容易对医护人员产生厌恶情绪，认为自己的疾病已无法医治，再做各种检查既增加痛苦又浪费时间及金钱，此时患者容易产生恐惧及抵抗情绪。当患者看见其身边的病友死亡，会产生强烈的畏惧心理，甚至拒绝治疗，要求出院。

2. 悲观、绝望 许多血液系统及风湿性疾病患者得知病情后承受不了沉重的打击而悲痛欲绝，拒绝使用化疗药物。还有患者觉得病情不严重或幻想医生误诊。其中会有一些患者以自我为中心变得极度自私，对医务人员极度敏感。随着疾病的演变，患者身体会出现各种情况，如骨痛及四肢关节疼痛，牙龈增生、肿胀，眼眶浸润导致绿色瘤。中枢神经系统白血病患者还易发生头痛、头晕、颈项强直、抽搐、昏迷等。这些情况易使患者及其家属感到忧郁、绝望。此时患者情感极度脆弱，有悲观厌世及自杀倾向。

3. 内心愤怒 主要原因是认知不良。一旦患病，这对患者及其家属均是沉重的打击，加之治疗过程中各种并发症及经济负担的日趋加重，常引起患者及其家属的负面情绪。血液疾病患者常常凝血机制差，而某些护理操作随着住院时间的延长难度逐渐加大，患者及其家属难免对医护人员产生厌恶情绪，甚至拒绝检查，有时可能恶语中伤。

三、心理护理措施

对于患者的心理问题，护理人员应该给予针对性的心理护理措施，这样才能够让患者早日恢复心身健康。

1. 建立良好护患关系 护理人员在患者入院后为患者及其家属介绍主管医生及责任护士，并详细介绍病房基础设施环境，热情接待患者，在第一时间同患者、家属共同建立相互信任的关系，舒缓患者对陌生环境及人员的恐惧感，使其更快地融入这个陌生的环境。根据治疗方案，及时与患者家属沟通，使其充分了解患者病情，舒缓家属的紧张情绪，使其感到安全，最终取得信任、配合，以便治疗顺利进行。

2. 帮助患者建立战胜疾病的信心 大多数患者一经确诊，即对未来焦虑不安、消极，逐渐对化疗产生怀疑并失去信心。表现为孤独、自卑，对外界事物不感兴趣，不与人交往，甚至自暴自弃，产生自杀的念头，护理人员应对患者给予及时的心理疏导与精神鼓励，争取家属和社会系统的配合。根据患者的性格特征，从不同角度教育说服，以提高其应对挫折的能力，同时密切观察患者情绪变化，加强防范措施，让患者了解疾病的可治性，增强与疾病斗争的积极情绪，树立战胜疾病的信心。对于悲观、绝望和恐惧的患者，有力的精神支持与鼓励尤为重要。护理人员应让患者知晓疾病绝非不治之症，介绍患者现在的病情并使他们充分了解治疗疾病的进展与突破，帮助患者以正确积极的态度和情绪来正视自身的疾病。

3. 引导患者正确认识治疗过程中的不良反应 目前，治疗血液系统疾病的方法主要是化疗，而化疗的不良反应给患者带来巨大的精神压力，许多化疗药物可引起恶心、呕吐等，其生理上的不适对患者的心理影响很大，不良情绪的产生也随之出现或加重。在耐心讲解药物不良反应的情况下，使患者有足够的心理准备，主动克服困难，积极配合治疗。如发生脱发，特别是女性患者，容易产生自卑心理，必要时戴帽子或假发，做到尊重患者的心理需要。使患者更多地应用积极的行为和认知应对方式，减轻负性情绪反应，主动地配合治疗以及改善生活规律，提高生活质量。同时劝告家属避免在患者面前谈论巨额的医疗费，以免加重患者精神负担，导致患者内疚无助而加重病情。

4. 做好健康宣教 患者需经常抽血及做骨髓穿刺检查，应热情、耐心地进行解释，说明其目的、必要性及操作过程。操作时体贴关怀患者，尽量减轻其不适。护理人员向患者介绍经过化疗而缓解的典型病例，鼓励患者正视疾病，以积极态度坚持完成化疗，并介绍药物可能发生的不良反应及化疗时的注意事项，注意口腔清洁，多漱口。对于进行骨髓移植的患者，护理人员应解释骨髓移植的必要性、可行性、要求、操作方法和应配合事项，并向其讲解同类病例移植成功的例子，以增强其信心，消除其顾虑和心理排斥情绪，使其很好地配合医护工作。多讲解一些医学知识、保健常识，不断鼓励患者树立起战胜疾病的信心和决心。

5. 个性化的心理护理 有些患者，易产生自卑、孤独心理和愤怒情绪。他们一旦进入患者角色，有强烈的不适应感，自我价值感突然失落，感到自己成了无价值的人，成了带给别人麻烦的人，因而感到自卑，没有积极、乐观的心态。对于这些患者，要及时取得家属、朋友、同事等社会系统的支持和帮助，调节其情绪、变换心境，给予安慰、鼓励，使其不断振奋精神，顽强地与疾病作斗争。根据患者的不同情况，可安排适当的娱乐活动，如听舒缓的音乐、绘画、听广播，活跃病房气氛，分散其不良情绪，以避免其沉浸在悲伤猜想之中。有些患者病情严重，甚至因昏迷多次住院，丧失坚持治疗的信心，产生自杀的想法。护理人员应仔细观察患者，及时发现危险先兆，避免发生意外。

本章小结

思考题

1. 脑卒中患者的心理社会致病因素有哪些？

2. 患者，女性，47 岁。身高 153cm，体重 64kg，确诊为 2 型糖尿病。该患者可能有哪些心理问题？如何对其进行心理护理？

3. 血液系统及风湿性疾病患者可能存在哪些心理问题？

更多练习

（符冬梅 胡丹红 崔玲玲）

第九章　临床常见其他患者的心理护理

教学课件

学习目标

1. 素质目标

培养学生对围手术期患者、运动系统疾病患者、肿瘤患者、妇产科疾病患者、儿科疾病患者的关爱情感。

2. 知识目标

(1) 掌握：围手术期患者的心理问题及心理护理措施；运动系统疾病患者的心理问题及心理护理措施。

(2) 熟悉：肿瘤患者的心理问题及心理护理措施。

(3) 了解：妇产科疾病患者的心理问题及心理护理措施，儿科疾病患者的心理问题及心理护理措施。

3. 能力目标

(1) 能够运用心理学相关知识预防围手术期患者潜在的心理问题。

(2) 能够针对骨折、脊髓损伤、截肢、腰椎间盘突出症患者的心理特点，制定心理护理对策。

(3) 能够运用心理学相关知识，做好肿瘤患者放疗、化疗前后的心理护理。

(4) 能够运用“拉梅兹分娩法”指导孕产妇。

(5) 能够运用心理学的理论知识和技能对儿科疾病患者进行心理护理。

案例

【案例导入】

张某，男性，50岁。诊断为肺癌。入院后拟择期行右侧肺叶切除加淋巴结清扫术。张先生离异、独居，有一儿子在外地工作，因工作忙碌无法陪护。在住院期间，张先生情绪比较低落，闷闷不乐，不愿与其他病友交谈，并希望能采用其他非手术的方式治疗疾病。经主管医生反复讲解后，最终选择手术治疗并签字同意。

手术前一晚，护士查房发现张先生难以入睡，询问后自述心悸、气短、出冷汗，护士监测其生命体征均正常。第二日清晨，张先生出现明显的焦虑状态，血压升高至178/100mmHg，心率125次/分，手术暂停。医生通知患者家属到医院，为患者及其儿子反复讲解手术方式和预后情况，患者儿子表示会请假陪护在旁。在护理过程中，护士鼓励他和儿子及病友多沟通，或者听音乐、看书等分散注意力。3日后患者再次行手术治疗，手术顺利，安全返回病房。

【请思考】

为什么张先生在第一次手术时出现血压升高、心率加快的情况？

【案例分析】

第一节　围手术期患者的心理护理

手术作为一种物理性应激源，可使患者产生较明显的、强烈的心理应激反应，出现不良的心理压力，导致睡眠及情绪变化。这些变化不仅给围手术期患者带来心理痛苦，而且会干扰手术与麻醉等医疗活动的顺利实施，增加术后镇痛药的用量，从而消极地影响治疗效果，延迟术后心身康复，甚至造成术后并发症的发生。因此，只有了解围手术期患者的心理问题，才能提供有针对性的心理护理。

随着“以患者为中心”的整体护理模式的普及与深化，围手术期患者的护理越来越被重视。由此充分体现人文关怀的护理理念。在围手术期进行心理护理，可使患者以最佳状态进入手术室，更安全地实施手术，保证手术成功，减少并发症，促进患者尽早康复。

一、相关概念及影响因素

（一）围手术期的概念

围手术期（perioperative period）是指从确定手术治疗时起，至与这次手术有关的治疗基本结束为止的一段时间，包括手术前、手术中、手术后共3个时段。①手术前：从患者决定接受手术到将患者送至手术台。②手术中：从患者被送上手术台到患者手术后被送入复苏室（观察室）或外科病房。③手术后：从患者被送到复苏室（观察室）或外科病房至患者出院或继续追踪。

（二）围手术期患者心理的影响因素

1. 环境因素　由于患者入院后处于新的环境，且需要进行手术治疗，患者会认为做手术是一种极其痛苦而又冒险的行为，并且陌生的环境使患者存在不同程度的疑虑和恐惧心理，导致患者出现睡眠质量下降，睡眠时间减少，甚至彻夜不眠。

2. 个体因素　大多数患者对手术的过程和结果及麻醉相关知识不了解，会产生焦虑、恐惧、抑郁等负性情绪。有时医护人员与患者之间的交流不及时，采取的方式不恰当，也会对患者的心理产生一定的负面影响。

二、心理问题

（一）围手术期患者的心理问题

个体在患病的情况下，不仅机体的生理功能发生变化，而且认知、情绪情感、意志等心理过程也会发生一系列变化，甚至对人格产生严重影响。心理过程变化到一定程度，可能形成明显的心理问题，影响疾病的诊疗、护理和康复。围手术期患者常见的心理问题为情绪问题。围手术期患者的情绪活动常被负性情绪（negative emotion）所主导，其中以焦虑与恐惧、抑郁、愤怒为主，涉及范围很广，不论任何年龄、疾病程度，几乎所有患者都无法避免情绪变化。

1. 焦虑与恐惧　焦虑（anxiety）是个体感到紧张不安，预感到似乎将要发生某种不利情况而又难于应付的不愉快情绪。焦虑与恐惧（fear）情绪相似，均存在担心和预感的压抑体验，不过恐惧在面临或预感危险时发生，而焦虑在危险或不利情况来临之前发生。焦虑是指向未来的，指向可能存在的危险和不幸，实际上并不一定发生，在观念上是不确定的。恐惧是指个体对现实的或想象中的危险、自己厌恶的事物等产生的处于惊慌与紧急的负性情绪状态。与焦虑不同，恐惧有非常明确的对象，往往是现实或想象中的一种无力摆脱的危险事物。在围手术期，恐惧是非常常见的反应。手术过程的不确定性是恐惧的主要原因。

2. 抑郁　抑郁（depression）是指个体一种常见的负性情绪体验，容易出现苦闷、沮丧、失望、不开心、悲伤、缺乏自信、兴趣降低和食欲缺乏等情况。抑郁的表现具体如下。①思维上：表现为悲观的解释模式和消极的观点，倾向于把失败的责任归结于自己。②情绪上：表现为负性情绪，感觉不快乐、不幸福或绝望。③行为上：表现为无所作为、无所事事、六神无主，甚至出现自杀倾向和行为。④躯体上：表现为可以有很多症状，甚至出现比真正的器质性病变更严重、更多、更复杂的躯体症状，以致患者自觉得了不治之症而更加抑郁。

3. 愤怒　愤怒（anger）是指个体当愿望不能实现或为达到目的的行动受到挫折时引起的一种紧张而不愉快的负性情绪反应。愤怒被看作一种原始的情绪，是与求生等行为联系的情绪。临床上，愤怒情绪往往在手术前和手术后发生，手术前出现愤怒情绪大多是因为疾病本身使患者生活、事业发展受阻，感到不公平等；手术后出现愤怒情绪大多来自患者对手术治疗期望过高，而治疗效果未达到自身的期望值，失望之余可出现较大的愤怒。愤怒可导致患者的攻击行为。

（二）围手术期患者的行为问题

1. 退缩　退缩（withdrawal）是一种表现为孤僻、胆小，不愿与其他人交往，更不愿到陌生环境中去，把自己封闭起来以获得安全感的行为。无特殊原因的行为退缩多发生在5～7岁的儿童身上，成人在受到外界某种刺激或遭遇变故后也可发生。手术作为一种较大的应激事件，可使患者变得孤僻、不爱交往、不愿外出，甚至不愿到陌生的环境中去。

2. 依赖　依赖（dependence）是一种依靠别人或事物而不能自立或自给的行为。围手术期，绝大多数患者依赖感增强，表现为虚弱，需要他人的照顾和陪伴。这种现象如果延续到手术后的康复期，会影响患者正常的社会适应能力，使其长期处于患者角色中。

3. 攻击 攻击（attack）行为往往是由愤怒情绪而导致的，攻击对象可以是使其受挫的人和事，也可以是自身（如自责、自杀），甚至迁移到无关的人和事。临床上常见一些患者为小事发怒，毫无理智地向亲人、医护人员等发泄。如因输液时穿刺疼痛谩骂、责难护理人员，因饮食不可口而打骂家人等行为。

（三）围手术期患者的精神障碍

术后精神障碍可分为急性期精神障碍和慢性期精神障碍两类。急性期精神障碍多数在手术后2~5天发病，主要以谵妄状态和精神分裂样症状群较为多见，部分患者可呈抑郁、焦虑状态，如情绪低沉、兴趣减少、睡眠障碍、焦躁不安，病程1~3周。原有精神障碍复发者居多。慢性期精神障碍以神经症样或慢性脑衰弱症状群较为多见。常继发于脑器质性损害，出现慢性器质性精神障碍者居多，如人格改变、智力减退及脑衰弱状态。此外，一些患者还会出现术后持续疼痛障碍等问题。

1. 谵妄状态 表现为意识障碍，动作增加，定向力全部或部分丧失，思维零乱，对周围环境不能正确辨认。常有幻觉，多为视幻觉，亦可有前庭幻觉、听幻觉、触幻觉等。幻视内容有时可因暗示而变化，亦可有错觉。视幻觉及视错觉的内容多带恐怖色彩。患者有时可与外界有些接触，呼之能简单应答，常不切题，且维持较短时间。患者也有睡眠节律障碍，夜晚多加重，躁动不安，日间则表现嗜睡。常伴出汗、心率加快、面色潮红等躯体症状。轻者亦称为亚谵妄状态。

2. 术后抑郁障碍（postoperative depression disorder） 表现为悲观、失望，自我感觉欠佳，睡眠障碍，对日常生活不感兴趣，活动减少，自责自罪，有的患者有自杀心理，甚至出现自杀行为。多见于乳房切除术、颜面手术、眼球摘除术、甲状腺切除术、绝育术、子宫全切术、卵巢切除术、睾丸摘除术、截肢术等术后患者。患者因容貌受到影响，躯体完整性遭到破坏，或生理功能受到影响而出现抑郁、焦虑反应。生殖器官手术的患者可出现性心理和性生理功能障碍，患者担忧影响夫妻关系和家庭生活，从而陷入抑郁和焦虑障碍。白内障摘除术、眼球摘除术等患者，因术后处于外界刺激隔离状态而产生“感觉被剥夺感”的心理反应。四肢手术后不能行走、运动的患者，易产生自卑、依赖、无能的心理反应。以上患者手术后可能变成“心理伤残者”，他们需要广泛的社会支持，包括个人、家庭、团体与社会层面等综合性心理干预。

3. 术后持久疼痛障碍 疼痛是一种复杂的生理心理反应，情绪因素在疼痛反应中具有很大作用。焦虑、抑郁能使疼痛阈值降低而导致疼痛加剧。术后疼痛是一种常见症状，一般情况下，手术伤口愈合后，功能恢复，疼痛即消失。如果患者疼痛持续存在，持续数周或更长时间，而又不能以躯体情况解释时，则成为一种术后不良心理反应。少数患者术后持续疼痛的原因为自身心理素质不健全，痛阈较低，不愿活动，食欲缺乏，此时处于术后抑郁状态。这类患者进入“患者角色”，感到有“继发性获益”（如因病而获得较长时间的休息和较丰富的营养，取得精神与物质上的满足或因病情严重获得经济上的补偿），从而使其疼痛状态持续下去。

围手术期伴发的精神障碍的诊断很容易，首先必须有明确的手术史，同时精神症状的发生与手术高度相关。①症状出现在术后2~10天。②术前无精神病史。③经治疗症状通常迅速缓解。

三、心理护理措施

（一）手术前患者的心理护理

手术前患者的心理反应差异很大，不同的年龄、性别、文化程度、职业及宗教信仰都会对手术前患者的心理造成影响。通常，年轻的成人、女性、文化程度较高者心理反应较大，内向、不善言辞或有心理创伤史的患者，易因其多愁善感、触景生情或联想既往的不幸经历而致焦虑。手术前的心理护理对整个手术的成败至关重要。护士应根据患者心理反应、应对方式、病情、手术性质及个性特征等灵活地实施心理护理措施。

1. 建立良好的护患关系 与患者及时沟通，尊重、理解、关心和支持的态度会成为良好沟通的桥梁。

2. 收集患者相关资料 收集患者手术前的相关病史，包括年龄、职业、个性特征、既往健康状况、情绪状态、家庭背景、经济水平、社会支持程度，了解患者对手术知晓程度、期望及顾虑，评估患者的心理状态，了解其存在的心理问题，为心理护理提供依据。

3. 提供相关信息与认知矫正 研究表明，不确定的事件对人的心理困扰较大。术前，医护人员应向患者提供有关手术和麻醉及术后恢复过程的信息，可以消除不确定性，从而解除患者不必要的猜疑、忧虑和恐惧，矫正患者的认知错误并调整其对手术的期望。大多数患者更希望获得感觉性信息（即术中和术后患者可能的体验），而不只是程序性信息（手术与身体恢复的过程）。值得注意的是，提供完全真实的信息并不能使所有患者都获益，这意味着提供的信息要同患者的需要与应对方式等相适应。

4. 应用行为控制技术 医护人员应帮助患者学会一定的行为控制技术，以减轻患者术前的紧张与焦虑。

（1）放松训练：如深呼吸放松、渐进性放松、意象放松，可安排患者进行团体放松练习，帮助患者减轻焦虑和恐惧心理。

（2）示范法：通过学习手术效果良好的患者是如何克服术前恐惧，取得满意效果的实例，掌握战胜术前焦虑的方法。可让患者观看如何克服术前焦虑的录像，或请手术成功的患者介绍自己的经验等。本部分提供三种示范法的模式：①驾驭模式，表现毫无痛苦和恐惧地通过手术和术后恢复过程。②真实焦虑模式，反映真实的紧张和痛苦情况。③应对模式，患者最初有恐惧表现，后来由于积极采取应对措施而控制了恐惧，或成功地度过手术和术后恢复期。

知识拓展

示范法中的应对模式的案例分享

1975年梅拉米德（Melamed）和西格尔（Siegl）的研究显示，疝气手术的实验组儿童在术前观看有榜样示范的影片。该影片描述一位叫艾生的男孩接受疝气手术诊疗的全过程，包括办理住院登记手续、进行各项常规检查、入住病房等待手术安排、参观手术室和诊疗设备、与医生和护理人员交谈等步骤。艾生在影片中须描述自己在经历每一个步骤的恐惧感，并说明他是如何克服这些恐惧来接受手术的。

研究发现，接受示范法训练的实验组儿童，入院时焦虑的各项指标均低于对照组，住院期间比对照组能更好地配合手术治疗和遵守医嘱，手术后也康复得更快更好，出院后对医院、医生的态度也比对照组更为积极，再次返回医院接受检查也比对照组更坦然。说明示范法对缓解患儿的术前焦虑情绪，改善术中治疗及术后护理体验方面具有较好的效果。

（3）认知行为疗法：患者术前焦虑反应的程度和方式取决于患者本身对手术的感受和认知。因此，可帮助患者改变其认知的偏差，以减轻焦虑反应。

（4）暗示疗法：利用暗示对患者施加影响使症状消除的过程，个体都有一定的暗示性，即接受暗示的能力，且不同个体暗示性有很大的差别。在日常医疗操作过程中，医护人员多采用暗示性质的正性暗示语言，可增强患者的安全感，降低心理应激程度。

（5）提供社会支持：社会支持是一种信息，它令人相信自己受到关心、爱护和尊重，并且是一个相互尽义务的一员。充分发挥患者可利用的社会资源，对患者的家属及朋友讲解手术的意义、手术方式、术后护理、预后等外科知识，促进他们安慰和鼓励患者，从而减轻患者的术前焦虑，增强其战胜疾病的信心。

（6）保证睡眠充足：充足的睡眠能使患者有足够的体力应对手术应激，术前必要时遵医嘱给予抗焦虑、镇静催眠药物。

（7）心理治疗：对于紧张与焦虑较重，放松练习不能缓解的患者，可为其提供医院可利用的资源，在手术前1～2天安排适当的时间进行心理治疗，可有效降低手术前的紧张与焦虑。

（二）手术中患者的心理护理

患者被送上手术台后，面对陌生的环境及忙碌的医护人员，会产生极度的紧张、不安、孤独、恐惧、无助等情绪反应；在手术过程中暴露的身体可能会使患者感到难堪，甚至自尊受到伤害。

1. 充分了解患者情况 仔细阅读病历，了解患者的既往史、现病史、治疗方案、手术方案、实验室检查报告等资料，了解患者年龄、性别、文化程度、经济水平、住院时间、手术方案等信息。

2. 制定心理护理方案 通过对患者年龄、性别、文化程度、经济水平、住院时间、手术方案等信息的了解，针对不同患者制定个体化的心理护理措施。通常，不同患者术前产生焦虑和恐惧的程度不一致，如老年人和成人重于儿童，女性重于男性，手术复杂、病情较重者重于病情稳定且手术风险较小者。与患者交流，要使用适合于患者且容易被他们接受的语言。

3. 心理健康教育 向患者介绍住院及手术治疗对其生理功能、心理状态、社会角色功能等方面的主要影响，使其了解可能出现的心理反应，指出严重的负性心理反应对手术配合与康复的不利影响。护士应指导患者识别紧张、恐惧、焦虑、抑郁等负性情绪反应，帮助患者应对失眠、疼痛等问题。同时，指导患者有效利用社会支持系统，提高社会支持的利用度，帮助应对手术治疗所带来的压力。

4. 积极主动陪伴 患者进入手术室时，巡回护理人员应在门口热情迎接和亲切问候。进入手术室后，患者身边没有别的亲人，熟悉的医护人员也被手术衣隔离，无法看清，此时患者的紧张和焦虑程度在整个围手术期达到最高，同时伴随着强烈的孤独、无助感。此时，护理人员应将关爱情感融入护理操作当中，主动介绍手术室环境、先进的医疗仪器设备、经验丰富的医生、术中配合方法，增强患者对手术的信心；讲解麻醉的重要性，指导患者正确地摆好麻醉体位，告知麻醉过程中的正常反应，使患者能够主动配合；同时使用肢体语言，如握住患者的手、抚摸患者的额头、轻拍患者的上肢使其体会到安全、被尊重和有尊严。

5. 给予鼓励支持 手术室环境应保持整洁、安静，床单无血迹，手术器械要掩藏。术中要保持安静的环境，医护人员谈话应轻柔和谐，不得谈论与手术无关的事情，不闲谈嬉笑，不窃窃私语，以免患者误解；当患者在清醒状态下手术时，医护人员不说令患者恐惧、担心的话，如“大出血，止血困难”“包块太大”“广泛转移了”；遇到意外需冷静，勿惊慌失措，忌大声喊叫，以免对患者产生消极暗示，使其紧张。尽量避免对患者造成不良刺激，如无影灯直射、吸引器从患者眼前穿过，待患者入睡后再开始骨锤、骨刀、电钻、电锯等操作。术中牵拉脏器会使患者因血压升高、呼吸急促、心率加快而感到不适，巡回护理人员应该陪伴在患者身边鼓励患者渡过难关。对于需要做病理切片检查、等待检查结果以决定是否进一步实施手术的患者，医护人员应给予安慰。巡回护理人员应始终陪伴在患者旁边，密切观察其病情变化及心理反应，对于精神紧张者，可指导进行深呼吸、正念或放松训练，以分散其注意力。

（三）手术后患者的心理护理

护理人员应根据患者病情和心理反应的特点，着重在以下几方面进行。

1. 信息反馈 麻醉患者清醒后最渴望知道手术是否顺利和效果如何，因此，护理人员应及时反馈手术的有利信息，并给予支持、安慰和鼓励，对改善患者的心理状态具有重大影响。而不利的信息，一般只告诉家属，同时做好保护性医疗措施。

2. 强化社会支持系统 护士应尽量促进患者与家人、病友之间的交往，在医院制度范围内增加和鼓励家属的探视，从而缓解患者的孤立无助感，激发其对疾病康复和生活的信心。同时，促进病友间的良性交往，如安排患者与心理状态好的同类型病患交流，分享对术后的感受和态度，使患者从病友处获得帮助和启发。

3. 疼痛护理 术后患者大多数都有疼痛的现象，观察患者的心理状态和情绪反应，对术后疼痛、睡眠不佳、烦躁情绪等问题，应积极处理。告诉患者术后24小时内疼痛最明显，2～3天后疼痛逐渐减轻，使患者有充分的心理准备；观察患者的面部表情，鼓励患者用语言表达疼痛；遵医嘱适当应用镇痛药，并教会患者及家属使用镇痛药的方法；指导患者利用非药物治疗措施，如听音乐，看小品、相声等分散注意力的方法以减轻疼痛；护理人员应善于理解患者，耐心细致地加以解释；通过交流患者关心的话题，分散患者的注意力，或者采取冥想放松，以减轻疼痛；处理好其他心理症状，如焦虑、抑郁，均有助于疼痛的控制。

4. 焦虑、抑郁的护理 术后患者出现焦虑、抑郁等情绪的原因很多，除上述原因外，还有以下原因。①手术疗效问题，患者错误的认知评价常是导致焦虑、抑郁的原因。如患者将自己现在的状况与手术前健康时比较或和其他健康的人比较，结果会使患者感到手术并没有达到目的，或者感到恢复健康无望，出现焦虑、抑郁的负性情绪反应。护理人员应帮助患者建立符合其自身特点、手术情况的客观评价方法。“病情仍在恢复中”是不能被忽略的信息。②患者手术后的身体残缺，护理人员应给予理解、同情和支持，引导患者能正视和面对现实，鼓励患者采取乐观、积极的态度对待人生。

5. 帮助患者做好出院准备 大多数患者伤口拆线后即可出院，但其各方面功能尚未完全恢复，故应向患者进行出院后自我锻炼、饮食、心理调适等方面的健康教育。对子宫、卵巢切除术，以及截肢等患者，要给予心理支持，鼓励患者自信、自强，克服困难，尽快恢复生活自理能力。

第二节 运动系统疾病患者的心理护理

运动系统疾病患者由于严重创伤而造成躯体相应生理功能障碍、肢体残缺、生活自理能力下降等，给患者家庭带来沉重负担，也导致患者出现严重的心理问题。如果心理应激反应过于强烈或持续时间过久，将对运动系统疾病住院患者的治疗产生负面影响，甚至影响患者的躯体康复和生活质量。此外，运动系统疾病患者住院时间较长，绝大多数采用手术或手法治疗方式，而且往往需要多次治疗方可痊愈。因此，运动系统疾病患者的心理反应如焦虑、担忧、恐惧常常超过其他患者。研究发现，负性情绪对运动系统疾病患者的疗效、转归和预后能产生消极影响。作为护理人员，应积极开展心理护理工作，运用社会心理学、护理心理学并结合医学知识，了解分析并掌握运动系统疾病患者的心理特点和心理状态，进行有针对性的心理护理，克服患者的消极或负性情绪，增强其战胜疾病的信心，使患者积极配合治疗，促进患者早日恢复健康。

一、常见疾病概述

（一）骨折

1. 概念 骨折（fracture）指骨的完整性和连续性中断。大多数骨折由创伤引起，称为创伤性骨折；少数骨折可由骨骼疾病所致，包括骨髓炎、骨肿瘤所致骨质破坏，受轻微外力即发生骨折，称为病理性骨折。

2. 临床表现 分为全身表现和局部表现。

（1）全身表现：具体如下。①休克：多见于多发性骨折、股骨骨折、骨盆骨折、脊柱骨折和严重的开放性骨折。患者常因大量出血、广泛的软组织损伤、剧烈疼痛或并发内脏损伤等引起休克。②体温增高：一般骨折后体温正常，只有在严重损伤如股骨骨折、骨盆骨折有大量内出血，当血肿吸收时，体温略有升高，通常不超过38℃。开放性骨折患者体温升高时，应考虑感染。

（2）局部表现：具体如下。①一般表现：局部疼痛、肿胀、皮肤瘀斑、压痛和功能障碍。②骨折的专有体征：畸形表现为骨折端移位，患肢出现短缩、成角或旋转畸形；反常活动表现为骨折后在非关节部位出现类似关节的活动；骨擦音或骨擦感表现为两骨折端相互摩擦时产生摩擦音或摩擦感。

（二）脊髓损伤

1. 概念 脊髓损伤（spinal cord injury）指由于外界直接或间接因素导致脊髓损伤，在损害的相应节段出现各种感觉、运动和括约肌功能障碍，肌张力异常及病理反射等相应改变。胸腰段损伤使下肢的感觉与运动产生障碍，称为"截瘫"；而颈段脊髓损伤后，双上肢也有神经功能障碍，为四肢瘫痪。

2. 临床表现 脊髓损伤后立即出现损伤平面以下的感觉、运动、反射、括约肌及脊髓神经或马尾神经完全或不完全的功能障碍。

（1）脊髓震荡：脊髓损伤后短暂的功能障碍，表现为弛缓性瘫痪，损伤平面以下的感觉、运动、反射功能全部或大部分丧失。数分钟、数小时或稍长时间逐渐恢复，直至完全恢复，一般不留后遗症。

（2）不完全性脊髓损伤：脊髓损伤平面以下感觉和运动功能部分丧失，包括前脊髓综合征、后脊髓综合征、脊髓中央管周围综合征和脊髓半切综合征。

（3）马尾神经损伤：马尾神经完全损伤者少见，临床表现为损伤平面以下弛缓性瘫痪，感觉、运动、括约肌功能丧失，肌张力降低、腱反射消失且无病理性锥体束征。

（4）脊髓圆锥损伤：成人脊髓终止于第 1 腰椎椎体的下缘，第 1 腰椎骨折可损伤脊髓圆锥，表现为会阴部（鞍状）皮肤感觉消失、括约肌功能及性功能障碍，而双下肢的感觉和运动功能保持正常。

（5）完全性脊髓损伤：脊髓实质发生完全性横贯性损害，损伤平面以下的最低位骶段感觉、运动功能完全丧失，包括肛门周围感觉和肛门括约肌收缩运动丧失，称为脊髓休克期。临床表现以弛缓性瘫痪为特征，表现为肌张力增高、腱反射亢进和病理性锥体束征。脊髓休克期在伤后立即发生，可持续数小时至数周。儿童一般持续 3～4 天，成人多为 3～6 周。脊髓损伤部位越低，其持续时间越短。如腰、骶段脊髓休克期一般小于 24 小时。若出现球海绵体反射或肛门反射或足底跖反射是脊髓休克期结束的标记。脊髓休克期结束后，如果损伤平面以下仍然无运动和感觉，说明是完全性脊髓损伤。

（三）截肢

1. 概念 截肢（amputation）指将没有生命和功能或因局部疾病严重威胁生命的肢体截除的手术，其中包括截骨（肢体截除）和关节离断（从关节处分离）两种，常见于创伤（车祸、咬伤、电伤、工伤）、肿瘤、周围血管疾病感染，发育异常等。

2. 分类及并发症 具体如下。

（1）分类：截肢分为小截肢和大截肢。①小截肢：是在清除感染和坏死组织的同时，通过对部分血管重建或肢体矫正，进行开放性的局部截肢，有限地切除部分组织。②大截肢：是因无法通过血管重建、药物控制或小截肢来减轻严重疾病状态而采取较大范围的切除手术。大截肢分为低位截肢和高位截肢，低位截肢一般从膝下 10cm 处截肢，而高位截肢则需要从大腿根部截肢。骨肉瘤、骨癌进行高位截肢后患者在两年内的死亡率超过 50%，5 年内死亡率超过 80%，死亡率较高。除此之外，正常原因（如车祸、意外事故）导致的截肢生存率基本和健康人群相同。

（2）常见并发症：幻肢痛（phantom limb pain）。研究显示，50%以上的截肢患者术后伴有幻肢痛。疼痛多为持续性，尤其以夜间为重。然而，至今尚无缓解幻肢痛的有效手段。近几年基础医学和临床医学研究初步显示，幻肢痛与“大脑皮质功能重组（cortical reorganization）”之间有着密切关系，为临床缓解幻肢痛提供了新的思路。

（四）腰椎间盘突出症

1. 概念 腰椎间盘突出症（prolapse of lumbar intervertebral）指腰椎间盘发生退行性改变，由椎间盘变性、纤维环破裂、髓核组织突出刺激和压迫马尾神经或神经根所引起的一种综合征。其中 L4～L5、L5～S1 突出者占 90%以上。腰椎间盘突出症最多见于中年人，以 20～50 岁为多发年龄，男性多于女性。

2. 临床表现 主要是神经根刺激和受压所致症状，主要症状和体征如下。

（1）腰痛和坐骨神经痛：由髓核突出压迫和刺激纤维环外层及后纵韧带中的脊神经脊膜支纤维所致。早期仅常表现为急性剧痛或慢性隐痛。绝大部分患者是 L4～L5、L5～S1 椎间盘突出，故会发生坐骨神经痛。疼痛从下腰部向臀部、大腿后方、小腿外侧直至足背或足外侧放射，并可伴麻木感。咳嗽、排便或打喷嚏时腹压增高，疼痛加剧。当髓核突破纤维环和后纵韧带时，腰痛反而可减轻。压痛存在于相应的病变间隙，棘突旁侧 1cm 处有深压痛、叩痛，并可引起下肢放射痛。

（2）马尾综合征：中央型突出的髓核或脱垂游离的椎间盘组织可压迫马尾神经，出现鞍区感觉减退或麻木，大小便和性功能障碍。

（3）感觉、肌力、腱反射改变：当神经根受损时，小腿前外侧及足背内侧痛、触觉减退，踇趾背屈力减弱，踝反射减弱或消失。

（4）直腿抬高试验及加强试验阳性：患者仰卧、伸膝、被动抬高患肢，抬高到一定角度，即可出现放射痛，称直腿抬高试验阳性。缓慢放下患肢，待放射痛消失，再被动背屈踝关节，以牵拉坐骨神经，如又出现放射痛，称为直腿抬高加强试验阳性。

二、心理问题

长期活动受限制，再加上疼痛的侵袭，给患者的心理造成沉重的阴影。

1. 紧张、恐惧 截肢患者在创伤早期，因为看到血肉模糊的患肢，并受到剧烈疼痛的折磨，情绪极度不稳定，经常会回忆受伤时的恐怖情景，容易产生恐惧心理。同时，患者突然遭受严重创伤，毫无心理准备，伴随肢体的感觉、运动功能丧失，大小便失禁症状。此外，高位颈段脊髓损伤者通常病情更严重且有呼吸困难，不可避免地产生紧张、恐惧情绪，容易出现不同程度的失眠、食欲缺乏、心率加快、血压升高的症状，患者特别担心生命安全受到威胁。

2. 焦虑 未来的不可预见性以及创伤性截肢患者内环境和生活环境发生急剧改变，导致心理状况严重失衡，产生焦虑情绪。由于文化程度、职业、年龄、性别的不同，所产生的焦虑程度也不同。文化程度和职业层次越高，对创伤后病情发展及预后考虑越多，所产生的焦虑也越多；文化程度和职业层次越低，越担心以后的生活不稳定，缺乏保障，缺乏社会支持，也越容易导致心理问题。年轻的患者因对生活的要求高，面对漫长的、残缺的未来，容易心灰意冷；中年患者因为上有老下有小，家庭负担重，对未来的生活感到特别无助而忧心忡忡；年老的患者却因早已知道来日不多，反而容易看得开。

3. 悲观、抑郁 脊髓损伤患者由于长期卧床，生活不能自理，需要他人照顾，渴望尽早康复，但肢体感觉、运动等功能恢复非常缓慢、并发症长时间存在。同时，多数患者需承担家庭和社会等多种角色，心身负担较重，一旦患病易发生心理冲突，担忧自己从此陷入困境，而且还要拖累家庭，更担心自己今后的生活方式。另外，有些患者术后达不到预期效果，情绪变得异常悲观，表现为少言寡语、抑郁苦闷，常被失望、无援、孤独及凄凉的情绪所包围，对治疗失去信心，甚至对生活也失去信心。

4. 烦躁、冲动 脊髓损伤的患者在较长时间治疗中要经受很多精神和躯体上的痛苦，这往往导致患者心理失衡。由伤残所致的行动受限制，患者无法完成自己的日常活动，甚至连吃饭、喝水都无法自理，心理欲求不能满足，表现为脾气暴躁、冲动，不配合治疗。另外，截瘫患者多由意外伤害所致，往往要进行医疗费用赔偿的处理，其家人要东奔西跑，如问题处理不顺利甚至要诉讼，患者及其家人会出现烦躁不安，使患者不能积极配合治疗、护理及康复。

5. 依赖、孤独 随着悲伤、忧愁的情绪逐渐减轻，脊髓损伤患者想尽办法为自己谋取利益，以残疾作为谈判的条件，不想参加工作，希望依靠单位和社会的照顾。有些患者在得知自己会终身残疾之后，深感自己无能为力，怕被社会抛弃，凡事都想依靠别人的帮助，一旦失去帮助就会产生孤立无援的感觉。另外，截瘫患者由于不能自由活动，长期卧床，原来交往的朋友、亲人、同事除到病房来探望外，接触和交流减少，因此担心别人会远离自己，怕受到冷落、鄙视，大部分患者希望周围的人都来关心自己，特别是期盼亲人时刻陪伴在床边，尤其是想到自己将长期卧床，生活不能自理，不能去工作时产生一种被社会遗弃感，觉得自己孤独无助。

6. 自杀心理 少数患者由于长期卧床，大小便失禁，心身遭受巨大的痛苦。受伤前患者是家庭生活支柱，受伤后他们会考虑配偶、子女今后的生活及家庭是否稳定；有的患者会考虑自己今后的生活、工作、学习及自己给家庭、单位和社会所造成的负担；有的患者由于长期需要他人照料而遭受遗弃；有的患者则因心里过意不去，不想长期成为家人的包袱而悲观、失望，甚至产生自杀心理。

三、心理护理措施

做好运动系统疾病患者的心理护理对于疾病的恢复尤为重要。

（一）放松训练和音乐疗法

护理人员应向患者解释焦虑产生的原因及对病情的不利影响，并进行放松训练。放松训练要在轻松愉快的背景音乐下进行，使其全身肌肉放松，尤其在其腰腿痛明显或腰椎牵引时，指导患者进行放松训练。嘱患者深呼吸，然后慢吸、慢呼，反复数次，呼吸平稳，保持心情平静，使全身肌肉、关节放松。多数患者通过放松训练均能在较短的时间内消除或减轻焦虑心理，明显改善睡眠及饮食状态。音乐疗法一般以兴奋、活泼、激情、欢乐类音乐为主，以柔和优美音乐为辅，可采用主动式音乐治疗、被动式音乐治疗和体感音乐治疗等各种方式。

（二）疼痛的心理护理

患者疼痛症状、强度与其心理状态紧密相连，且常伴随不愉快的情绪，具有明显的个体差异。腰椎间盘突出症急性期患者因疼痛较为剧烈，心理负担较重，而对疼痛的耐受性降低。绝大多数截肢患者在术后相当长的一段时间内感到已切除的肢体仍有疼痛或其他异常感觉，称为“幻肢痛”，属于明显的精神心理因素性疼痛，会加重患者的其他心理反应，护理时要积极引导患者，积极面对、接纳截肢的现实，选择患者乐意接受的心理治疗方法，如音乐、阅读、谈话等转移注意力，也可采用意念想象法，如护士与患者家属一起给患者讲述一些有趣、幽默的故事，引导患者想象比较愉快的心境，根据病情鼓励患者从事有趣的活动或完成一些力所能及的工作，使其注意力转移，积极的功能锻炼与适当的暗示性语言常常能起到良好的效果。因此，护理人员在配合医生做好治疗的同时，应设法减轻患者的心理负担。

（三）提高社会支持

护理人员要和患者的家属进行沟通，让其对患者做好思想工作，还可调动其他康复期的截肢患者、脊髓损伤患者，现身说教，交换心得，给患者以心理支持，使患者始终保持乐观、健康的情绪，减轻寂寞、失落感。

知识拓展

贝克认知疗法在骨盆骨折患者护理中的应用研究

骨盆骨折作为一种意外的损伤，整体上康复周期较长，患者术后多数活动不便，因此患者更加容易产生负性情绪。贝克认知疗法（Beck's cognitive therapy）属于一种干预机体认知、情感的方式，该疗法强调机体认知在情绪和行为中的介导作用，将贝克认知疗法运用于骨盆骨折患者，对患者的焦虑、抑郁程度的改善程度更为明显，说明贝克认知疗法对于患者的焦虑、抑郁情绪是有正面作用的，表明贝克认知疗法在骨盆骨折患者中起到了积极的作用。

（四）治疗性沟通系统

治疗性沟通系统（therapeutic communication system，TCS）干预方式可明显改善脊髓损伤伴瘫痪康复患者的焦虑情绪和负性自动思维，提高患者日常生活活动能力和康复训练依从性，是目前临床脊髓损伤伴瘫痪患者心理护理中一种有效可行的方法。

1. 一般性沟通 入院当天进行关系性沟通，熟悉患者一般资料、病史、社会文化背景等，建立护患彼此信任的治疗性关系。

2. 评估性沟通 在与患者建立良好的治疗性关系基础上，了解脊髓损伤患者既往史、睡眠习惯、家庭环境、经济状况，测量生命体征，评估患者目前的自理能力和情绪状态，以及对疾病知识、康复方案、康复训练及相关治疗信息的掌握情况及态度。鼓励患者表达真实的感受与想法，明确其现存的护理问题及需求，制定治疗性沟通的主题和方案。

3. 治疗性沟通 根据评估性沟通提炼的沟通主题和方案，及时掌握患者的情绪变化，合理运用心理防御机制，结合支持、认知、行为矫正、情绪疏导、放松训练等心理治疗干预技术，恰当应用提问、倾听、说服、控制等沟通技能。针对不同时期的心理特点进行干预。

（1）震惊阶段：用更关切和友好的语言与患者交流，多采用否认的防御机制，收集对患者恢复有利的信息，让他们相信脊髓损伤的恢复仍有希望，缓解患者对残疾的恐惧感，减轻其心理压力。

（2）否认阶段：患者不相信自己永远不能走路了，此时应尊重患者，认真倾听他们的想法，不要批判，而是有计划、有策略地向患者渗透病情，使患者逐步接受自己的病情，强调康复对其病情恢复的重要性和意义，进行情绪疏导，鼓励他们表达压抑的心理问题，指导其进行放松训练等行为疗法释放心理压力。

（3）抑郁或焦虑反应阶段：体谅患者的心理痛苦，向患者介绍脊髓损伤的有关知识，让患者比较客观、正确地认识自己的疾病，提高患者对疾病治疗和康复的依从性，通过认知重建方法，帮助患者矫正各种消极心理。

（4）对抗独立阶段：要有意识地发现患者在认知、情绪和行为等心理方面取得的积极变化，并及时反馈给患者，合理地评价残疾，指导患者积极对待以后的生活，强化患者身上出现的某种期望的良好行为，引导患者思维和行为向正性发展。

（5）适应阶段：针对患者回归家庭和社会中遇到的问题进行分析、解释和指导，增强患者参与社会的信心，帮助其修正认知上的误区，建立正确的认知方式。如通过已康复患者的示范作用，建立一种“残疾并不等于残废，脊髓损伤患者只要坚持康复，是可以重新回归家庭和社会”的认识。

（五）康复期的心理护理及健康指导

1. 心理护理　腰椎间盘突出症康复期患者症状减轻或消失，为减轻社会和家庭负担，患者往往急于从事各种劳动。这时应指导患者根据个人情况量力而行，可从事较轻的劳动，但时间不宜过久。截肢患者因害怕疼痛，锻炼动作不积极，不懂正确的锻炼方法，怕麻烦人，再者由于肢体残缺，自我形象改变，羞于见人，使其存在焦虑不安的情况。护士应耐心讲解，解除其顾虑，说明残肢训练的重要性在于改善全身状态，增强肌力，提高关节活动度，有利于装配假肢后更好地发挥代偿功能。

2. 健康指导　康复期患者进行劳动，如感腰腿不适，应当立即停止劳动，卧床休息。避免风、寒、湿、冷刺激，特别是初冬季节，加强保暖。有条件者可用频谱治疗仪、磁疗围腰等做康复理疗。腰部佩戴腰围支撑，指导患者在日常生活、学习、工作中养成合理的姿势，尽量使人体重心保持后移。宜睡硬板床。截肢患者应尽早床上坐起或下床进行残肢主动活动，上肢残肢1～2天开始锻炼，下肢残肢2～3天开始练习坐起，术后1周开始拄拐走路，在不引起疼痛的情况下，进行髋关节屈、伸、外展、内收等活动，动作要缓慢、轻柔，循序渐进。

第三节　肿瘤患者的心理护理

肿瘤（tumor）是机体正常细胞在不同始动与促进因素长期作用下产生的增生与异常分

化所形成的新生物，是严重危害人类健康及生命的一类疾病。近年来，环境污染、激烈的社会竞争等原因促使肿瘤的发病率逐年上升。目前，癌症依然是全世界首要死亡原因之一。

一、肿瘤的分类与治疗

（一）肿瘤的分类

一般将肿瘤分为良性肿瘤、恶性肿瘤和介于良、恶性肿瘤之间的交界性肿瘤。①良性肿瘤：对器官、组织只有挤压和阻塞作用，不向周围组织浸润，较少出现全身症状，一般不转移、不复发，预后较好。恶性肿瘤又称癌症（cancer），生长迅速，可以浸润周围组织，常有转移，全身症状明显，死亡率高。②恶性肿瘤：不仅破坏机体的正常功能，也可导致身体形象的改变，以及改变患者在家庭中角色，给患者带来巨大的精神压力。③交界性肿瘤：指少数肿瘤形态上属良性，但常浸润性生长，切除后易复发，甚至出现转移，在生物学行为上介于良性与恶性之间。

（二）肿瘤的治疗

1. 肿瘤手术治疗 手术治疗是治疗肿瘤的常用方法，也是治疗早期肿瘤首选方法。为了提高肿瘤患者的生活质量，重建和康复手术越来越受到重视。手术治疗的高效性、彻底性曾让很多肿瘤患者看到了希望，但手术治疗只能针对看得见的癌细胞，对隐匿性的癌细胞却无能为力，而且手术治疗有严格的适应证和一定的局限性，因此限制了它在恶性肿瘤治疗中的应用。

2. 肿瘤化学药物治疗 化学药物治疗（简称化疗）是目前治疗肿瘤的主要手段之一。化疗是利用化学药物杀死肿瘤细胞、抑制肿瘤细胞生长繁殖和促进肿瘤细胞分化的一种治疗方式，它是一种全身性治疗手段，对原发灶、转移灶和亚临床转移灶均有治疗作用。目前，化疗不仅仅是一种姑息疗法或辅助疗法，已经发展成为一种根治性的方法和手段。但化疗在杀灭肿瘤细胞的同时，也不可避免地损害正常细胞。因此，化疗的副作用比较多，会给患者的心理造成负面影响。

3. 肿瘤放射治疗 放射治疗（简称放疗）是利用放射线作为杀灭肿瘤的工具，其特点是无痛苦、无创、损伤小，对患者无体力消耗。放疗是治疗恶性肿瘤的三大重要手段之一，因其适应证比较宽泛，选择性较大，70%以上的恶性肿瘤患者在其治疗的某个阶段都需要接受放疗。随着计算机技术、医学影像技术、图像处理技术的迅猛发展，以及放疗设备的不断更新，放疗技术已从简单的传统二维常规放疗发展到高精尖的立体定向放疗，使得放疗效果明显提高，而正常组织损伤大大减少，从而使患者的生活质量明显提高。

二、心理特征

恶性肿瘤患者的精神心理问题在临床实践中越来越突出，不仅影响治疗与康复，还会导致肿瘤的恶化与复发。研究表明，肿瘤患者的不良心理反应对其病情的发展和生存时间会产生严重的消极影响。

（一）确诊前患者的心理反应

由于肿瘤的多样性、复杂性及难治性，“恶性肿瘤 = 绝症”的错误观念深深印在社会公众脑中。由于医学知识的普及，以及人们对肿瘤的警觉性提高，当身体出现不适，用自己有限的医学常识无法解释时，便会联想到肿瘤。有些患者会因潜在的“恐癌”意识而表现出回避行为、讳疾忌医，或就医时避重就轻、不积极检查等消极反应，这些反应不利于肿瘤早期诊断。有些患者会产生焦虑、恐惧而四处求医，在接受检查和等待诊断期间，患者常表现出期待性焦虑，既希望医生最终证实自己不过虚惊一场，又感到焦虑、恐惧，害怕经检查确诊为癌症。

（二）确诊后患者的心理反应

患者得知自己患有恶性肿瘤后，其心理反应大致分为六个阶段。

1. 体验期　当患者得知自己的诊断结果为恶性肿瘤时，因心理受到极大冲击，表现为一时呆若木鸡、方寸大乱、反应迟钝，甚至晕厥，可描述为“诊断性休克”。此时患者出现惊恐、眩晕、心悸，甚至是木僵状态。此期较短暂，一般持续数小时或数日，因不易察觉或未被注意而常被人忽略。

2. 怀疑期　在剧烈的情绪波动之后，患者对诊断结果往往持怀疑态度，拒绝承认残酷的现实，极力否认恶性肿瘤的诊断。有的患者会遍访名医，反复检查，极力想得到不同方面的信息。否认是一种心理上的自我防御机制，对患者来说，短时间内是有益的，可降低其恐惧程度，缓解痛苦体验，逐渐适应意外打击。但是，如果此期不能尽快度过，可能会错过最佳治疗时期，从而影响治疗效果。

3. 恐惧期　当患者通过否认也不能改变恶性肿瘤的诊断时，就会产生恐惧，包括对疾病的恐惧、对治疗过程的恐惧、对伤残的恐惧及对死亡的恐惧等。患者常表现出焦虑、恐惧的情绪反应，会有哭泣、警惕、挑衅及冲动等行为改变，还伴随生理功能的改变，如颤抖、尿频、尿急、呼吸急促、血压升高、皮肤苍白、出汗。恐惧是一种适应性反应，可以提高对危险因素的注意力和警惕性，采取逃避或进攻来降低危险性，但若长期存在，将会导致患者出现心理障碍。

4. 幻想期　患者经历患病的各种痛苦体验后，已能接受现实，但仍存在幻想，如幻想奇迹出现，希望通过各种检查能推翻原来的诊断结果，希望马上能发明一种新药或新方法根除自己的疾病等。幻想可以支持患者与疾病抗争，增强信心，提高应对能力，减轻焦虑、恐惧程度。在临床上，当患者存在某种幻想时，特别容易接受别人的劝慰，有良好的遵医行为；一旦幻想破灭，患者会失去治疗的信心，产生绝望的情绪，甚至出现自杀念头。

5. 绝望与抑郁期　当各种治疗方法都不能取得良好的治疗效果，疾病进一步恶化，出现剧烈疼痛或严重并发症时，患者会产生绝望。患者表现为易激惹、听不进家属及医护人员的劝说，不遵医嘱，甚至产生自杀念头。有些性格内向的患者，由于不善于表达自己的情感以及对疾病的恐惧，久病之后与朋友、同事疏远，与配偶之间缺少亲密关系，会产生孤独和被遗弃感，进而发展为抑郁。恶性肿瘤患者的抑郁大多为暂时性的轻中度抑郁。

6. 平静期　经历上述各阶段后，部分患者在医生的治疗及家人的安慰下，心理状态得以调适，开始出现适应性反应，承认自己的患者角色，情绪趋于平稳，对死亡的恐惧感减轻。患者意识到只有通过自己的努力和不放弃的治疗才能延长生存时间和提高生活质量。因此，患者树立了与疾病斗争的信心，能主动配合治疗。也有不少患者心境难以恢复到病前，陷入较长时间的抑郁和悲哀之中，变得兴趣索然、沉默寡言，生活上也常常出现退化行为，不能很好地配合治疗。

以上心理变化可同时或反复发生。不同心理特征的患者在确诊为恶性肿瘤时，心理变化的分期以及各期出现的顺序、持续时间也不尽相同。

三、心理问题

（一）影响因素

1. 生理因素 研究表明，饮食习惯、营养素摄入不足或摄入过多以及营养素间的不平衡、食物被污染等均与肿瘤发生有关。

2. 不良生活方式 吸烟可增加10余种癌症的危险性，其中与肺癌关系最为密切。饮酒与食管癌、胃癌、直肠癌等有关，大量饮酒可导致肝硬化和肝癌。

3. 心理因素 多项研究证实，经常压抑自己的负性情绪，不善于表达个人情感，特别是遇到重大生活事件而产生的负性情绪得不到及时宣泄者容易罹患癌症。

4. 负性生活事件 国内外许多报道证实，负性生活事件与癌症发生发展有一定的关系。不少研究发现，癌症患者发病前存在负性生活事件，特别是家庭发生重大变故，对其影响最为显著，如亲人亡故（包括丧偶）、离婚。

（二）常见的心理问题

恶性肿瘤是严重危及生命健康的疾病，不仅破坏机体的正常功能和改变身体形象，影响患者的正常生活；也可引起患者在家庭中角色的转换，从而加重患者的焦虑、恐惧、抑郁、绝望等情绪反应。

1. 焦虑、恐惧 焦虑是恶性肿瘤患者常见的情绪反应。确诊之前的患者表现出期待性焦虑，住院治疗的患者会产生分离性焦虑，手术的患者还可出现阉割性焦虑。焦虑的程度与患者的心理素质、成熟程度、教育程度、生活体验及应对能力有关。急性焦虑的患者可能出现心悸、心动过速、呼吸急促、收缩压升高和胸痛等躯体症状或出汗、畏寒、头晕等自主神经功能紊乱症状，也可能会出现颤抖、腹痛、摄食过量等神经系统症状。慢性焦虑则表现出一些长期症状，如过多的或不必要的担心、烦躁、易激惹、注意力难以集中、肌肉紧张、疲劳。严重的焦虑会发展为恐惧。恐惧一般有明确的对象，如对癌痛的恐惧，对手术的恐惧，对死亡的恐惧，对放疗、化疗不良反应的恐惧。

2. 抑郁 抑郁是肿瘤患者较多见的一种心理表现，对于晚期特别是伴有疼痛的肿瘤患者来说，抑郁可能是主要的症状。患者常对疾病的康复缺乏信心，感到悲观、失望、沮丧，表现为心境恶劣、情绪低落、对周围事物的兴趣减少、终日呆坐或卧床、懒于料理自己的日常生活，严重时感到绝望，有自杀心理，甚至产生自杀意愿或自杀行为。患者常伴有睡眠障碍、食欲缺乏、体重减轻、性欲下降等躯体症状，因此需要与肿瘤引起的躯体症状加以鉴别。焦虑、恐惧持续时间过长也容易造成抑郁。家庭负担过重或长时间得不到家人的关心，社会支持力度不够，患者缺乏沟通和交流的渠道，负性情绪得不到及时宣泄，也能加重抑郁的严重程度。

中国社区肿瘤患者抑郁症状现状

2022 年中国社区肿瘤患者抑郁症状检出率为 76.6%，高于国外报告范围（12.5% ~ 33.4%）。社区肿瘤患者抑郁症状检出率高于其他非肿瘤居民抑郁症状检出率，提示我们肿瘤患者人群出现抑郁症状的风险较高。本研究还发现，恶性肿瘤患者与良性肿瘤患者相关抑郁症状的检出率无差异，但以往研究显示恶性肿瘤患者更易产生抑郁症状，这种差异可能与抽样方法有关，即以社区为基础的抽样更易抽取到相对健康的肿瘤患者，也可能与目前先进的早期姑息治疗，肿瘤患者的心理接受程度、对肿瘤认知程度的提高及研究使用较少的样本量等因素有关。总之，医务工作者应及时发现肿瘤患者的抑郁症状以便尽早采取心理干预措施，减轻患者的心理痛苦，尽可能降低因心理问题引发的不良结局。

3. 孤独与无助　肿瘤患者因住院治疗，离开朝夕相处的伴侣及熟悉的朋友、同事，失去了家庭的温馨和情感交流，因社会信息被剥夺和依恋亲人的需要不能满足而产生孤独感，表现为对医护人员的言行极为敏感、多疑。当患者的生命受到威胁，感到自我价值丧失，自认为对所处环境无能为力、无所适从时，便会产生无助感。无助感进一步泛化可发展为抑郁。患者呈现出自怜或自悲情绪，表现出一些对人对己都毫无意义的行为。

4. 退化和依赖　在确诊为恶性肿瘤后，患者会出现退化行为。如当身体不适时会发出呻吟、哭泣甚至喊叫，从而引起周围人的注意。肿瘤患者更容易受到周围人的关心照顾，即使原先在家中或单位地位不高的成员，因患病也容易成为被人关注的中心。同时，由于自我暗示作用，患者自己也因此变得被动、顺从、依赖，情感脆弱甚至带些幼稚的色彩，即使力所能及的事情也让别人做，出现角色缺如。家属出于对患者的关心往往会满足其愿望，加重患者的依赖心理。依赖心理在患病初期有利于患者角色转换，但严重的依赖心理会降低患者抵御疾病的信心和能力，不利于疾病的康复。

四、心理护理措施

护理人员应根据肿瘤患者表现出的不同心理问题，有针对性地选择心理护理措施。

1. 支持疗法　肿瘤患者不仅忍受着来自躯体的各种痛苦，还承受着巨大的精神压力。护理人员必须认真倾听和观察患者的感受，耐心解答患者提出的问题，以热情、诚挚、理解、体贴的护理行为获得患者的信任，与患者建立良好的护患关系。对患者进行科学有效的疏导、安慰和鼓励，对他们的心身痛苦给予同情，对他们的人格给予充分的尊重。

（1）护士设法提供一定的场所及方式：让肿瘤患者表达自己对疾病的恐惧、害怕、愤怒等消极情绪。护士要耐心倾听，并给予患者一定的情感支持及应对指导。护士也可组织 5 ~ 8 名肿瘤患者，让患者谈谈自己是如何处理疾病及疾病带来的生活问题、情感问题，请其他患者就这些问题展开讨论及经验交流，提供相互支持。

（2）护士为患者进行解释：如人格特点、经历的生活事件及情绪状态等与肿瘤的发生、发展的相关性，特别是长期的精神紧张、情绪压抑、心情苦闷、悲观失望等不良心理状态是癌症的促进剂，使患者认识到心理因素在癌症的治疗和康复中起着非常重要的作用。用患者可以理解的方式讲解肿瘤的治疗护理措施、常见副作用及处理方法等，使患者科学地认识肿瘤，并接受放、化疗带来的不良反应。

（3）护士指导和鼓励患者表达自己的情绪，教会患者自我心理调节技术：如应用放松技术、采用积极的应对技巧、适当地宣泄、做力所能及的工作、参加适当的社交活动，以减轻负性情绪，积极乐观地面对治疗。

（4）护士也可以指导患者进行自我暗示：如嘱咐患者全身放松，告诉患者此时体内的神经内分泌调节能力和机体免疫力都处于最佳状态，而体内的肿瘤组织正逐渐被“人体卫士——白细胞”消灭，肿瘤组织渐渐缩小，慢慢地，疼痛消失了，感到整个身体健康而有活力。自我暗示可增强患者对良好预后的信念。

2. 认知行为疗法 肿瘤患者由于疾病本身和治疗的副作用严重影响着患者的躯体、社会功能、心理功能以及生活质量，有的患者会产生一些负性认知，如“癌症等于死亡”“成了家里的累赘”。这些负性认知不仅降低患者治疗的依从性，而且使患者出现更消极的情绪、行为反应，进而通过“心－身”中介机制加速疾病的进展及恶化。

（1）认知重建：护士通过康复患者的示范作用帮助患者建立“癌症并不是绝症，只要治疗得当，加强自我锻炼，保持积极的心态，是可以战胜的”正向认知。由于原有的负性认知会反复重新出现，新建立的认知在短时间难以巩固。因此，需要护士多次耐心地进行认知重建。

（2）角色转换：有些肿瘤患者，尤其是夫妻恩爱、家庭美满的恶性肿瘤患者，因考虑治疗费用的昂贵，家庭成员的照料艰辛及对他们工作、生活的影响，会产生“成了家里的累赘”的想法，为了减轻家人的负担，希望早些结束生命，甚至拒绝接受任何治疗。对此类患者最好的办法就是进行角色转换，让患者站在其家人的立场思考，如果所爱的家人遇到类似的情况，患者会选择怎样对待。

3. 行为疗法 包括渐进性肌肉放松和鼓励患者建立有效的社会支持系统。

（1）渐进性肌肉放松：首先，让患者处于舒适的体位（坐位或卧位），指导患者深呼吸，在深吸气后屏息数秒钟，然后缓缓呼气的同时放松全身。如此重复几次，让患者完全安静下来。用缓慢的语调令患者逐一收紧、放松身体各处的大肌肉群。先从手部开始训练，依次训练前臂、肱二头肌、头颈部、肩部、胸部、背部、腹部、大腿、小腿、脚部。在每进行一块肌群的收紧和放松的同时，要求患者体验紧张和松弛的感觉，反复训练直至患者可以在任何情况下都能反射性地使自己放松。

（2）鼓励患者建立有效的社会支持系统：团体活动可增加患者的归属感，使患者能够感受到家庭和社会的支持和关心，从而提高生活质量。护理人员要鼓励患者主动加强与家庭的联系，积极加入癌症康复中心或癌症患者俱乐部，在患者、医务人员、家属和社会之间建立一个互相理解、团结一致、共同对付癌症的抗癌同盟，以增强患者的信心，减轻或消除患者的消极情绪，帮助患者找到新的生活目标和精神寄托，增强患者对自身健康的高度责任感。

第四节　妇产科患者的心理护理

女性一生要经历胎儿期、新生儿期、儿童期、青春期、性成熟期、绝经过渡期和绝经后期7个阶段，各年龄阶段都有不同的生理特点，心理也将得到持续不断的发展。现代女性在婚恋、家庭和激烈的社会竞争中承受着巨大的心理压力，女性心理健康与个体生理和社会环境密切相关。护理人员要遵循女性不同年龄阶段的心理发展特点，以普通心理学的理论为指导，应用护理心理技术进行女性群体的心理护理。

一、临床表现概述

（一）孕产期女性表现

女性的妊娠、分娩是一个的特殊生理时期。妊娠女性需要经历40周左右的时间，自妊娠到分娩还要经历妊娠期、分娩期和产褥期。对初产妇而言，首次经历妊娠到分娩这一特殊时期，面对生理变化、社会功能改变及心理变化，这无疑是重大的心理应激事件，大多数孕妇的心理变化，表现在对胎儿关注增加，对丈夫的兴趣降低，这种生理和心理保护机制降低了孕妇对性生活的欲望，对母子健康十分有利，避免了流产、感染、早产和胎膜早破的风险。

少数孕妇出现角色的改变或角色适应不良，心理上常有紧张、焦虑、抑郁等负性情绪，可能对妊娠或分娩过程中的合并症与并发症，如胎儿、胎盘、羊水异常，产生恐惧心理。这些不确定因素以及社会环境对孕产妇的心身造成较大的影响，不仅不利于孕产妇自身健康，还直接会影响到子代的发育和健康。护理人员不仅要关注例行检查的孕产妇，也要实施心理健康教育。如开办孕妇学校、开展孕期心理咨询业务，帮助孕产妇顺利平稳度过这一重要的生理时期。

（二）月经失调女性表现

月经周期主要是通过下丘脑－垂体－卵巢轴的神经内分泌调节的。以心理、社会因素为介质，作用于自主神经系统和内分泌轴，影响女性生殖功能状态平衡而致病，是女性常见的心身疾病，包括痛经、经前期紧张综合征、闭经、功能性子宫出血等。月经失调是由生理内分泌调节机制、心理紧张程度以及社会因素影响而引发躯体严重不适感及一系列的心理反应，一般并未发现有器质性的病变。其临床表现为焦虑、抑郁、易激惹、敏感等特点，严重影响患者的心身健康。

（三）育龄期女性实施计划生育的表现

计划生育指采用科学的方法实施生育调节，控制人口数量，提高人口素质的一项基本国策，也是有利于落实生殖健康的重要措施。其内容包括晚婚、晚育、节育、优生优育，避免先天性缺陷代代相传，并要防止出生后有害因素的影响，提高人口素质。

二、心理问题

许多研究表明，缺少家庭的支持、婴儿性别与健康状况、住房困难、夫妻关系不和睦以及家庭经济状况等都可诱发妇产科患者出现心理疾病。患者对目前角色不适应，性格内向保守、固执者更易出现心理疾病。因此，目前多数人认为妇产科心理疾病的主要原因是社会心理因素。

（一）孕产期常见的心理问题

1. 妊娠反应期（妊娠早期） 表现为惊讶、焦虑、怀疑和期待。当孕妇从医生获知怀孕的消息时，常伴有惊讶与喜悦的心理，包括将要做母亲的兴奋和激动，与家人和朋友分享怀孕的快乐。但也因工作或学业的终止而感到焦虑，有些高龄孕妇因盼子心切，对妊娠诊断不肯相信，怀疑医生诊断是否属实。约有 23% 的女性发生妊娠呕吐等心身不适的反应，这种痛苦使得孕妇心生烦恼，出现动机冲突中的双趋冲突，既想要孩子，又怕身体不佳影响自身职业发展或学习深造的机会。

2. 适应期（妊娠中期） 随着妊娠月份增加，孕妇紧张、焦虑的心理反应较妊娠早期有所好转，心情也较为稳定，感知觉及反应能力较前下降。妊娠中期胎儿生长发育较快，胎动、胎心的产生可给孕妇带来积极的暗示，表现为情绪兴奋和愉快。

3. 负荷期（妊娠晚期） 表现为精神紧张，情绪不稳定而产生焦虑、抑郁等心理问题。容易产生心理问题的原因如下。

（1）心身负荷加重：随着分娩期的临近，身体和心理上渴望预产期来临可以早日分娩胎儿，又担心胎儿发育的问题，如分娩过程中要受产力、产道、胎儿和精神心理等因素的影响，易发生心理冲突。

（2）妊娠结局：过分担心和忧虑妊娠结局，加重产妇心理焦虑和恐惧。随着胎儿增大，孕妇身体变得笨重、活动受到限制、行为变得缓慢、懒散，以及出现认知、思维改变等。有的孕妇可出现妊娠合并症及并发症，此时若出现心理怠慢、就医不及时的情况，会导致妊娠结局不良。

（3）药物治疗：在妊娠合并症需要药物治疗时，孕妇担心胎儿受到影响，不愿服药和配合治疗，容易产生负性情绪。

4. 分娩期 表现为焦虑、恐惧和期盼心理。

（1）临产征兆：随着阴道流血、不规则宫缩、羊水流出的出现，孕妇体验到分娩即将来临。母子的健康是分娩过程中重大的心身反应和挑战，由于受到病室环境及其他待产妇的影响，产妇容易出现焦躁不安的心理。

（2）宫缩、阵痛等刺激：可导致产妇痛觉阈值下降，意志力减弱，心情更加紧张，引起进食减少等行为表现，直接影响分娩过程的进展。

（3）子宫收缩乏力：一般为心理因素所导致，产程进展中因产妇精神高度紧张，宫缩影响饮食的摄入，体力透支使产程进展缓慢，胎儿宫内缺氧，导致产时合并症及并发症的发生率增加。

（4）双避式冲突：若在待产中出现胎心、羊水改变，产妇选择剖宫产。既害怕疼痛，不做手术又担心胎儿生命安危，表现为血压升高、心悸、呼吸加快、坐立不安等，导致难产及手术产的概率增加，心理负担加重。此外，心理因素可导致产后出血的发生率增大。

5. 产褥期（哺乳期）的心理特点 包括以下 3 方面。

（1）满足与幸福感：随着新生儿的降临，分娩过程中的痛苦暂时得到安慰，心理表现为初为人母的兴奋，愿意与亲人、朋友分享自己的分娩经历。在产后6周的时间内，产妇的心理一般要经历3个时期。①依赖期。产后3日，由于分娩的伤痛因素，产妇需要别人的帮助来满足生活需要，心理出现无助感与失落感。②依赖独立期。产后3~14日，母亲需要担负责任和付出精力，但由于此时体内激素水平在最低点，家人将爱转移到新生儿，有爱被剥夺的感受，心理压抑，出现负性心理，对周围的事物漠不关心、偷偷哭泣，易发生产后抑郁症。③独立期。产后2周~1个月，母亲的责任更加沉重，如出现兴趣与需要、事业与家庭、丈夫与孩子等矛盾冲突。

（2）情感冲突与动机冲突：从孕妇到产妇角色的突然改变使产妇不能很好地适应角色，即出现动机冲突中的趋避冲突。例如，产妇虽然懂得母乳喂养对新生儿成长健康有利，但又怕影响自己的休息而不愿母乳喂养，仅以触摸新生儿的面部、身体和目光对视进行非语言性交流传递母子情感。又如，产妇希望丈夫和其他家人喜欢和接纳孩子，又担心他们从此冷淡自己，容易产生失落感和被剥夺感。

（3）产后心理障碍：产妇在产褥期精神出现抑郁症状，多发生在产后2周内，产后4~6周症状明显，病程可持续3~6个月。有报道称，国外产后抑郁症的发生率高达3.5%~33.0%，国内为3.8%~16.7%。其表现为产后沮丧和产后抑郁，影响家庭功能和母子关系的建立，严重者有自杀和杀死亲子的心理。产妇出现情感低落、思维迟缓、意识活动减退等症状，表现为心情压抑、悲伤、沮丧、焦虑、易激惹等。

6. 特殊孕产妇心理特点　包括以下3方面。

（1）未婚先孕者心理特点：表现为紧张、焦虑、抑郁、恐惧。未婚先孕者心情十分复杂，心理反应强烈，由于得不到社会及家人的理解和支持，孕产妇常常孤立无援，自责悔恨当初的不理智行为，不肯原谅自己，常会出现自残或伤害婴儿的极端行为。甚至部分未婚先孕者出现精神失常。

（2）高危妊娠者心理特点：高危妊娠指孕妇胎儿或两者在妊娠或分娩期间危及其健康的风险高于正常妊娠，出现高危妊娠可表现为焦虑、失眠、期待、抑郁、悲哀甚至绝望心理。女性在孕产期若受到生物、心理、理化等因素影响，可从正常妊娠转化为高危妊娠。如妊娠并发症，包括妊娠高血压综合征、胎膜早破、胎盘异常等；妊娠合并症，如心脏病、贫血；胎儿发育异常，如葡萄胎、异位妊娠、自然流产、早产、死产。另外，对孕产妇而言，若发生新生儿意外伤亡等事件，都是严重的心理应激反应。特别是部分女性从此失去再次怀孕的机会，使孕产妇期望变成失望，由此产生巨大的心理悲哀和抑郁。

（3）高龄妊娠者心理特点：随着社会和经济的发展，知识女性跻身社会竞争行列，高龄初产妇逐年增多。医学研究表明，高龄初产妇高危妊娠发生率明显高于育龄妊娠者。高龄妊娠者年龄一般都在30岁以上，可直接影响母婴健康，甚至发生死亡。有的高龄妊娠者承受巨大学业和工作的心理压力，忽视胎儿和自身的健康，妊娠结局亦不容乐观。

（二）月经失调患者常见的心理问题

1. 痛经　痛经是青年女性常见的症状，痛经的发生与心理因素有密切的关系。其疼痛与内在因素或外来的应激使机体疼痛阈值降低有关。痛经指行经前后或月经期出现的子宫痉挛性疼痛，可伴下腹坠痛、腰酸或合并头痛、乏力、头晕、恶心等其他不适，严重者可影响工作和生活质量。由于青少年在月经初潮前缺乏正确的认知，从而更容易对月经来潮产生紧张、恐惧、厌恶等负性情绪。

2. 经前期综合征 指黄体期周期性发生的影响女性日常工作和生活，涉及躯体、精神及行为的综合征。它是女性常见的心身疾病。患者以烦躁不安、心情紧张、神经敏感，伴随水肿、乳房胀痛为特征。一般以精神紧张、心理恐惧为诱因，机体应激刺激敏感增加，从而出现一组经前期紧张综合症状，严重者影响学习、工作和生活质量。月经来潮后，症状自然消失。伴有严重情绪不稳定者称为经前焦虑障碍。

3. 异常子宫出血 包括稀发排卵、无排卵及黄体功能不足，主要由下丘脑－垂体－卵巢轴功能异常引起，常见于青春期、绝经过渡期、生育期，也可因多囊卵巢综合征、肥胖、高催乳素血症、甲状腺疾病等引起。研究表明，异常子宫出血者多具有性格内向、执拗、敏感等人格特征，又因月经周期间隔短，经期延长、出血量多可引起贫血。同时，心理上的应激反应使患者情绪紊乱，而紧张、恐惧又加重患者的心身反应，这种心身互为影响的因果关系，严重损害患者的心身健康。

4. 闭经 分为原发性和继发性闭经。年龄超过16岁（第二性征已发育），或年龄超过14岁（第二性征未发育者），月经还未来潮者称为原发性闭经；以往月经正常由于病理或心理因素停经6个月或超过个人以往经期的3个周期以上者为继发性闭经。由于情绪高度紧张或持续性的不良刺激，如焦虑、抑郁及生活工作环境的突然改变等都可引起闭经。

（三）计划生育患者的心理问题

计划生育患者的心理问题主要为焦虑和恐惧，表现在女性绝育手术、引产、人工流产、放置宫内节育器等引起的疼痛反应。有些女性表现为神经症（癔症性瘫痪、强迫症等）；有的表现为意识障碍，产生阉割心理，认为有生理缺陷，自我统一感、完整感丧失，性功能障碍，自尊心下降，性格改变、心情压抑、谨小慎微、嫉妒他人、对外界存有戒心；有的出现其他心身改变如焦虑紧张、悲观抑郁、躯体不适，甚至可诱发反应性精神障碍或症状性精神病；有的患者还可出现隐瞒手术情况，依赖、请求补偿，迁怒于他人等心理防卫表现。

三、心理护理措施

（一）妇女在孕产期的女性心理护理

1. 妊娠早期心理护理 护理人员帮助孕妇尽快调整心态，以喜悦健康的心理迎接新生命的到来。对正常怀孕的女性，指导孕妇应按时去医疗保健单位例行产前检查，发现问题及时处理。妊娠期间可维持正常工作和生活，减少工作的劳动强度，每天保证至少8小时以上的睡眠，中午要有1~2小时的午睡，避免过于劳累和性生活。开设孕妇学校，指导孕妇做保健体操，以增加肌肉、韧带的韧性。适时开展妊娠期心理健康教育，使孕妇尽早了解妊娠期生理、心理变化，保持心情舒适愉快，避免不良的精神刺激。

2. 妊娠中期心理护理 妊娠中期女性的情绪较为稳定，护理人员可指导其学习心理保健知识，了解妊娠与分娩中的一般心理问题及应对方法。教会孕妇家庭自我监护方法，如教会孕妇数胎动、家人听胎心等积极互动方法，可带给孕妇心理上的安全感。对有合并症的孕妇，如胎儿发育异常，应及时做产前诊断。适时开展心理护理，鼓励孕妇积极面对现实并将风险降至最低。

3. 妊娠晚期心理护理 随着预产期的临近，孕妇由于担心胎儿、胎盘及羊水是否正常，加之来自社会、家庭的压力以及对胎儿性别的期待，表现为精神紧张、健忘和睡眠障碍等心理反应，严重者可威胁孕妇心身健康。护理人员应根据孕妇的实际情况开展心理疏导，嘱咐孕妇左侧卧位，睡前播放轻松优雅、旋律舒缓的音乐以放松心情，降低紧张心理，促进睡眠。

4. 分娩期心理护理　规律性的宫缩出现，预示孕妇进入分娩的关键时期。随着产程进展，产妇心情随时都会发生变化。助产人员要严密观察，如第一产程中对产妇心理和耐受能力是极大的考验，血压升高、胎儿宫内窘迫等均可导致产妇精神紧张。此时可采用家庭化病房分娩、"导乐分娩"以及家人陪护分娩等形式，为产妇提供人性化的心理关怀和帮助，也为产妇提供有效的社会支持。助产人员在分娩过程中要细心照顾产妇，播放舒缓的音乐，用"拉梅兹分娩法"以深呼吸放松技巧促进产程进展；用"瑞德法"嘱产妇放松心情、轻轻按摩腹壁，增加产妇舒适感和分娩的信心；用"布莱德雷法（丈夫教练法）"强调丈夫参与分娩，鼓励妻子转移注意力，增加舒适感，促进产程进展。此外，助产人员给予产妇喂水、喂饭、擦汗等生活护理，可使产妇心理有安全感，促进产程的顺利进行。

对未婚先孕者，在引产或分娩的过程中，护理人员要用亲切的语言、和蔼的态度关心帮助孕产妇接受手术，不可用鄙视的目光和粗鲁的行为对待患者，帮助产妇调整心理，树立自信心，促进心身康复。

知识拓展

改善高危孕产妇围产期心理健康状况

妊娠及分娩是一个情绪及情感复杂多变时期，特别是围产期高危孕产妇的器官功能负荷达到最高峰。随着分娩时间临近，孕产妇的心理压力增加，对分娩方式、结局、疼痛等过分关注及担忧，使得其处于应激状态，易受到抑郁、焦虑等心理问题困扰。研究显示，提高社会支持可帮助孕产妇缓冲应激事件，减轻心理压力，有效维持心理健康状况。随着孕周增大，孕产妇所感知的社会支持水平会发生变化。妊娠晚期社会支持水平最低，这是因为妊娠晚期胎儿发育更快，导致孕产妇的躯体症状及心理压力更大，需要来自家属、朋友等方面的支持。所以，积极采取预防性措施干预，充分发挥社会支持系统的保护作用，以减轻其妊娠心理压力。

（二）月经失调患者的心理护理

原发性闭经多发生在青春期女性，针对该年龄阶段的青少年，学校、社会保健团体、家庭应该多关心她们的生活，提供舒适的学习、生活环境，开展健康教育知识讲座，促进心理发展。年龄超过 14 岁未出现第二性征发育者，以及年龄超过 16 岁、第二性征已发育但无月经来潮者，要积极就医查找原因，并做好心理护理。

1. 加强心理护理　针对月经失调患者的不同临床症状和心理特征，护理人员要选择合适的心理测评量表，指导患者完成心理测评。根据测评的结果，做出合理的解释和护理诊断，并按照护理程序完成心理护理措施。

2. 建立良好的人际关系　鼓励患者表达内心感受、耐心倾听患者的诉说，正确引导患者的疑虑和不良情绪，使其理解情绪与月经失调的相互关系。

3. 药物治疗与心理护理 采用激素进行月经周期调节者，要指导患者正确合理用药，并要说明激素类药物的作用及不良反应，规定服药时间，不可随意停药、减药，以保证药物疗效。

4. 月经前后情绪调节 女性在月经来潮前容易出现情绪不稳定、激动、易激惹、失眠的心理问题；月经来潮后又出现疲乏无力、抑郁、消极的心理表现。护理人员要善于和患者沟通交流，并从生理、心理及神经内分泌的变化讲解心理保健知识，疏导、控制负性情绪的发展，促进心身健康。

（三）计划生育患者的心理护理

1. 计划生育可促进心身健康 护理人员应根据孕妇个体的心身状况以及所采取的计划生育措施做好评估，注重术前心理咨询，耐心细致地向患者宣传计划生育手术的过程，手术的安全性等。针对不同程度的焦虑、恐惧和孤独感，做好心理护理。护理人员应以共情、宽慰、鼓励、帮助、理解等态度减轻女性内心的无助感和孤独感，同时给予积极的语言暗示，指导患者以深呼吸来放松心情，增加患者的信心及心身舒适度。

2. 心理健康指导 针对生殖健康与计划生育女性的心理问题，护理人员要通过健康教育、鼓励、疏导，矫正患者的非理性认知，使患者能以健康的心理对待手术，缓解内心紧张及抵触情绪。护理人员应指导患者进行渐进性放松训练或自律训练，如用调节呼吸的方法消除紧张的心理反应，提高心理适应能力。同时，护理人员要正确理解和体谅患者的患病心理，对其提出的过分或无理要求应善意疏导，切忌草率斥责，避免产生新的心身不适。

第五节 儿科疾病患者的心理护理

儿童不是成人的缩小版，无论是生理结构还是心理特征，儿童都有其独特性。同时，儿童期个体的大脑功能正处于快速发育的阶段，调节机制尚不完备，因此容易罹患心身疾病。患病儿童（简称患儿）所患心身疾病的临床表现、出现的问题及解决的方法也有其特殊性，不能简单地运用对待成人患者的方法与态度来对待患儿。

一、常见疾病概述

（一）注意缺陷多动障碍

1. 概念 智力正常或基本正常的儿童，表现出与年龄不相称的注意力不集中，不分场合的过度活动，情绪冲动并可有认知障碍或学习困难的一组症候群，其发病率为3%～5%，男孩明显高于女孩。这些行为缺陷一般出现于儿童早期，在7岁前表现出行为问题，尤其是3岁儿童，8～10岁为发病的高峰期。

2. 主要症状 包括以下3方面。

（1）注意缺陷（inattentive）：注意力容易分散、心不在焉、健忘、昼梦、缺乏组织纪律、没有时间观念，难以集中精力、丢失或误放东西，难以完成任务（课堂和家庭作业）。

（2）活动过度（hyperactive）：活动过多、精力旺盛，动作比较粗鲁，有些孩子运动协调能力差，常常有意无意地碰触他人，肢体语言较多，容易惹人厌恶或被误会打人，言语过多。如手或脚常常动个不停，或在座位上不停扭动，在课堂上常常擅自离开座位，经常讲话过多等。

（3）冲动（impulsive）：自制力差，缺乏耐心，不管别人多忙或别人是否在谈话，患儿都会打断或插嘴；好管闲事、热心过度，易与别人产生冲突或不愉快；很难完成需要耐心的任务，常表现为不耐烦或不高兴。如往往在他人问题尚未问完时便急于回答，往往难以静等轮换，常中断或干扰他人等。

3. 伴随症状　由于注意缺陷与冲动的思考方式，患儿学习成绩波动较大，常常不能如实反映其应有的能力水平；平时时间观念差，难以正确识别他人的感受与看法，常常伴有人际关系问题；学业与人际关系上的挫败感也会导致患儿情绪不稳定，容易出现焦躁、抑郁等情况。

4. 影响因素　与以下四方面因素有关。

（1）遗传因素：家系研究、双生子研究和寄养子研究显示，注意缺陷多动障碍具有家族聚集性。

（2）学习成绩：注意缺陷多动障碍患儿由于其注意力不集中，致使学习成绩差，反过来学习成绩差又加重此病症状的出现。

（3）家长性格：家长性格不良、教育方式不当，易使患儿无安全感，常常紧张、焦虑、敌对、自卑，易产生许多心理行为障碍。

（4）心理社会因素：环境、社会和家庭因素的持续存在是诱发和促进注意缺陷多动障碍的关键。

知识拓展

建构多方联动的注意缺陷多动障碍防治体系

注意缺陷多动障碍的治疗是一个长期的、多方协作的过程。当前，我国在信息沟通及多方协作方面仍有欠缺。国内学校在注意缺陷多动障碍的治疗方面投入不足，教师对注意缺陷多动障碍的了解、教学环境的调整、课程的设置、治疗的转介等方面均有待改进。虽然在心理健康教育方面投入了精力，但总体来看，我国在心理干预方面仍存在不足。应充分认识到心理行为干预与心理健康教育不同，意识到行为干预的重要性。

未来，我国应建构多方联动的注意缺陷多动障碍防治体系，强调家庭参与，制订学校干预计划，重视社会宣传，早发现、早治疗，建立信息互通的协作系统，将家庭、学校、社会整合到一个系统框架内参与注意缺陷多动障碍防治。

（二）精神发育迟缓

1. 概念　精神发育迟缓（mental retardation，MR）又称精神发育不全，通常起病于18岁之前，是一种由生理、心理和社会多种原因引起的精神发育不全或受阻的综合征，以智力低下和社会适应困难为主要特征，可单独出现，也可伴有某种精神或躯体疾病。患者于发育期起病，随年龄增长，智力也稍有进步，但轻度患者的身体发育无明显异常，中、重度和极重度患者仍给家庭、社会带来沉重负担。

2. 临床表现 根据智力水平的不同，精神发育迟缓共分为轻度、中度、重度和极重度4级，各级临床表现如下。

（1）轻度：国际智商分级方法显示智商范围为50～69，成年后智力水平相当于9～12岁正常儿童。该类患儿在婴幼儿期症状并不突出、不易被识别。上学后学习困难往往很明显，小学三年级后，各门功课难以及格，不能完成普通小学学业。患儿言语能力无明显障碍，可学会个人日常生活技能，生活可自理，有较好的独立能力。成年后可学会简单的手工操作，大多数患儿可独立生活。但因为他们应对困难能力差，在遇到不良刺激时易出现应激状态。因此，常常需要加强支持和指导。

（2）中度：国际智商分级方法显示智商范围为35～49，成年后智力水平相当于6～9岁正常儿童。该类患儿在婴幼儿期言语和运动发育明显落后于同龄正常儿童，虽然能够掌握简单生活用语，但词汇量少，言语简单。患儿记忆力、理解力、抽象概括能力等均很差，难以适应普通小学生活，很难完成小学一、二年级的学业水平。

（3）重度：国际智商分级方法显示智商范围为20～34，成年后智力水平相当于3～6岁正常儿童。该类患儿在婴幼儿期言语及运动发育较中度患儿更滞后，说话、走路均很晚。只能学会一些简单词句，词汇贫乏。患儿记忆力、理解力、抽象概括能力均极差，难以建立数的概念，不能接受学习教育，也不会辨别和躲避危险，情感幼稚。成年后日常生活不能自理，终身需要他人照护。

（4）极重度：国际智商分级方法显示智商范围低于20，成年后智力水平低于3岁儿童。该类患儿发育极差，走路很晚，部分患儿终身不能行走，无语言或偶说简单单词。记忆力、理解力等较重度更差，不能分辨亲疏，不知躲避危险，情感反应原始，只能发出一些表达情绪和要求的尖叫或喊叫。多数患儿因严重躯体疾病等导致早年夭折。

3. 社会适应困难 轻度患儿可无明显的适应困难；中度及以上患儿社会适应能力差，个人生活技能较早就表现出困难，如卫生习惯的养成和穿衣、进食等能力的培养。成年后不能完全独立生活，但可学会自理生活，在监护下可从事简单的体力劳动；极重度的患儿社会适应能力极差，并且难以从教育训练中获益，完全缺乏生活自理能力，终身需要他人照护。

4. 影响因素 一个家庭如存在精神发育迟缓或脑瘫患儿，亲人都会有深深的自卑。患儿亲属表现为不愿和过去的亲戚朋友联系，不愿带患儿和周围邻居玩耍，总觉得有人背后议论，甚至觉得受到惩罚。因此若发生争吵，有些家长甚至有遗弃患儿的想法，每当自己心情不好时就殴打患儿。这些行为都会影响患儿的心理，造成严重后果。

（三）孤独症谱系障碍

1. 概念 孤独症谱系障碍是一组以社会交往障碍、语言交流障碍、兴趣和活动范围狭窄及重复刻板行为为主要特征的神经发育性障碍。病因尚不明确，目前也没有特殊的药物治疗，但早期筛查、早期合理系统化干预训练，绝大部分儿童会有不同程度改善，甚至一部分患儿可能获得基本痊愈或基本具备自主生活、学习和工作能力。

2. 临床表现 包括4个方面。

（1）社会交往障碍：患者不能与他人建立正常的人际关系。年幼时即表现出与别人无目光对视、表情贫乏，缺乏期待父母和他人拥抱、爱抚的表情或姿态，也无享受到爱抚时的愉快表情，甚至对父母和别人的拥抱、爱抚予以拒绝。患儿分不清亲疏关系，对待亲人与其他人都是同样的态度。不能与父母建立正常的依恋关系，患者与同龄儿童之间难以建立正常的伙伴关系。例如，在幼儿园多独处，不喜欢与同伴一起玩耍；看见一些儿童在一起兴致勃勃地做游戏时，没有去观看的兴趣或去参与的愿望。

（2）语言交流障碍：是孤独症的重要症状，也是大多数患儿就诊的主要原因。语言交流障碍可以表现为多种形式，多数孤独症患儿有语言发育延迟或障碍，通常在2～3岁时仍然不会说话，或者在正常语言发育后出现语言倒退，在2～3岁以前有表达性语言，随着年龄增长逐渐减少，甚至完全丧失，终身沉默不语或在极少数情况下使用有限的语言。他们对语言的感受和表达运用能力均存在某种程度的障碍。

（3）兴趣和活动范围狭窄：患儿对于正常儿童所热衷的游戏、玩具都不感兴趣，而喜欢玩一些非玩具性的物品，如一个瓶盖或观察转动的电风扇，并且可以持续数十分钟甚至几个小时而没有厌倦感。他们对玩具的主要特征不感兴趣，却十分关注非主要特征。患儿固执地要求保持日常活动程序不变，如上床睡觉的时间、所盖的被子都要保持不变，外出时要走相同的路线。若这些活动被制止或行为模式被改变，患儿会表示出明显的不愉快和焦虑情绪，甚至出现反抗行为。

（4）重复刻板行为：患儿可有重复刻板动作，如反复拍手、转圈、用舌舔墙壁、跺脚。

3. 影响因素　主要和以下三方面因素有关。

（1）遗传因素：患儿家族中认知功能缺陷和语言发育迟缓发生率较一般家族高。同胞患病率是一般人群的50倍。分子遗传学研究表明，该病可能与第7号、第15号等多条染色体异常有关。

（2）母亲妊娠期和围产期损伤：母亲妊娠期病毒感染、产伤、宫内窒息等并发症可能与患儿孤独症谱系障碍的发生有关。

（3）免疫系统异常：已有研究发现部分患儿T淋巴细胞、辅助T淋巴细胞和B淋巴细胞数量减少，抑制－诱导T淋巴细胞缺乏、自然杀伤细胞活性减低等，提示早期疾病损伤了患儿中枢神经系统的发育，从而导致孤独症谱系障碍。

二、心理问题

疾病使患儿心理严重受挫，常常会出现一些心理问题。

1. 学习障碍　指在获得和运用听说读写、计算、推理等特殊技能上有明显困难，并表现出相应的多种障碍综合征。这种损害不是缺乏学习机会、延迟智力发展，以及后天脑外伤或疾病的结果，而是源自认知处理过程的异常。学龄儿童发生学习障碍的较多，小学二年级和三年级是发病高峰，男孩多于女孩。

2. 社交障碍　患儿常常因为不恰当的语言与肢体沟通方式，造成社交障碍，可表现为与人交往时感到紧张、害怕，手足无措、语无伦次，或者因经常受到批评而过多地约束自己的言行，以至于无法完整、正确地表达自己的思想和情感，阻碍人际关系的形成与发展。

3. 冲动控制障碍　是指在过分强烈的欲望驱使下，为获得自我心理满足或免除精神上的紧张感而采取某些不当行为，这些行为为社会规范所不允许或给自己造成伤害，患儿自觉该行为具有冲动性，自己无法控制。常可表现为对家长或老师的冲撞，事后后悔、懊恼；出现物质或药物的依赖及滥用。

4. 认知障碍 患儿常常表现出感觉、知觉的范围缩小，感受缓慢，只看到事物的表面，很难区分相似的物体；识记速度慢、内容不全、保持时间短、再认能力差；注意力不集中，缺乏目的性与指向性；语言发育滞后，领悟力、理解力低于同龄人，缺乏抽象思维、概括和推理能力。

5. 情绪情感问题 患儿较易出现焦虑、抑郁、双相情感障碍等情绪问题，这可能与患儿比正常儿童面临更多的应激源有关，也可能与他们经受更多的挫败感有关。研究发现智商超过50的患儿表现出的情感障碍的症状与智力正常的人所表现出来的相似，当智商更低时，则很难探测出其情感障碍。

6. 行为问题 患儿动作发育迟滞，常表现笨拙的动作、没有意义的多动行为，甚至有自伤、破坏等过激行为，动作单调、刻板。患儿比同龄儿童更易出现进食障碍、物质滥用等异常行为。

三、心理护理措施

1. 根据患儿不同年龄特点采取不同的心理护理方法

（1）婴幼儿：虽然婴幼儿住院心理反应小，但非常需要他人的爱抚。护理人员经常对患儿轻拍、抚摸、搂抱及逗笑，可调节其大脑的兴奋和抑制过程，产生一种在母亲怀中的安全感。

（2）学龄前儿童：有一定的判断分析能力，但往往更容易接受直观印象。患儿住院心理反应明显，如有可能最好允许家长陪护，这样较易使患儿建立起对周围环境的安全和信任感。护士应主动接近，注意态度和蔼，动作轻柔，沟通感情。同时，应向患儿讲明生病需住院的原因，帮助患儿熟悉环境，避免呵斥、责备患儿。通过与患儿共同参与一些游戏，如讲故事、玩玩具、看图画建立起良好的相互信任的护患关系，从而帮助患儿克服对医院的恐惧感。

（3）学龄期儿童：学龄期患儿已懂得一些事理，已能较好地用言语进行沟通，能够与病房其他患儿建立伙伴关系。护士应尽可能地与患儿沟通，适当地解释住院和诊治的原因，争取患儿的信任和配合。在治疗过程中，运用强化理论，对患儿多鼓励、多表扬，引导好的住院行为，鼓励患儿坚强、勇敢，做一些力所能及的个人卫生工作，强化他们自尊、自爱的心理。

2. 注重语言修养，提高心理素质 语言表达是一种艺术，护理人员的语言表达方式与患儿疾病的好转息息相关，不同的说话方式，在相同的治疗方法中可产生不同的治疗效果。护理人员要避免指责、威胁、怒斥等有刺激性的语言，以免伤害患儿幼小的心灵，避免由此产生的医患矛盾，多运用安慰性、鼓励性、积极暗示的语言，给予患儿心理上的支持。另外，护理人员还要具备慈母般的胸怀，温暖、体贴、爱护每一位患儿，给予他们亲切的轻拍、搂抱、抚摸等，可以使患儿从心底里产生莫大的心理安慰，感受到母爱一样的关怀，由此产生一种安全感，主动与护士亲近，并积极配合治疗。

3. 与患儿家长建立良好的关系 为更好地开展护理工作，我们通过对家长的心理护理，希望家长以其与患儿亲密的关系和熟悉的表达方式，达到良好的护理效果。由于我国儿童大多是独生子女，一旦发病，父母格外紧张、焦虑，他们大多过分照顾，夸大病情，对护理人员提出过高要求。所以患儿的心理护理实际上很大程度上是对家长的心理支持。护士与家长建立良好的关系是心理护理成败的关键，建立与家长的良好关系对心理护理效果起到非常重要的作用，并始终贯穿心理护理全过程。

4. 护理人员必须具备牢固的专业知识和高超的技能 护理人员要积极主动地观察患儿病情变化，善于从细微的变化中发现问题，遇事机智果断，及时采取措施。在治疗护理中要抓住患儿的心理特点，在治疗前尽量使用巧妙的语言排除他们的恐惧心理，消除见医生就哭、谈针色变的恶性刺激，主动诱导和鼓励，争取患儿的合作，同时鼓励患儿，使患儿从心理上确认得到的保证是真的，在感情上依赖护理人员，完成从不愿接受治疗过渡到主动配合治疗的心理。

总之，儿科护理人员不能仅满足于儿童躯体疾病的诊治和护理，还要掌握护理心理学知识，在日常护理过程中，根据不同年龄患儿的心理特点，注意做好心理护理，满足患儿的心理需求，给予适当的良性刺激，争取患儿密切配合治疗，增强其战胜疾病的信心，尽快促进其身体康复。

本章小结

思考题

1. 应用哪种行为控制技术能帮助围手术期患者减轻焦虑情绪？

2. 如何对肿瘤患者有针对性地进行心理护理？

3. 试述儿科疾病患者的常见心理问题与心理护理要点。

更多练习

（郭先菊 符宁宁 耿秀超）

第十章　护士职业心理素质及优化

教学课件

学习目标

1. 素质目标

（1）培养学生良好的护士角色人格。

（2）培养学生构建和谐护患关系，树立良好职业素养。

2. 知识目标

（1）掌握：护士角色人格的匹配理论及护士角色人格要素特质的主要特征。

（2）熟悉：护士心身健康自我维护的对策。

（3）了解：构建和谐护患关系的主要方法。

3. 能力目标

（1）能应用护士角色人格匹配模式，分析护士个体所存在的护士角色人格的发展差异。

（2）能结合专业学习或自身经历，分析护士心身健康自我维护的对策。

（3）能采用角色扮演和情境设问的方法分组练习（3～4人为一组），训练构建良好护患关系沟通技巧。

案例

【案例导入】

2023年9月的一个雨夜，某医院的120急救车接回来一位身份不明的伤者，她没有任何亲属陪伴，只见她全身污秽，头发湿漉，身上充斥着一股难闻的气味。在为其检查时，发现她全身多处破损严重的地方甚至有蛆虫在爬，急诊科的值班护士们见状，二话没说，立即动手，用棉球、棉签一点点清理，打来热水为其清洗头发和身体，看到患者皮肤破损处血肉模糊，蛆虫在蠕动，护士们的心里也像有亿万只小虫在爬，胃里更是翻江倒海……时间一分一秒地流逝，经过一个多小时的清理，护士们才看清患者的真面目。

该医院急救科护士告诉记者，因为他们是120急救人员，职责就是帮助每一个需要急救的患者，不管他是什么身份、在什么地方、发生什么事情，不管白天黑夜，24小时待命，全力以赴。上山下水，抬担架、提仪器，时间就是生命，30 秒出车，苦和累只有自己知道，挽救了一条条年轻鲜活的生命。这就是 120 急救人员的职责、工作的意义所在。

【请思考】

护士应具备哪些职业心理素质？

【案例分析】

随着医学模式的转变和医疗卫生服务的迅速发展，护士的职业角色及功能范围不断扩大及延伸，护士在维护人类健康方面扮演的角色呈现多元化，复杂的职业环境要求护士必须具备良好的职业心理素质。护士职业心理素质及其优化，是护理心理学学科理论的重要组成部分，护士职业心理素质的高低不但影响患者的治疗与康复，而且影响整体护理质量和护士的心身健康。因此，了解护士职业心理素质，有针对性地加强对护士的培养，对维护护士的心身健康，提高整体护理质量都有着非常重要的作用。

第一节 护士角色人格概述

一、护士角色人格的概念

1. 角色人格（role personality） 指具有某种社会特定地位的人们，共同具备并能形成相似角色行为的心理特征总和。即指人们在某种特定、重复的社会经历中，形成比较固定、共性的人格特征。人们常可根据某人的言谈举止，准确判断其职业角色，如自律与教师、精明与商人、敏捷与记者，均是典型特质与职业角色的匹配。

2. 护士角色人格 又称护士职业心理素质，是护理心理学的特定概念，是个性心理学中人格、社会心理学中角色人格等概念的外延。护士角色人格（role personality of nurse）特指从事护士职业的群体，共同具备并能形成相似的角色适应性行为的心理特征总和。这些特征因护理职业需要而促成，也是社会对护士的角色期待。职业角色人格健全的护士不仅能应对各种复杂的临床工作情境，而且能最大限度地发挥其社会潜能，在工作中保持正性情绪，从而保证为服务对象提供优质护理服务。其中适应性指要求从事护士职业者必须具有其角色适应性行为。

二、护士角色人格的主要特征

（一）有别于道德概念

护士角色人格与护士职业心理品质有本质区别。职业心理品质属道德概念，较多涉及无私奉献、崇高、坦诚、人道等道德术语。任何职业群体都可因成员的社会层次、受教育程度、家庭背景等差异，有不同的道德水准，其中有英雄模范人物、积极分子，也有一般群众。若忽略职业人群的道德品质差异，一律以英雄模范的职业境界衡量一般个体显然行不通；并且无私奉献等道德评价并无职业特异性，只是各行业先进个体共同追求的最高职业境界。

（二）具有职业特异性

与所有职业角色人格一样，护士角色人格需要与个体人格相匹配，若某人的个体人格与其职业角色人格不匹配，其道德水准再高也难以胜任职业角色。能否胜任职业角色主要取决于个体人格与职业角色的匹配。如教师具有较高师德（爱岗敬业、乐于奉献等），但不具备良好教师特质（擅长表达、富感染力、循循善诱等），则未必能成为好教师。“师德”属于职业道德，而“教师特质”则属于职业角色人格。

（三）以职业经历为前提

任何角色人格均需个体在其社会角色扮演过程中体验、不断巩固、发展和完善；护士角色人格亦以职业经历为前提条件，并随职业经历的丰富逐渐成熟。如急诊科的新护士面对紧急抢救时，可能会出现慌张、冲动行为，或者因高度紧张不能熟练完成操作技术等，但经历多次急救后便能迅速有序、沉着冷静地应对，驾轻就熟地胜任本职。

（四）与个体人格相辅相成

护士角色人格是基于个体人格构筑的基本框架，如女性的温柔、细腻、善解人意等人格特征，都是护士角色人格的基本构架和良好元素。个体人格与职业人格相辅相成，个体人格是职业角色人格的基础，职业角色人格是个体人格的拓展和完善。护士角色人格促进护士个体人格的完善与发展。职业经历的潜移默化，可不断优化护士自身的人格特质。

三、护士角色人格的要素特质

（一）护士角色人格要素特质的概念

特质论认为，“特质是构成人格的基本单位，决定着个体行为；人格特质在时间上具有稳定性，在空间上具有普遍性；通过了解人格特质，可预测个体行为。”护士角色人格要素特质是在护士角色人格的形成和发展过程中不可缺少、起决定作用、随时影响职业角色行为模式的人格特质。护士角色人格包含核心成分和非核心成分，前者具有鲜明的职业特点，是个体胜任护士所必备的；后者体现其独特的个性色彩，允许存在个体的显著差异。护士角色人格要素特质指护士角色人格的核心成分，是从事护士职业的必备人格特质。

（二）护士角色人格要素特质的主要内容

美国心理学家奥尔波特（Allport）指出，特质具有可测性、一贯性、动力性、相对独立性、独特性与普遍性，与道德判断标准不能混为一谈。依据其人格特质理论，护士角色人格要素特质主要包括以下内容。

1. 忠于职守，博爱同情　忠于职守，要求护士无论何时何地，都必须忠实执行、自觉遵守职业守则，具有“慎独”精神。独自工作时，需要自觉执行“三查七对”，无论患者家属是否在身旁陪伴，是否有他人监督，都不允许有半点敷衍和怠慢。博爱同情，指护士为维护患者利益，需随时给予受病痛煎熬的患者关心和爱护，有时甚至要为患者奉献一些在常人眼里“出人不平衡”的情感。如老年人长期卧床导致粪便嵌塞，护士用手指取便以解除其痛苦时，若没有一颗爱心和人文关怀精神，护士很难做到以上行为。因此，护士的情感，不是一种直觉的情绪反应、个人的某种狭隘情感，而是一种合乎理智、具有深刻社会意义的情感活动。

2. 观察敏锐，记忆精确　观察患者病情及其心理活动是护理工作的重要内容，护士必须具备敏锐的观察力。护理评估即动态观察患者的心身状况，要求护士洞悉患者的各种细微变化，通过视、听、触、嗅随时观察患者的表现，从患者的体温、脉搏、呼吸、皮肤颜色、口唇干燥或湿润、面部表情、行为举止、哭泣声、叹息声、呻吟声、咳嗽声等细微变化中，了解患者的病情，预测病情的演变，掌握患者的心理状态、洞悉患者的需要，提高医疗诊断、评价治疗及护理的效果。护士的服务对象是人，必须牢记所分管患者的病情、各种基础护理和专科护理操作项目等，如护士执行医嘱、注射、发药、测体温、脉搏、呼吸等各项操作，都要做到准确量化、无误差。一旦记错或混淆，可能贻误病情甚至酿成不堪设想的后果。精确的记忆力可提供保障，在一定程度上减少差错事故发生的风险。

3. 注意宽广，思维缜密　护理工作千头万绪，患者的病情瞬息万变，抢救时需争分夺秒，这就要求护士要恰当地运用有意注意和无意注意，既能准确排除干扰信息，又能分清轻重缓急，及时完成工作内容。此外，护士应力求做到眼观六路、耳听八方，把繁杂的工作内容尽收眼底，做到心中有数。护士时刻工作在服务对象身边，及时发现病情变化，往往需要护士第一时间做出准确判断，有效施护，这就要求护士思考缜密，有良好的评判性思维能力。

4. 正确认识、积极悦纳并有效控制自我　护士只有正确认识自身所处社会地位和社会对自己的期望，不断地反省自己、调整自我评价，才能正确认识自我。在护理工作中，经常看到自己内在价值的护士，从中也经历了自我肯定，并能全面看待自身优缺点。积极悦纳自身的护士，才能产生良好的职业态度，主观上对护理学科产生积极评价和比较持久、肯定的心理反应倾向，进而在情感上接受并喜爱护理职业，在工作中积极表现。护士只有积极进行自我行为调节，健全自我意识，使角色行为符合护士群体规范和道德要求，不断超越自我，才能最大限度地发挥自己的能力。

5. 情绪平稳，心境乐观　情绪平稳意味着遇事审慎分析，保持理智情感，不把个人的不愉快发泄到周围人身上，是护士职业角色的要求。心境作为微弱而持久的情绪状态，对人的生活有很大影响。护理特殊的工作性质和工作环境使护士易产生情绪问题，而特定的工作对象，又要求护士始终保持积极、稳定的情绪状态，为患者营造良好的情绪氛围。因此，具有稳定情绪、乐观心境的护士，才能在琐碎紧张的护理工作中保持情绪饱满，工作高效有序。

6. 善于沟通　人际沟通能力是护士胜任职业角色的最主要因素。在工作中，护士每天需要与患者及其家属、其他医护人员进行沟通，还需要协助患者与医生沟通、促进患者之间的交往、协调患者与家属的关系等。护士始终处于护患关系的中心，是连接各种复杂人际关系的纽带。

7. 社会适应性良好　职业属性要求护士主动适应各种环境，无论置身于何种职业环境中，都能良好适应，沉着应对。护士的社会适应性还包括适应从未体验的各种角色，从“父母身边宝贝”“寒窗苦读学子”等经历转向职业经历，如面对老年人，需做好敬老的晚辈；面对患儿，需做好爱幼的长辈；面对痛不欲生的患者，需给予其劝导和宽慰等。

8. 较适宜的气质与性格类型 个体的较适宜气质及性格类型，对其日后形成较理想的护士角色人格具有重要影响。多血质、黏液质及各种混合型、一般型气质、稳定外向型或稳定内向型的性格类型等，具有谨慎、深思、平静、节制、可信赖、活泼、随和、健谈、开朗、善交际、易共鸣等特征，与护士角色人格特质较吻合。

9. 态度和蔼，举止优雅 护士每天接触的是形形色色、性格各异的患者及其家属，在与不同年龄、不同文化程度、不同个性的患者进行交往时，护士应做到和蔼可亲，态度温良、谦逊有礼，语言清晰、语气缓和、语调适中，采用礼貌性、安慰性、鼓励性和保护性语言。护士这一职业，除遵循特定历史条件下人们公认的规范和行为准则外，端庄稳重的仪容仪表、训练有素的举止行为，不仅构成护士的外在美，而且一定程度上反映了其内心世界。

第二节 护士角色人格的匹配理论及模式

一、护士角色人格的匹配理论

以下主要从个体与职业的匹配性角度，提出护士角色人格的基本理论框架。

（一）个体人格与角色人格的匹配理论

心理学中人格与职业的匹配性研究，较多涉及“气质对职业影响”。个体人格作为职业角色人格的基础，其结构中某些稳定性特质（受个体遗传等生理基础制约，非后天易改变的特质），对个体人格与角色人格的匹配具有决定性影响。有学者曾将职业人格特质研究用于飞行员，宇航员、运动员等特殊职业人才的心理选拔。2012 年，我国首位女航天员刘洋搭载神舟九号飞船进入太空，失重状态下准确无误地完成与“天宫一号”目标飞行器交会对接。她的人格特质及其高度稳定性，绝非一般个体可具有的，也是其作为宇航员的重要条件，是保证其职业角色人格的基础。如“情绪稳定性”为护士角色人格要素特质，它是保证护士沉着应对职业性应激并做出准确判断、适当反应的基本条件。

（二）教育层次与培养目标的匹配理论

护士角色人格的形成，开始于个体接受职业教育过程的早期。护理教育能否恰当定位不同层次人才培养目标的护士角色人格标准，对其角色人格发展具有决定性影响。倘若对中专、大专、本科、硕士、博士等不同层次的教育对象，以同一标准来要求，护理专业学生在职业角色人格形成过程中，便会因目标不明确或缺乏动力而出现障碍。如将本科护理教育的培养目标定位为“会临床、会教学、会科研、会管理、能进行国际交流”等，对其职业角色人格形成具有积极引导效用；但若把本科生的职业发展目标置于中专护生，则易使其难以认同过高职业发展目标而望而却步，从而阻碍其职业角色人格发展。

护士人才的培养目标，须紧密结合受教育者的层次特点提出明确、具体、针对性的职业角色人格标准，不仅可减少护生职业角色人格发展的盲目性，也有助于提高护士角色人格的整体水平。

（三）成就动机与择业动机的匹配理论

当代心理学研究表明，任何职业角色人格的形成与发展，若能谋求个体的成就动机与择业动机（choosing professional motive）的相对匹配，其职业角色人格便可达较理想境界。

成就动机犹如个体身体内的“发动机”，激励人们努力向上，对个人发展和社会进步都具有巨大的积极作用。美国心理学家麦克莱伦（Meclelland）和阿特金森（Atkinson）认为，成就动机是“一个人人格中非常稳定的特质”“与个体的抱负水平有着密切联系”。即个体成就动机的发展，虽有年龄、程度等差异，但一经形成就不会有大的改变。另外，成就动机与个体的知识结构、工作能力、文化水平等成正比，即“学历越高的个体，成就动机越高，其择业动机的影响因素越复杂”，类比可得出“受教育程度较高的护士，其成就动机较强且择护动机较复杂”的结论。但也有例外，我国老一辈护理专家，因受到所在时代背景、职业教育等限制，虽未受到高等学历教育，但他们自我完善的成就动机却极大地开发了个人潜能并为社会做出了突出贡献。

择业动机，是个体成就动机在择业方面的具体体现，也是个体成就动机的最重要组成和满足个体成就需要的直接途径。个体的择业动机若与其成就动机相吻合或接近，“发动机”即可发挥最佳功率；反之，“发动机”的功率则过大或过小，影响其功效正常发挥。因此，个体的成就动机只有与相应职业角色相互匹配，才能以出色业绩展示其才智，效力社会。应量化评估不同层次护士的成就动机，并酌情制定相对应的职业角色人格培养标准，以充分调动所有人才发展自我、造福人类健康的最大潜力。

（四）社会智能与职业智能的匹配理论

社会智能指个体的社交和处事能力，如人际关系能力，语言感染能力。职业智能则特指个体对某职业环境应具备的社会适应能力，也称职业性社会智能。若把个体的社会智能与职业智能的内涵相联系，则可衍生为职业适应的个体差异，并对其职业角色人格发展具有重要影响，尤其对社会智能要求较高的职业，社会智能较低者易产生职业角色行为的不适应或职业角色人格形成的阻碍。

不同职业对个体的社会智能要求不同。护士职业要求个体的社会智能较高，不仅要求护士擅长人际沟通，还要求护士具备建立和协调良好人际氛围的主导性，尽可能减轻患者的人际适应不良，避免不良人际关系对患者心身的消极影响。但社会智能具有一定的可塑性，其发展水平与个体的生活经历、社会实践等成正比，因此可通过职业教育、技能培训等途径使之不断增强。

二、护士角色人格的匹配模式

护士角色人格的匹配模式，借鉴美国著名职业指导专家霍莱的“性格类型－职业匹配”模式发展而来。依据护士个体人格与角色人格的匹配程度，主要分为以下四种模式，其基本特点见表10-1、模式图见图10-1。护士个体无论属于何种模式，并无优劣之分，仅反映护士个体适应职业角色的程度差异。

表 10-1 护士个体人格与角色人格匹配模式的基本特点

模式类型	个体人格与角色人格的匹配特点			待选人群符合率/%
	相似程度	协调性	角色适应性	
重合匹配模式	很相似	很协调	很适应	5
基本匹配模式	较相似	较协调	较适应	80
少许匹配模式	少相似	难协调	难适应	10
完全不匹配模式	不相似	不协调	不适应	5

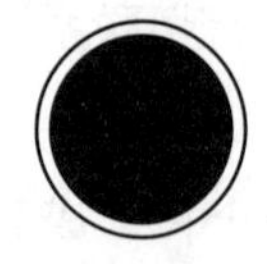
（a）重合匹配模式
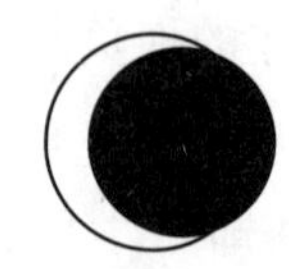
（b）基本匹配模式
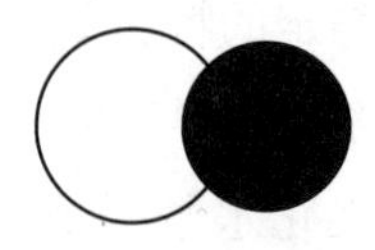
（c）少许匹配模式
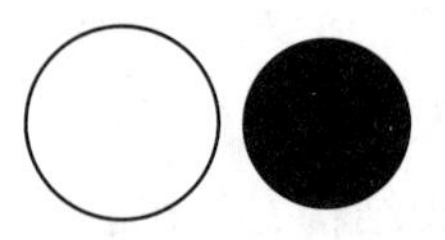
（d）完全不匹配模式

图 10-1 护士个体人格与角色人格匹配模式示意图

A. 重合匹配模式；B. 基本匹配模式；C. 少许匹配模式；D. 完全不匹配模式

1. 重合匹配模式 指个体人格特质与角色人格特质彼此重合，是最协调的匹配模式［图 10-1（a）］。

符合该模式的个体，大多可在护士角色人格的发展中获得满足及乐趣，扮演职业角色有“如鱼得水”之感，可通过职业行为最充分发挥其特长，个体人格特质与其从事职业的角色人格特质达到了较高统一。相关研究显示，此类个体约占护士群体的 5%，但该模式并非最理想匹配模式，符合此模式的个体往往存在角色适应范围较窄的问题，如有人很适宜做外科护士，但却难以胜任内科护士；有人连年出色完成本职工作，多次被评为“优秀护士”，但却无法胜任护士长的管理工作。因此，使用、培养该模式的护士，重在恰当“对号入座”，以充分发挥其个体积极性。

2. 基本匹配模式 指个体人格特质与角色人格特质彼此接近，是较协调的匹配模式［图 10-1（b）］。该模式中个体人格与角色人格的匹配程度虽不及重合匹配模式，却是较理想的模式。符合此模式的个体大多具有较强的可塑性、灵活性，角色适应和岗位转换适应快，经努力均可实现个体人格与护士角色人格的较完美匹配。符合该模式者约占护士群体的 80%，是护士队伍的主力军，护理骨干人才主要出自其中，调动其积极性，主要在于其能够较好地认同职业价值，一旦有了明确的职业发展目标，便会持之以恒地奋力拼搏。

3. 少许匹配模式 指个体人格特质与角色人格特质略有相似，是难协调的匹配模式［图 10-1（c）］。符合该模式的个体，虽有积极适应职业角色的主观愿望并付诸努力，却常常出现与职业角色难以协调的不适应行为，甚至难以胜任护士角色。如少数在临床工作多年的护士，既无明显的职业价值偏差，工作态度也端正，但其专业素质始终停留于较低水平，工作屡出破绽。最终能否胜任护士角色，取决于其个体的可塑性、灵活性等。此类个体占护士群体的 5% ~10%。

4. 完全不匹配模式 指个体人格特质与角色人格特质彼此相斥，是不协调的匹配模式［图 10-1（d）］。符合该模式的个体，有的可能成为其他领域的出色人才，却难成合格护士。如某本科护生的写作才能出类拔萃，可其典型的“人际适应能力差”“马大哈”等人格倾向竟成了护士队伍中的“无能之辈”，事实证明她并不适合做护士。此类“完全不匹配模式”的典型个案并非偶然现象，约占护士群体的5%，属于护士人才培养的误区，对本人或人才培养机构都是极大的浪费。

第三节 护士心身健康状况

一、护士心身健康状况分析

国内外调查研究表明，护士的心身健康状况不容乐观，危害护士心身健康的潜在影响普遍存在。美国临床心理学家弗罗伊登伯格（Freudenberger）于1974年首次提出“职业倦怠（job burnout）”，即人们在从事连续、紧张、大量的工作而又无法获得预期目标时产生的一种对工作的厌恶和冷淡，对服务对象的退缩和不负责任及由此所导致的心身耗竭状态，这种状态在公共服务职业者（如医生、护士、教师、律师、社会工作者、心理卫生工作者）中尤为突出。美国社会心理学家马斯拉奇（Maslach）于1982年对职业倦怠［又称心身耗竭综合征（psychosomatic exhaustion syndrome）］进行定义，即一种个体长期处于工作压力下，因心理能量在长期奉献给别人的过程中被索取过多，心身消耗过度，而产生的极度的情感耗竭（emotion exhaustion）、去人格化（depersonalization）和个人成就感降低（disimished personal accomplishment）的心理状态，并表现为自卑、厌恶工作、失去同情心等。Maslach 提出的这个定义已被美国卫生界人士普遍接受，且美国卫生界人士普遍认为，“尽管护士有体谅患者、进行周到护理的满腔热情，但这种热情因某种原因被长期禁锢，以至丧失热情，护理变得表面化、机械式，出现不能对患者的生活质量提高给予帮助的现象”。

权威的评估职业倦怠感的工具是由 Maslach 于1981年编制的“职业倦怠量表（MBI）”，被广泛用于评价各个行业人群的工作状态。各国学者以 MBI 为研究工具对护士的职业倦怠状况开展了一系列调查研究。英国的研究表明，普通人群和护士疲劳综合征的倦怠率分别为0.2%和1.1%，后者是前者的5.5倍。美国的调查表明，护理管理者中，1/2以上经历低水平的职业倦怠，1/3经历高水平的职业倦怠。艾肯（Aiken）等的研究指出，瑞典护士的职业倦怠率为78%。巴西的研究表明，10%的护士有职业倦怠经历，55%有职业倦怠倾向。日本学者于2008年对日本19家医院的5956名护士（包含302个临床科室）的调查表明，56%的护士产生了高职业倦怠。美国1998—2008年使用 MBI 对全球8个国家646所医院的54 738名护士开展了一项国际性调查，以 M 氏常模为参照标准，美国、加拿大、英国、德国及新西兰护士均达到中度职业倦怠；沙特阿拉伯学者2010年对多国护士的职业倦怠状况进行调查，55%的护士处于重度情感耗竭，42%的护士表现为重度人格解体，71.5%的护士为低个人成就感；俄罗斯及亚美尼亚护士呈轻度职业倦怠，护士职业倦怠呈现全球化趋势。

近些年来，我国围绕“职业倦怠”也开展了许多有关护士心身健康状况的研究，研究人群及地区较广泛。有研究对某城市各级医院1320名护士的调查显示，护士职业倦怠发生率为62.8%。有学者对120名院前急救护士进行调查，具有中度至重度的情感耗竭、去人格化、个人无成就感的护士分别占68.7%、55.6%和57.6%。也有学者对120名产科护士的调查表明，职业倦怠护士检出率为70.0%，其中轻度占24.2%、中度占33.3%、重度占12.5%。对某地区9所三级甲等综合医院301名在岗重症监护室护士的研究发现，具有轻、中、重度职业倦怠的检出率分别为42.19%、30.56%、3.32%。一项对160名精神科护士的调查发现，精神科护士情感耗竭、去人格化总体水平处于轻度倦怠程度，个人成就感总体水平处于高度倦怠程度，职业倦怠重度检出率分别为情感耗竭占22.5%、去人格化占6.9%、低个人成就感占50%。另有，对某地区专职从事临终关怀的129名护士调查发现，具有轻、中、重度职业倦怠的检出率分别为20%、50%、30%，且50%的临终关怀护士面临情感耗竭的严重职业倦怠，75%的护士低成就感问题严重。一项针对新疆地区重症监护室和急诊科护士职业倦怠的研究显示，阳性检出率为83.7%，轻、中、重度分别为41.4%、35.6%、6.7%。

与以上世界各国的数据相比，我国护士的职业倦怠更为普遍及严重。研究表明，较高强度的职业倦怠持续存在，将严重损害护士的心身健康，从而影响护理服务质量，如职业倦怠会使护士对患者的安全性感知能力降低，易引发安全事故和医疗纠纷。另外，职业倦怠也是影响护士队伍稳定性的重要因素，职业倦怠导致护士对工作满意度、职业自我认同感等降低，进而产生消极的离职意向。

二、护士心身健康与职业心理主导需求

“需要－情绪－健康”模式所涵盖的心理学基本原理，清楚阐释了需要与健康的内在联系，护士的心身健康与其职业心理需求的相互联系，使得各个实践领域基础理论不断延伸、丰富化和具体化。

护士心身健康的维护不仅需要护理管理者和教育者的积极引导，更需要护士自身注重内心的职业心理主导需求，探讨自身心身健康维护的最佳途径，从而充分调动其从事护理事业的内在积极性。护士的职业心理主导需求得到充分满足和适时调整，有利于其应对职业倦怠和工作压力，保持其心身健康，从而优化其职业心理素质，最终达成心身健康与职业心理“双赢”的理想状态。

（一）思考和认清自身的职业心理需求

护士职业心理的主导需求，主要包括精神和物质两个方面。但对护士个体而言，个体差异又使得两大类需求的内容丰富多彩。不同科室、年龄、专业教育层次、职业经历等都是引起护士个体职业心理需求千差万别的直接原因。以护士职业发展目标需求为例，有的护士追求科学知识和水平的跨越提高；有的护士只想成为专业技术能手；有的护士则没有具体目标，得过且过，顺其自然。另外，护士个体在成就动机、兴趣爱好、能力特长等主观方面的个体差异，同样可形成其多层面、多方位、多样化的职业心理需求。护士可进行自我探索和反思，认清自身的职业发展主导需求，合理定位职业发展目标，便可获得源源不断的职业发展动力，并为之不懈奋斗和前进，将有利于维护其心身健康。

（二）学会适度调整自身的职业心理需求

现实和实践中的种种因素使得护士的职业心理需求并不都能得到及时、有效的满足。当护士面对“需求与满足”的冲突时，适度调整自身职业心理需求才是维护其自身心身健康的最有效策略之一。以在职护士继续教育的职业需求为例，有多个护士同时申请而科室因工作安排暂时不能满足所有申请者时，如果护士一味强调自身职业需求的满足而无法接受科室的调整安排，则可能陷入“需求与满足”的冲突困境，进退两难，甚至损害其心身健康；如果护士学

会适度调整，转移注意力，则不会因求学不成而产生强烈挫折感，有益于维护其心身健康。

三、护士心身健康自我维护的内因及对策

作为“健康维护者”的护士，若自身丧失了心身健康，那么帮助他人恢复或保持心身健康则从无谈起。当护士焦躁不安、情绪低落时，则很难做到对患者心平气和、和颜悦色，甚至给患者的心身健康造成医源性损伤；如果因此引发护患冲突，反过来又会影响护士的心身健康。了解和掌握护士心身健康自我维护的内在影响因素及相应对策，对护士心身健康的自我维护具有重要指导意义。

（一）护士心身健康的内在影响因素

有学者指出：“人们深陷困境时，容易把注意力集中在一些无法控制或已所不欲的因素上。倘若能转移注意力，注意一些本人可控的因素，则可使困境得以改观，自己的处境会越来越好。”正如谈及护士心身健康的影响因素时，很容易归因于其职业风险、工作压力、世俗偏见等外部因素，但“外部因素”涉及国情、职业价值观、护理事业的发展水平等诸多复杂的社会文化背景，并非在护士个体的自我掌控中，过度关注“外部因素”，对护士心身健康有害无益。若护士转换思维，更多着眼于其心身健康的内因，则对增进护士人群的心身健康更为有益。护士心身健康的内在影响因素主要包括以下 4 个方面。

1. 职业心态 国内外研究表明，护士心身方面存在不同程度的心身健康不佳，即“心身耗竭综合征”，主要源于护士个体的职业心态偏差。研究也表明，职业认同是影响护士个体心身健康的决定因素。尽管随着医疗设备的不断更新，医院工作环境、工作条件等明显改善，护士工作的体力消耗逐年下降。但相当一部分护士以“35 岁不上夜班、40 岁离开临床”为目标，一些年富力强的护士也常抱怨“上夜班、干临床太苦、太累”。这些护士个体的消极职业行为倾向，正是由于对职业角色认同不足、职业心态偏差所造成的。

如果人们都能将所从事的岗位工作作为自己的事业，当成人生的乐趣，而不是谋生手段和渠道，职业人群的心身健康维护将不再是难题。护士等特殊职业人群的职业心态不仅关乎境界，而且与自身心身健康密切关联，更重要的是直接关系其特殊工作对象的切身利益。护理教育者及护理管理者应引导护士个体进行正确的职业生涯规划，树立正确的职业价值观和事业观，从而匹配职业角色人格。

2. 认知评价 认知评价为当代多种应激理论模式共同强调的重要概念，是社会生活事件导致应激反应的关键中介因素，即指个体对遇到的生活事件的性质、程度和可能的危害情况做出估计。个体对生活事件的认知评价，直接影响其心身反应强度和应对活动效用，在其适应及应对各种应激源时具有重要作用。如在临床上发生护患冲突，护士甲若将其认知评价为自身职业历程的积淀，以谅解的态度面对患者的冲动，不仅有利于解决问题，也有益于双方的心身健康；护士乙若将其认知评价为患者存心找茬、无理取闹，甚至与患者争执，最终将陷入对双方均不利的窘境。

3. 人际适应 心理学家认为，人类的心理适应，最主要的就是对人际关系的适应；任何心理的病态都是由人际关系不适应所致。人际关系适应良好的个体，通常人际关系和谐融洽，能与他人经常交流、协调合作，较好地应对激烈竞争的职场压力，心态平稳，工作效率高，心身健康良好；反之，人际关系适应不良的个体，则易产生人际冲突，以敌对的态度对

待职场的人和事，很容易积蓄和放大心理压力，不仅不利于解决问题，还可能诱发严重的心理障碍。

职业要求护士个体具有良好人际沟通的主导性，不掺杂个人好恶、无条件地适应职业领域的各种人际环境。人际关系适应良好的护士，可最大限度地与他人共享人际合作的资源，赢得他人对其所从事职业的理解和尊重，达成双方心身健康“共赢”的理想状态。

4. 应对方式 应对方式，即个体在面对应激情境时所采取的方式。国外将应对方式一般归为“问题为中心”“情绪为中心”和“回避”三种类别。倾向于“问题为中心”的应对方式是理性应对方式，倾向于“情绪为中心”的应对方式为感性应对方式，“回避”则是一种退缩应对方式。护士面对工作压力时，应采取“问题为中心”的应对方式，减轻职业倦怠感。

（二）护士心身健康自我维护的对策

毋庸置疑，护理事业发展的“主战场”在临床，护士个体的职业心态与其专业技能的成熟及稳定，均需经历较长过程。若“35 岁不上夜班、40 岁离开临床”的职业心态持续存在和影响，必将导致 35 ~ 40 岁的精兵强将纷纷撤离“主战场”，护理人才队伍则无法形成合理的梯次，其整体水平也无法提高，护士职业的现代社会职能则无法充分发挥。因此，首先需要解决的是护士的职业心态调控和心身健康维护。就护士自身而言，其具体对策如下。

1. 纵横职业比较，优化职业心态 纵向职业比较，指与国外同业人员的比较；横向职业比较，指与其他职业人群的比较。

有些护士将自己与美国等发达国家护士进行比较，发现国外护士享受较高的福利待遇，因而对自身的境遇倍感不满。其实，国外护士的收入显著低于该国医生、律师等其他高级白领人群，而他们的民众信任度却名列前茅。我国情况与国外情况类似，护士群体被民众视为白衣天使，但收入低于我国其他高级白领人群。一位资深的美国护理学者这样解释护理人员为何能获得如此高的信任感：“我们护士每天只做两件事，一是想方设法让患者活着，二是想方设法让患者活着时快乐。”这样的职业心态，饱含着他们对自身所从事职业的充分认同和无比自豪，他们的职业心身健康维护无疑是积极、高效的，值得我国护理同行借鉴。

2. 维护职业自尊，积极认知评价 护士个体积极维护职业自尊，以真诚交流消除他人对护士职业的误解，是形成对护士“正性职业评价”的重点。自爱才能赢得他爱，自尊才会赢得他尊。护士要积极维护其职业自尊，才能进一步赢得他人的理解和敬重，从而有利于护士的心身健康维护。个体对生活事件和环境的认知评价直接影响其应对活动和心身反应，在生活事件与应激反应之间起决定性的作用。对于护士来说，在工作和生活中，面对可能带来紧张、压力等体验的事件和情感时，采取科学、合理的认知评价，有助于缓解内心感受到的紧张、焦虑程度，使心理应激维持在一个适当水平。护士对职业持积极认知评价，选择积极的工作态度及行为，首先受益的是其自身的心身健康；随之，护士持积极职业心态有益于患者及他人的心身需求，他人受益再促进护士心身健康水平的提升。如此良性循环往复，便容易达成患者安康恢复、护士快乐工作的“双赢”目标，有利于和谐稳定护患关系的建立。

3. 开发自身潜能，主动人际适应 美国著名心理学家马斯洛经长期研究得出结论：在心情愉悦且精神振奋的状态下，个体的潜能、创造力常可得到最大限度的调动和发挥；个体的心身更健康，更少产生抑郁等消极情绪，故其成就阈值更高，更具有自信心。只有个体意识到自身潜能并在职业实践中积极自主地开发，人的潜能才能得到最大限度的实现。主动人际适应，将有利于个体潜能的充分发展，是个体心身健康的重要标志。

4. 解读职业获益　护士作为医疗群体的一部分，在关注其“社会地位低、工作压力大、收入较少”等问题的同时，不妨将视角转到护士职业获益上来。职业获益感作为护士个体对其职业的一种肯定行评价与积极情感体验，对护士的留职意愿有重要的影响，且它所形成的职业动力较外源性影响因素更具自觉性、主动性和积极性。在现今世界各国护士普遍短缺的背景下，护士的就业前景广阔，就业优势显著高于其他医疗专业学生，且不易失业，且随着社会的进步，护理人员教育层次的提高等，护士的收入、待遇及地位也正在逐步提高；护士还可为其家人、朋友持有一份宝贵乃至优质的医疗资源。

5. 主动人际沟通　好的人际氛围，是人才潜能得以最大限度发挥的先决条件。在医疗机构成员的内部，护士应主动与医生、其他护士等医疗卫生专业人员经常交流情感，以达到相互了解、支持及协作，保持默契配合等，营造和谐的人际氛围和职业环境。在医疗机构成员的外部，护士更需要与患者、患者亲属及家庭等经过有效沟通构建良好的护患关系。某些在职业角色适应过程中不太顺利的护士个体，正是借助职业群体的热情帮助和真诚支持，同时在与服务对象的互动中不断获得认可，才逐步获得稳定、积极的职业心态，从而达到较高的心身健康水平。

6. 学习放松技巧　利用放松来强身健体、治疗疾病已有很长的历史。通过将注意力集中在呼吸、运动、声音、想象等放松训练形式，降低个体对周围环境的感应，让肌肉松弛，从而实现心理放松。它是一种简便易行且非常有效的心理调节方法。放松训练可帮助个体宣泄心理压力、缓解紧张情绪并维持平和的心态，放松训练的种类包括渐进性放松、自律训练、静默法、自我催眠和生物反馈放松训练。中国的打坐、印度的瑜伽、日本的坐禅都可归纳为静默法。有心理学家提出：“离开现场小憩一会，做些较剧烈的身体运动，与朋友、同事交谈是解除心理压力的最常用、最有效的办法。”另外，护士可以通过听音乐、散步、观看喜剧等方式帮助自己减压。护士个体可选择适合自己的减压方法，经常练习并能较熟练掌握，以随时应对有碍自身健康的不良情绪反应。

7. 酌情心身评估，寻求专业支持　护士个体既可自己评估自身职业心态的状况，也可采取心身健康普查和定期复查等途径，及时掌握自身的心身健康信息，不断调整和适应，力求把职业倦怠等心身健康问题限制在最小范围，控制在最低限度。必要时可约请心理咨询专家，进行一对一的个别心身健康咨询。若护士群体普遍具有积极、稳定的职业心态，其本身就为社会大众的心身健康创造了一个良好的氛围。

第四节　优化构建良好的护患关系

一、护患关系概述

（一）护患关系的概念和特征

护患关系（nurse - patient relationship）是护士与患者在特定环境中交流互动所形成的一种特殊的人际关系，是护士与患者为达到医疗护理的共同目标而发生的互动过程。护患关系的特殊性，主要反映在以下4个特征中。

1. 职业关系 是护士按照职业行为要求与患者有效沟通所建立的人际关系。对护士而言，建立良好的护患关系是护士职业的要求。护士与患者的交往是一种职业行为，具有一定的强制性，而与友谊、爱情这一类以相互吸引为基础、自发、非强制性、非规范性的人际关系有显著差别。护患关系中，不管护患双方是否相互吸引或患者的年龄、身份、职业、素质如何，都要求护士努力与患者建立良好的关系。尤其是在整体护理模式下，建立良好的护患关系，更是护士的基本责任和义务。

2. 信任关系 是护患之间相互尊重、设身处地和彼此信赖的关系。信任关系是护士很好地完成护理工作的前提，护患之间的情感联系，应服从于护理工作的目的、性质和任务。护患关系应避免情感的过度卷入，避免患者与护士情感上的高度互动，这与护士工作繁重的现实是相冲突的，同时也影响护理工作的效益。但是对于一些特殊患者，如临终患者、婴幼儿患者，有时需要护士的适当情感投入。

3. 群群关系 是护士群体与患者群体之间的关系。衡量护患关系的好坏，不仅要看护士个体与所负责的患者个体之间的关系如何，而且要评估护士群体与患者群体之间的关系。护士群体包括护理管理者、责任护士、护工等，患者群体包括患者及其家属。在临床护理过程中，护士群体中任一个体对患者的态度、责任心等，都会影响患者对护理质量的整体感受和评价。因此，良好的护患关系，要求护士与所负责的患者建立良好的关系，并对所有患者一视同仁，设身处地为患者着想，并真诚地给予帮助。

4. 治疗关系 是护士作为患者的帮助者，有责任使其护理工作达到积极的、建设性的效果，发挥其治疗作用。良好的护患关系，能有效地减轻或消除患者来自环境、诊疗过程及疾病本身的压力，有助于治疗和加速疾病的康复进程。反之，紧张的护患关系会加重患者的心理负担，甚至可能导致患者情绪恶化，严重影响治疗和康复。因此，护士必须明白，护患关系是一种有目标、特殊的、应该谨慎执行的治疗性关系。护士的素质、专业知识和技术均可影响治疗性关系的发展。

5. 护患关系是一种契约关系 护患双方都是具有各自权利和利益的独立人格，是以尊重彼此的权利与履行各自的义务为前提的，在法律的框架下以契约的方式忠实于彼此的承诺。

（二）护患关系的建立与发展过程

护患关系是一种特殊的人际关系，它的建立与发展，并非源于护患之间的相互吸引，而是源于满足患者的心身需要的目的。在护患关系的形成过程中，护士处于相对主动的地位，护士的行为对护患关系的建立与发展起决定性的作用。在整体护理模式下，良好的护患关系的建立与发展过程大体可以分为以下3个阶段。

1. 熟悉——取得良好“第一印象”的阶段 此阶段指患者入院初期。此阶段，护患交往的内容主要包括3个方面：①护患之间彼此认识。②介绍护理单元。③收集患者的初步健康资料。在此阶段，护士与患者及其家属初步交往过程中所展现的仪表、言行、态度等，决定患者对护士“第一印象”的好坏。护患关系是短暂型人际关系，第一印象的好坏直接影响护患之间信任关系的形成。良好的第一印象能大大缩短双方建立信任关系的时间，起到事半功倍的作用。

2. 工作——获得相互信任的阶段　此阶段指开始执行护理计划直至患者出院之前。此阶段，护患交往是围绕着护理程序的实施而进行的。在此阶段，护士在工作中所表现出的态度、责任心、基本技能等是获得患者信任的关键。

3. 终止——留下满意评价的阶段　此阶段指患者出院或护士休假（或调离）时。此阶段，护士应与患者及其家属共同回顾患者所取得的进步，收集患者对医院和护理质量的反馈意见，并交代患者出院后的注意事项，或者向患者说明某护士离开的原因，使患者及其家属留下满意的评价。

二、护患关系的行为模式

护患关系的行为模式，可依据护士和患者双方在共同形成的人际关系结构中各自所具有的心理方位、所发挥主导作用的程度等特点的不同，划分为以下三种行为模式，其比较见表 10–2。

表 10–2　三种行为模式的比较

行为模式	心理方位	护士角色	适用范围	工作重心
主动 – 被动	显著差位	保护者	昏迷、婴幼儿患者等	为患者做些什么
指导 – 合作	较强差位或微弱差位	指导者	创伤恢复过程患者等	教会患者做些什么
共同参与	心理等位	同盟者	慢性躯体疾病患者等	让患者选择做些什么

（一）主动 – 被动模式

1. 主要特征　护士具有绝对的主动地位和不容置疑的权威性，通常以“保护者”的形象出现在患者面前，为患者提供必要的支持和帮助。患者则处于完全被动的地位，一切听任护士的处置和安排，基本不具备发挥自身主观能动性的能力。

2. 适用范围　适用于护士与昏迷、休克、严重创伤、婴幼儿、精神病发作期等患者之间护患关系的建立。

3. 主体作用　工作重心为“为患者做些什么”。这种模式要求护士以较强的工作责任心、善解人意的同情心等主动为患者提供全面的扶持和帮助，使良好的护患关系成为此类患者战胜病痛、获得良好心身状态的主要精神支柱。

（二）指导 – 合作模式

1. 主要特征　护士仍具有相对的主动地位和一定强度的权威性，但必须将其建立在取得患者充分信任和良好合作的基础上。护士通常以“指导者”的形象出现在患者面前，为患者提供必要的指导和咨询。患者则处于相对被动的地位，根据自己对护士的信任程度有选择地接受护士的指导和咨询，依据自身主观能动性的高低，对护士的指导予以不同程度的合作。

2. 适用范围　适用于护士与急危重症患者、重病初愈恢复期的患者、手术及创伤恢复期过程的患者等之间护患关系的建立。

3. 主体作用　工作重心为“教会患者做些什么”。这种模式要求护士以良好的职业素质、积极的职业心态和良好的角色形象等赢得患者的充分信任，取得患者的密切配合，以实现指导和咨询的最大效能，让默契的护患关系成为此类患者增强信心、加速康复的重要精神力量。

（三）共同参与模式

1. 主要特征 护士与患者在平等关系的基础上，共同发挥各自的主动性。护士的主动性较突出地体现在引导患者的主观能动性方面，通常以“同盟者”的形象出现在患者面前，为患者提供合理的建议和方案。患者也能处于积极主动的地位，对自己的疾病过程有较强的参与意识和行动，一般都能主动寻求与护士沟通，并随时采纳护士给予的各种合理化建议等。

2. 适用范围 适用于护士与各类慢性躯体疾病患者、心身疾病患者、精神疾病缓解期的患者等之间护患关系的建立。

3. 主体作用 工作重心为“让患者选择做些什么”。这种模式是“责任制护理”“整体护理”的核心模式，不仅要求护士有丰富的知识结构，能为患者设计个性化的、多层面的、较合理的护理计划及方案；还要求护士具有较强的建立良好护患关系的主导性及增进人际吸引的职业魅力，能与不同层次的患者实现最充分的人际沟通。力求以护患双方的相互支持、精诚合作等，营造一个全面促进患者适宜心身状态的人际氛围。

三、优化构建护患关系的主要方法

优化构建护患关系是一项系统工程，需要护理管理者、教育者及护士个体三方面共同努力。下面主要从护士个体的角度，阐述如何与患者建立良好的护患关系。

（一）建立良好的第一印象

第一印象发生在护患沟通的最初，良好的第一印象对优化护患关系的建立起着事半功倍的效果。护士可注重从以下四个方面建立其在患者心目中良好的第一印象。

1. 自我介绍 主动向患者介绍自己的姓名、职务、身份。

2. 恰当称呼 在临床工作中，护士用床号来称呼患者是非常不恰当的，称呼患者时应根据其背景恰当选择，如老师、师傅、同志、先生、女士，原则是应与患者的身份一致、有礼貌。但一般不宜以患者的职位来称呼，如“某局长”。因为称呼职位，不利于患者的角色转变，还可能给护士带来心理压力。

3. 介绍护理单元 包括介绍科室的环境结构、病房设备的使用、饮食安排、探视陪护制度等。这有助于消除患者对环境的陌生感，缓解患者由陌生环境引起的焦虑和恐惧，使患者感觉到护士考虑周到。但在临床工作中有少数护士常常易忽视上述内容的介绍，或者仅在患者提出问题时才给予解答。

4. 注意外在形象 服饰整洁、态度和蔼、面目慈祥、举止稳重是护理人员最基本的要求，外在形象对形成良好的第一印象至关重要。外在形象往往反映了护士的精神面貌与工作态度，它会进一步影响到护患交流的内容与效果。得体的外在形象更容易让患者产生尊重与信任感，从而增强战胜疾病的信心。

（二）学会倾听

倾听并不只是听对方的词句，而且要通过对方的表情、动作等非语言行为，真正理解患者所表达的内容，体会患者的真实感受和需要。有效倾听并不容易做到，据统计只有10%

的人做到了有效倾听。要成为一位有效倾听者，护士必须做到以下几点：①聚精会神，避免分散注意的动作，如看表、东张西望。②距离适当，姿势自然，保持眼神交流。③不打断患者说话。④适当地反应：在倾听患者说话时，可以轻轻地说“嗯”“是”或点头，表示你接受对方所述的内容，并希望他能继续说下去。⑤仔细观察患者的非语言行为，如患者说“我很担心”，他的面部表情和语调常常反映其担心的程度。认真倾听是护士对患者关注和尊重的表现，有助于护患之间形成良好的关系。

（三）善用非语言沟通

“意在言外”的非言语沟通是情感传递的重要手段。肢体语言的研究者麦拉宾（Mehrabian）指出，一条信息所产生的全部影响力中，7%来自言（仅指文字），38%来自声音（包括语音、语调及其他声音），剩下的55%则全部来自无声的肢体语言。人类学家博威斯特（Bird-whistell）发现，在面对面的交流中，语言所传递的信息量在总信息量中所占的比重还不到35%，超过65%的信息都是通过非语言交流的方式完成的。因此，运用非语言沟通，是调控护患关系的一种非常有效的手段。在护患沟通中，运用非语言沟通应注重从以下几个方面训练。

1. 面部表情 既是护士观察患者疾病信息的重要手段，是患者了解护士心理活动的重要途径，也是沟通双方判断对方态度、情绪的主要线索。护患沟通过程中，护士合理地控制自己的面部表情能有效促进护患关系。如微笑就是护士应具备的基本功，能给患者很大的抚慰。护士与患者沟通时，一要用适度的微笑接待患者，切忌冷若冰霜：二要用短暂的目光接触表达关注，切忌长时间盯视；三要用温和的眼神获取反馈信息，切忌目光游移。

2. 身体姿势 是了解人们情绪、情感的客观指标之一。不同的情绪状态下，人们的身体姿势会呈现不同的变化，如紧张时的“坐立不安”、恐惧时的“双肩紧缩”、愤怒时的“双拳紧握”、烦躁时的“双腿抖动”、反感时的“身体侧转”。护患沟通中，护士可以通过患者的身体姿势来了解患者的心态，患者也可以通过护士的身体姿势来推知护士的心理。护理人员既要能够理解患者的身体姿势，又要能够控制自己的肢体动作。

3. 沟通距离 美国心理学家霍尔（Hall）提出了人际距离的4种类型，即亲密距离（0.5m以内）、个人距离（0.5～1.2m）、社交距离（1.2～3.5m）、工资距离（3.5～7.0m）。护患交往的沟通距离，应根据交往对象的特点做出不同选择。如对老年患者和儿童患者，沟通距离可近些，以示尊重或亲密；年轻的护士对同龄的异性患者，沟通距离则不宜太近，以免造成误解。

4. 语音语调 言语沟通中语音的高低、语速的快慢、语调的抑扬顿挫也是传递信息与表达情绪的重要手段。护士可以通过患者的语音语调来判断对方的心理状态，同时也可以借助自身的语音语调来传递相关的信息。护士在沟通过程中宜多用平缓的语气与恰当的语调。一般来说，在门诊或病房与患者进行交谈时，宜用中速节奏；接诊急症或危重患者时，宜用快节奏；向患方传达悲讯时宜用慢节奏，放慢语速有助于患方有足够的时间理解、接受某些突如其来的信息。

5. 肢体接触 适当的肢体接触有神奇的魔力。研究表明，一次轻轻地、不超过3秒的肘部接触能够在原本素不相识的两人之间建立一种瞬时的联系，拉进双方之间的距离。护士与患者之间的肢体接触可达到良好的沟通目的，如将做完检查的孕妇轻轻扶起、为呕吐的患者轻轻拍背、搀扶行动不变的患者下床活动、常常抚摸患病的婴幼儿。适当的肢体接触有助于表达人文关怀，从而促进有效的护患沟通。

（四）优化交谈策略

交谈是临床护士收集资料、建立关系、解决问题的最主要方式。在交谈过程中，护士应注意以下几点。

1. 充分准备 交谈前，护士应明确交谈的目的，确定初步的问题，选择适当的地点，同时了解患者基本的背景资料。交谈前的充分准备，有助于护士控制交谈过程和时间，避免闲谈。

2. 提问方式 提出问题有两种方式。一种是开放式问题。此类问题的特征是运用“什么”“怎么”“为什么”等方式发问，可以让患者充分发挥，使护士获得详细的资料。另一种是封闭式问题。此类问题的特征是可以用“是”或“不是”等肯定或否定的词给予回答。在交谈过程中，提出开放式问题还是封闭式问题，应根据具体情况而定。不宜在一次提问中包含多个问题，也不宜使用患者不懂的术语。

3. 使用通俗易懂的语言 护患间的交谈要求表达简短、通俗、清晰。在护患交流过程中，有些患者的受教育程度较低，有些患者的接受与理解能力较差，大多数患者无法理解医学专业术语，所以护士宜采用患者易理解和接受的通俗化语言，避免出现措辞不当、重点不突出等问题，尽量减少医学术语的使用，必要时可用图片、模型或录像的形式形象化地加以解释说明。

4. 认真倾听 “倾听”不同于一般的“听”，不能心不在焉地左耳进、右耳出，而是体现为听时眼、耳、脑并用，边听边体会、分析患者的感受等。

5. 恰当的反应 交谈过程中，护士的反应非常重要，是使沟通达到目的的关键因素。常见的反应技巧如下。

（1）复述（repeat）：指重复患者所述的部分或全部内容，有利于鼓励和引导患者进一步阐明本意的作用，还可协助患者表达他的想法和感受。

（2）澄清（defecate）：指将患者一些模棱两可、含糊不清、不够完整的陈述弄清楚，有助于获得患者的更多信息。

（3）沉默（keep silence）：沉默可以给患者思考和体会的时间，令患者感到舒适和温暖。尤其是对方有焦急或勾起伤心事时，若能保持一段时间的沉默，患者会感到护士能体会他的心情，真心听取他的想法，自己的愿望得到了尊重。

（4）同感（empathy）：指能深入对方个人的精神世界，能从对方内心的参照系去体验对方的感受和体验，并能准确地向对方表达对他的理解。同感是一种技术水平较高的沟通技巧，护士非常有必要学习及掌握这一技巧。

6. 杜绝伤害性的语言 “良言一句三冬暖，恶语伤人六月寒。”伤害性的语言容易扰乱患者的心身平衡，加重患者病情。护士在工作中要注意有技巧的使用保护性的语言，避免言语不当对患者产生不良刺激。护患沟通过程中，一要避免使用直接伤害性的语言，如“你这人怎么这么没素质?”二要避免使用责备性的语言，如“还想不想好了？你怎么能这样做?”三要避免护士间窃窃私语，防止患方无端猜测。

7. 避免否定性的同行评价 由于医疗技术和技术水平存在差异，不同的护士对同一疾病的认识不同，而且患者在就诊过程中，病情会不断发展变化，所以不可随意评价同行。避免使用暗示性的否定语言，如“他怎么这样做?”随意而草率的语言往往会成为引发医患纠纷的导火索。

8. 小结 就是在交谈结束前，护士把患者所述的主要内容用自己的话复述一遍，以核实其理解是否准确，并可为下一次会谈做好准备。

9. 记录 每次会谈后做好记录是非常必要的。但注意最好不要在会谈中做记录，因为会影响倾听和理解，也会给患者造成压力，阻碍沟通的进行。

（五）提高业务技能

护士只有不断掌握新知识、开展新技术、掌握新业务、不断总结临床经验、进行前瞻性的护理学科探讨、撰写护理论文，才能不断充实自身的科学技术知识，才能对各种可能发生的事件做到早预防、早救护，让患者和家属信服，才能更好地为患者服务。良好的技术和广博的知识是维系护患关系的纽带。熟练的技术能使患者产生信任感，赢得患者对护理工作的理解和支持，是建立和维护良好护患关系的重要环节。

（六）优化护理服务态度，提升护理服务理念

护士缺乏主观能动性和“以患者为中心”的服务意识是引起护患纠纷的一个重要原因。相关研究表明，90.8%的护士和89.5%的患者均认同“护士对患者或家属的询问不耐烦”极易导致护患关系紧张。护士应贯彻“以患者为中心”的服务理念，继续加强优质化护理服务，充分发挥护士的主观能动性，以饱满的工作热情赢得患者的好感和信任。

（七）开发自身潜能

培养患者住院期间忍受病痛折磨，希望得到护士充分的关心和安慰，此时热情活泼、性格开朗的护士容易取得患者的好感与信任。反之，脾气大、情绪不稳定的护士则容易引发护患冲突。调查表明，绝大多数患者不喜欢沉默寡言、性格过于内向的护士，而喜欢性格开朗、情绪稳定的护士。良好个性品质是建立良好护患关系的根本途径。这就要求护士必须提高自我认识，加强自身情绪调控，培养稳定的心理品质，使自己的情感、性格乃至品德更加符合职业的需求。同时学会感知患者情绪，与患者亲近友善。

（八）正确处理护患冲突

护患冲突，即护患交往发生障碍，是影响护患关系健康发展的一种客观状态。因此，要建立和发展良好的护患关系，必须处理好护患冲突。主动、积极地化解护患冲突而不是否认、回避，护患关系才能进入良性循环。

处理护患冲突要秉行理性、尊重及公正原则。面对护患冲突时，护士应冷静分析其遭遇冲突的起因，同时可运用以下技巧来合理化解护患冲突。

1. 深呼吸法 冲突的处理最忌讳情绪激动、不冷静，而深呼吸正是一种最有效控制情绪激动的方法。当护士自觉被他人激怒时，可立即使用深呼吸法，以期达到快速控制情绪的效果。其训练方法如下：先慢慢用鼻孔吸气，直至胸腔得以最大限度扩张，此过程一般需持续5秒，接着屏住呼吸5秒后再慢慢用口吐气。经过一段时间的练习，可将屏气时间逐渐延长。每组间隔1~2秒，每天练习10分钟。

2. 转移法 指个体为达到减轻、消除不良心境而采取的一种转移行为，其目的是通过转移注意力，达到心态平衡。这是一种以建立新的行为而分散、转移原有心境、情绪的方法，且

可因人而异地、有效地宣泄不良情绪。患者转移不良情绪时，容易把护士作为宣泄对象，并由此引发护患冲突，此时护士切忌与其针锋相对，可尝试把患者的不满再转移。在日常工作之余，护士可主动采用转移法来宣泄、释放工作中的不良情绪，维护心身健康。如可以通过散步、聊天等消遣转移法；通过参与所喜爱的娱乐活动，如下棋、画画、跳舞、唱歌等欢娱转移法。

3. 冷处理法 指当矛盾激化、矛盾双方失控时，先将矛盾控制住，暂时搁置下来，待矛盾双方冷静后，再解决矛盾的方法。研究证实，人处于极度兴奋或愤怒时，常失去理智且无法控制自己的行为；在情绪稳定、理智恢复后，人们又往往为自己一时冲动而感到内疚。若人们在矛盾激化、双方的理智失控时急于求成，以"针尖对麦芒"的方式解决冲突，往往会适得其反。有时患者可能因疾病导致情绪不稳定而对护士发火，此时护士宜采取冷处理方式，待患者冷静后，耐心向患者解释其情绪不稳定的原因及后果，通常可有效避免同类冲突再次发生。

4. 换位思考法 换位思考是指在沟通过程中主、客体双方发生冲突时，彼此能以对方的立场思考问题。换位思考对促进护患关系、化解护患冲突十分有益，与患者沟通时，护士若善于多从患者的角度思考，理解患者的感受和需求，便能更好地做到"想患者之所想，急患者之所急"，这样才能真正做到维护患者的利益，促进护患关系的和谐发展。如在临床工作中面对直肠癌术后人工肛门患者的愤怒情绪，护士如能换位思考理解患者生理改变的痛苦感受，便能有效地避免护患冲突，并能够帮助患者接受现实，指导患者进行自我照护，重建生活的信心。

总之，能正确处理或避免护患冲突，不仅是护士较强人际沟通能力的展现，而且是护士良好职业心理素质的体现。

知识拓展

非暴力沟通模式在护患关系中的应用

非暴力沟通（nonviolent communication，NVC）也称"爱的语言"或"长颈鹿语言"，由美国著名沟通专家马歇尔·卢森堡博士于1963年提出，以观察、感受、需要和请求为沟通的四要素，鼓励真实表达自己和努力倾听他人，从而避免指责、嘲讽、说教、臆断等沟通不当带来的伤害、对立与隔膜。建立非暴力沟通程序围绕以下四要素，积极改善与患者的沟通交流效果。

（1）观察：强调区分观察和评论的重要性。将观察和评论混为一谈，人们将倾向于听到批评，甚至会产生逆反心理。

（2）感受：能够识别和表达内心的感觉、情感状态，区分感觉和想法，而不包含评判和指责等。

（3）需要：批评往往暗含期待，对他人的批评实际上间接表达了自己尚未满足的需要。如果通过批评来提出主张，人们的反应常常是申辩或反击，反之，如果直接说出需要，其他人就较有可能做出积极回应。

（4）请求：在需要（信任、理解、帮助等）没有得到满足的前提下，更应该学会适时适度地表达具体而明确的请求。在提出请求时，语言越具体，就越有可能得到理想的回应。

本章小结

思考题

1. 护士角色人格要素特质的主要内容有哪些？

2. 护士角色人格的匹配模式对护士个体有何指导意义？

3. 护士心身健康自我维护的对策有哪些？

更多练习

（孔令磷　王　研　王　茹）

参考文献

[1] 杨凤池．咨询心理学［M］．北京：人民卫生出版社，2019.

[2] 杨凤池，崔光成．医学心理学［M］．4版．北京：北京大学医学出版社，2020.

[3] 白学军．心理学基础［M］．北京：中国人民大学出版社，2020.

[4] 张厚粲，许燕．心理学导论［M］．北京：北京师范大学出版社，2020.

[5] 雷秀雅，丁新华，田浩．心理咨询与治疗［M］．北京：清华大学出版社，2022.

[6] 杨艳杰，曹枫林．护理心理学［M］．5版．北京：人民卫生出版社，2022.

[7] 雷秀雅，丁新华，田浩．心理咨询与治疗［M］．北京：清华大学出版社，2022.

[8] 吴志霞．护理心理学［M］．浙江：浙江大学出版社，2023.

[9] 彭聃龄，陈宝国．普通心理学［M］．6版．北京：北京师范大学出版社，2024.

[10] 韩梦．实习护生应激源及心理应激反应的研究现状［J］．天津护理，2020，28（3）：376-378.

[11] 周璋，胡菲，顾莺．儿科急诊护士工作应激源与心理负荷的相关性研究［J］．上海护理，2020，20（6）：36-38.

[12] 曹新西，徐晨婕，侯亚冰，等．1990—2025年我国高发慢性病的流行趋势及预测［J］．中国慢性病预防与控制，2020，28（1）：14-19.

[13] 徐慧，李铁宁．大学生人格在应激源和压力应对关系中的调节效应研究［J］．湖南科技学院学报，2021，42（1）：103-106.

[14] 王燕逍翔，白建军，宇传华．基于全球视角的中国心血管病疾病负担现状及趋势［J］．公共卫生与预防医学，2021，32（6）：6.

[15] 谢雪婉，杨文登．注意缺陷多动障碍的循证治疗指南综述［J］．中国临床心理学杂志，2021，29（3）：661-664.

[16] 王寒秋，张珍，朱唯茹．基于应激系统模型的心理干预对急性心肌梗死患者术后心理危机及应对方式的影响［J］．临床心身疾病杂志，2022，28（4）：92-95.

[17] 马红雅，米光丽，郑栋莲，等．冠心病病人症状群的研究进展［J］．循证护理，2022，8（5）：620-623.

[18] 夏莹，王颖，胡露红，等．叙事疗法在乳腺癌患者中应用的范围综述［J］．中华护理杂志，2023，58（20）：2543-2551.

[19] 姚斌，薛周利，李红燕，等．研究生新生心理应激、应激感受与心理健康的关系［J］．西安交通大学学报（医学版），2023，44（2）：164-170.

[20] 缪小浪，钮美娥，韩燕霞，等．慢性阻塞性肺疾病病人呼吸困难恐惧研究进展［J］．护理研究，2023，37（11）：1945-1949.

[21] 贺利平，冀璇，郭先菊，等．高危孕产妇围产期的心理健康状况与产前感知压力、社会支持的关系［J］．中国健康心理学杂志，2023，31（2）：180-186.

[22] 李涵云，李秀婷，许瑞雪，等. 中国社区肿瘤患者抑郁症状现况调查 [J]. 中国心理卫生杂志，2024，38 (1)：55-62.

[23] 朱晓敏. 慢性阻塞性肺疾病患者呼吸困难信念现况及影响因素的相关研究 [D]. 荆州：长江大学，2019.

[24] 鲁芳. 正念干预对ICU护士心理健康和职业倦怠的影响——注意控制的作用研究 [D]. 重庆：中国人民解放军陆军军医大学，2019.

[25] 庄珍珍，冠心病D型人格与焦虑抑郁的相关性研究 [D]. 合肥：安徽医科大学，2023.

[26] 谭静. 脑卒中后抑郁预防及管理的循证护理实践 [D]. 遵义：遵义医科大学，2023.

[27] 朱晓敏. 慢性阻塞性肺疾病患者呼吸困难信念现况及影响因素的相关研究 [D]. 荆州：长江大学，2019.

[28] 张美伶. 贝克认知疗法在骨盆骨折患者护理中的应用研究 [D]. 锦州：锦州医科大学，2023.

[29] 王红艳. 手术室护士工作体验现状及与心理资本、工作要求、工作资源的关系 [D]. 济南：山东大学，2023.

[30] VARDAR YAGLI N，CALIK KUTUKCU E，SAGLAM M，et al. The relationship between fear of movement，pain and fatigue severity，dyspnea level and comorbidities in patients with chronic obstructive pulmonary disease [J]. Disability and Rehabilitation，2019，41 (18)：2159-2163.

附录 A　关键词中英文对照一览表

中文	英文
艾森克人格问卷	EPQ
暴露差异假设	differential exposure hypothesis
贝克认知疗法	beck's cognitive therapy
比率智商	ratio IQ
辩驳	disputing
测验法	measurement method
常模	norm
痴呆	dementia
冲动	impulsive
冲击疗法	flooding therapy
催眠疗法	hypnotherapy
D 型人格	type D personality
调查法	survey method
动机	motivation
反应差异假设	differential reactivity hypothesis
愤怒	anger
负性情绪	negative emotion
感觉	sensation
个人应对无效	personal response ineffective
攻击	attack
观察法	observation method
合理情绪疗法	rational emotive therapy
护患关系	nurse – patient relationship
护理心理学	nursing psychology
护士角色人格	role personality of nurse
患者角色	patient role
患者角色适应不良	patient role maladaptation
活动过度	hyperactive
记忆	memory
焦虑	anxiety
角色人格	role personality
解释	interpretation
精神发育迟缓	mental retardation，MR
精神分析理论	psychoanalysis theory
精神分析疗法	psychoanalytic therapy

续 表

中文	英文
精神运动康复	psychomotor rehabilitation
精神质	psychoticism
恐惧	fear
离差智商	deviation IQ
临床心理评估	clinical psychological assessment
梦的解析	interpretation of dreams
明尼苏达多相人格调查表	MMPI
内外倾	extraversion
能力	ability
气质	temperament
强化技术	reinforcement technique
情感	feeling
情感耗竭	emotion exhaustion
情绪	emotion
求医行为	seeking medical behavior
人格	personality
人格特征	personality characteristic
认知理论	cognitive theory
认知评价	cognitive evaluation
认知行为疗法	cognitive behavioral therapy
森田疗法	Morita therapy
社会支持	social support
神经质	neuroticism
生活事件	life events
实验法	experimental method
术后抑郁障碍	postoperative depression disorder
思维	thinking
退缩	withdrawal
系统脱敏疗法	systematic desensitization therapy
效度	validity
心境	mood
心理防御机制	mental defense mechanism
心理防御机制	psychology defense mechanism
心理护理	psychological nursing
心理护理诊断	psychological nursing diagnosis
心理健康教育	mental health education
心理健康维护	mental health maintenance
心理评估	psychological assessment
心理现象	mental phenomena

续 表

中文	英文
心理支持	psychological support
心理治疗	psychotherapy
心理咨询	psychological counseling
心身耗竭综合征	psychosomatic exhaustion syndrome
心身疾病	psychosomatic disease
信度	reliability
兴趣	interest
行为疗法	behavior therapy
行为主义学习理论	behaviorism learning theory
性格	character
需要	need
叙事疗法	narrative therapy
样本	sampling
一般适应综合征	general adaptation syndrome
依赖	dependence
移情	transference
以人为中心疗法	person – centered therapy
艺术表达治疗	artistic expression therapy
抑郁	depression
意志	will
应对	coping
应激	stress
应激反应	stress reaction
应激过程模型	process model of stress
应激源	stressor
择业动机	choosing professional motive
整体护理	holistic care
正念减压疗法	mindfulness – based stress reduction，MBSR
正念认知疗法	mindfulness – based cognitive therapy，MBCT
知觉	perception
职业倦怠	job burnout
职业倦怠量表	MBI
治疗性沟通系统	therapeutic communication system，TCS
注意	attention
注意缺陷	inattentive
自我概念紊乱	self – concept disorder
自由联想	free association
阻抗	resistance

附录 B　艾森克人格问卷

指导语：本问卷共有 88 个问题，请根据自己的实际情况做“是”或“否”的回答，请在相应部分画“√”。这些问题要求你按自己的实际情况回答，不要去猜测怎样才是正确的回答。因为这里不存在正确或错误回答，也没有捉弄人的问题，将问题的意思看懂了就快点回答，不要花很多时间去想。每个问题都要问答。问卷无时间限制，但不要拖延太长时间，也不要未看懂问题便回答。

项目	是	否
1. 你是否有许多不同的业余爱好？	□	□
2. 你是否在做任何事情以前都要停下来仔细思考？	□	□
3. 你的心境是否常有起伏？	□	□
4. 你曾有过明知是别人的功劳而你去接受奖励的事吗？	□	□
5. 你是否健谈？	□	□
6. 欠债会使你不安吗？	□	□
7. 你曾无缘无故觉得“真是难受”吗？	□	□
8. 你曾贪图过分外之物吗？	□	□
9. 你是否在晚上小心翼翼地关好门窗？	□	□
10. 你是否比较活跃？	□	□
11. 你在见到小孩或动物受折磨时是否会感到非常难过？	□	□
12. 你是否常常为自己不该做而做过的事、不该说而说过的话而紧张？	□	□
13. 你喜欢跳降落伞吗？	□	□
14. 通常你能在热闹的联欢会中尽情地玩吗？	□	□
15. 你容易激动吗？	□	□
16. 你曾经将自己的过错推给别人吗？	□	□
17. 你喜欢会见陌生人吗？	□	□
18. 你是否相信保险制度是一种好办法？	□	□
19. 你是一个容易伤感的人吗？	□	□
20. 你所有的习惯都是好的吗？	□	□
21. 在社交场合你是否总不愿露头角？	□	□
22. 你会服用奇异的或有危险作用的药物吗？	□	□
23. 你常有“厌倦”之感吗？	□	□
24. 你曾拿过别人的东西吗（哪怕一针一线）？	□	□
25. 你是否常爱外出？	□	□

续 表

项目	是	否
26. 你是否从伤害你所宠爱的人中得到乐趣?	□	□
27. 你常为有罪恶之感所苦恼吗?	□	□
28. 你在谈论中是否有时不懂装懂?	□	□
29. 你是否宁愿看书而不愿多见人?	□	□
30. 你有要伤害你的仇人吗?	□	□
31. 你觉得自己是一个神经过敏的人吗?	□	□
32. 对人有所失礼时你是否经常要表示歉意?	□	□
33. 你有许多朋友吗?	□	□
34. 你是否喜爱讲些有时确能伤害人的笑话?	□	□
35. 你是一个多忧多虑的人吗?	□	□
36. 你在童年是否按照吩咐要做什么便做什么，毫无怨言?	□	□
37. 你认为你是一个乐天派吗?	□	□
38. 你很讲究礼貌和整洁吗?	□	□
39. 你是否总在担心会发生可怕的事情?	□	□
40. 你曾损坏或遗失过别人的东西吗?	□	□
41. 交新朋友时一般是你采取主动吗?	□	□
42. 当别人向你诉苦时，你是否容易理解他们的苦衷?	□	□
43. 你认为自己很紧张，如同“拉紧的弦”一样吗?	□	□
44. 在没有废纸篓时，你是否将废纸扔在地板上?	□	□
45. 当你与别人在一起时，你是否言语很少?	□	□
46. 你是否认为结婚制度过时了，应该废止?	□	□
47. 你是否有时感到自己可怜?	□	□
48. 你是否有时有点自夸?	□	□
49. 你是否很容易将一个沉寂的集会搞得活跃起来?	□	□
50. 你是否讨厌那种小心翼翼地开车的人?	□	□
51. 你为你的健康担忧吗?	□	□
52. 你曾讲过什么人的坏话吗?	□	□
53. 你是否喜欢对朋友讲笑话和有趣的故事?	□	□
54. 你小时候曾对父母粗暴无礼吗?	□	□
55. 你是否喜欢与人混在一起?	□	□
56. 知道自己工作有错误，会使你感到难过吗?	□	□
57. 你失眠吗?	□	□
58. 你吃饭前必定洗手吗?	□	□
59. 你常无缘无故感到无精打采和倦怠吗?	□	□
60. 和别人玩游戏时，你有过欺骗行为吗?	□	□
61. 你是否喜欢从事一些动作迅速的工作?	□	□

续 表

项目	是	否
62. 你的母亲是一位善良的妇人吗？	□	□
63. 你是否常常觉得人生非常无味？	□	□
64. 你曾利用过某人为自己取得好处吗？	□	□
65. 你是否常常参加许多活动，超过你的时间所允许？	□	□
66. 是否有几个人总在躲避你？	□	□
67. 你是否为你的容貌而非常烦恼？	□	□
68. 你是否觉得人们为了未来有保障而办理储蓄和保险所花的时间太多？	□	□
69. 你曾有过不如死了好的愿望吗？	□	□
70. 如果有把握永远不会被别人发现，你会逃税吗？	□	□
71. 你能使一个集会顺利进行吗？	□	□
72. 你能克制自己不对人无礼吗？	□	□
73. 遇到一次难堪的经历后，你是否在一段很长的时间内还感到难受？	□	□
74. 你患有神经过敏吗？	□	□
75. 你曾经故意说些什么来伤害别人的感情吗？	□	□
76. 你与别人的友谊是否容易破裂，虽然不是你的过错？	□	□
77. 你常感到孤单吗？	□	□
78. 当人家寻你的差错，找你工作中的缺点时，你是否容易在精神上受挫？	□	□
79. 你赴约会或上班曾迟到过吗？	□	□
80. 你喜欢忙忙碌碌地过日子吗？	□	□
81. 你愿意别人怕你吗？	□	□
82. 你是否觉得有时浑身是劲，而有时又是懒洋洋的？	□	□
83. 你有时把今天应做的事拖到明天去做吗？	□	□
84. 别人认为你是生气勃勃吗？	□	□
85. 别人是否对你说了许多谎话？	□	□
86. 你是否对某些事物容易生气？	□	□
87. 当你犯了错误时，你是否常常愿意承认它？	□	□
88. 你会为动物落入圈套被捉而感到很难过吗？	□	□

附录 C　90 项症状自评量表

指导语：以下表格中列出了有些人可能有的病痛或问题，请仔细阅读每一条，然后根据最近一周内（或过去________）下列问题影响你或使你感到苦恼的程度，选择一个最合适的答案，画“√”。请不要漏掉问题。

题目	从无 0	轻度 1	中度 2	偏重 3	严重 4
1. 头痛	□	□	□	□	□
2. 神经过敏，心中不踏实	□	□	□	□	□
3. 头脑中有不必要的想法或字句盘旋	□	□	□	□	□
4. 头晕或昏倒	□	□	□	□	□
5. 对异性的兴趣减退	□	□	□	□	□
6. 对旁人责备求全	□	□	□	□	□
7. 感到别人能控制你的思想	□	□	□	□	□
8. 责怪别人制造麻烦	□	□	□	□	□
9. 忘性大	□	□	□	□	□
10. 担心自己的衣饰是否整齐及仪态是否端庄	□	□	□	□	□
11. 容易烦恼和激动	□	□	□	□	□
12. 胸痛	□	□	□	□	□
13. 害怕空旷的场所或街道	□	□	□	□	□
14. 感到自己的精力下降，活动减慢	□	□	□	□	□
15. 想结束自己的生命	□	□	□	□	□
16. 听到旁人听不到的声音	□	□	□	□	□
17. 发抖	□	□	□	□	□
18. 感到大多数人不可信任	□	□	□	□	□
19. 胃口不好	□	□	□	□	□
20. 容易哭泣	□	□	□	□	□
21. 同异性相处时感到害羞不自在	□	□	□	□	□
22. 感到受骗，中了圈套或有人想抓您	□	□	□	□	□
23. 无缘无故地感觉到害怕	□	□	□	□	□
24. 自己不能控制地大发脾气	□	□	□	□	□
25. 怕单独出门	□	□	□	□	□
26. 经常责怪自己	□	□	□	□	□

续 表

题目	从无 0	轻度 1	中度 2	偏重 3	严重 4
27. 腰痛	□	□	□	□	□
28. 感到难以完成任务	□	□	□	□	□
29. 感到孤独	□	□	□	□	□
30. 感到苦闷	□	□	□	□	□
31. 过分担忧	□	□	□	□	□
32. 对事物不感兴趣	□	□	□	□	□
33. 感到害怕	□	□	□	□	□
34. 您的感情容易受到伤害	□	□	□	□	□
35. 感到旁人能知道您的私下想法	□	□	□	□	□
36. 感到别人不理解您、不同情您	□	□	□	□	□
37. 感到人们对您不友好，不喜欢您	□	□	□	□	□
38. 做事必须做得很慢以保证做得正确	□	□	□	□	□
39. 心跳得很快	□	□	□	□	□
40. 恶心或胃部不舒服	□	□	□	□	□
41. 感到比不上他人	□	□	□	□	□
42. 肌肉酸痛	□	□	□	□	□
43. 感到有人在监视您、谈论您	□	□	□	□	□
44. 难以入睡	□	□	□	□	□
45. 做事必须反复检查	□	□	□	□	□
46. 难以做出决定	□	□	□	□	□
47. 怕乘电车、公共汽车、地铁或火车	□	□	□	□	□
48. 呼吸有困难	□	□	□	□	□
49. 一阵阵发冷或发热	□	□	□	□	□
50. 因为感到害怕而避开某些东西、场合或活动	□	□	□	□	□
51. 脑子变空了	□	□	□	□	□
52. 身体发麻或刺痛	□	□	□	□	□
53. 喉咙有梗塞感	□	□	□	□	□
54. 感到前途没有希望	□	□	□	□	□
55. 不能集中注意	□	□	□	□	□
56. 感到身体的某一部分软弱无力	□	□	□	□	□
57. 感到紧张或容易紧张	□	□	□	□	□
58. 感到手或脚发重	□	□	□	□	□
59. 想到死亡相关的事	□	□	□	□	□
60. 吃得太多	□	□	□	□	□
61. 当别人看着您或谈论您时感到不自在	□	□	□	□	□

续 表

题目	从无 0	轻度 1	中度 2	偏重 3	严重 4
62. 有一些不属于您自己的看法	□	□	□	□	□
63. 有想打人或伤害他人的冲动	□	□	□	□	□
64. 醒得太早	□	□	□	□	□
65. 必须反复洗手、点数目或触摸某些东西	□	□	□	□	□
66. 睡得不稳不深	□	□	□	□	□
67. 有想摔坏或破坏东西的冲动	□	□	□	□	□
68. 有一些别人没有的想法	□	□	□	□	□
69. 感到对别人神经过敏	□	□	□	□	□
70. 在商场或电影院等人多的地方感到不自在	□	□	□	□	□
71. 感到任何事情都很困难	□	□	□	□	□
72. 一阵阵恐惧或惊恐	□	□	□	□	□
73. 感到在公共场合吃东西很不舒服	□	□	□	□	□
74. 经常与人争论	□	□	□	□	□
75. 单独一个人时神经很紧张	□	□	□	□	□
76. 别人对您的成绩没有做出恰当的评论	□	□	□	□	□
77. 即使和别人在一起也感到孤单	□	□	□	□	□
78. 感到坐立不安、心神不定	□	□	□	□	□
79. 感到自己没有什么价值	□	□	□	□	□
80. 感到熟悉的东西变陌生或不像是真的	□	□	□	□	□
81. 大叫或摔东西	□	□	□	□	□
82. 害怕会在公共场合晕倒	□	□	□	□	□
83. 感到别人想占您的便宜	□	□	□	□	□
84. 为一些有关“性”的想法而苦恼	□	□	□	□	□
85. 您认为应该因为自己的过错而受到惩罚	□	□	□	□	□
86. 感到要很快把事情做完	□	□	□	□	□
87. 感到自己的身体有严重问题	□	□	□	□	□
88. 从未感到和其他人很亲近	□	□	□	□	□
89. 感到自己有罪	□	□	□	□	□
90. 感到自己的脑子有毛病	□	□	□	□	□

附录 D　抑郁自评量表

指导语：下面有 20 条文字，请仔细阅读每一条，把意思弄明白。然后根据您近一周的实际情况在适当方格里画“√”，“1”表示没有或很少有时间；“2”是小部分时间；“3”是相当多时间；“4”是绝大部分或全部时间。

项目	1	2	3	4
1. 我感到情绪沮丧，郁闷	□	□	□	□
2. 我感到早晨心情最好（晨重晚轻）	□	□	□	□
3. 我要哭或想哭	□	□	□	□
4. 我夜间睡眠不好	□	□	□	□
5. 我吃饭像平时一样多	□	□	□	□
6. 我的性功能正常	□	□	□	□
7. 我感到体重减轻	□	□	□	□
8. 我为便秘烦恼	□	□	□	□
9. 我的心跳比平时快	□	□	□	□
10. 我无故感到疲劳	□	□	□	□
11. 我的头脑像往常一样清楚	□	□	□	□
12. 我做事情像平时一样不感到困难	□	□	□	□
13. 我坐卧不安，难以保持平静	□	□	□	□
14. 我对未来感到有希望	□	□	□	□
15. 我比平时更容易被激怒	□	□	□	□
16. 我觉得决定什么事很容易	□	□	□	□
17. 我感到自己是有用的和不可缺少的人	□	□	□	□
18. 我的生活很有意义	□	□	□	□
19. 假若我死了别人会过得更好	□	□	□	□
20. 我仍旧喜爱自己平时喜爱的东西	□	□	□	□

附录 E　焦虑自评量表

指导语：下面有 20 个条目，请仔细阅读每一条，把意思弄明白。然后根据您近一周的实际情况在适当方格里画“√”，“1”表示没有或很少有时间；“2”是小部分时间；“3”是相当多时间；“4”是绝大部分或全部时间。

项目	1	2	3	4
1. 我觉得比平常容易紧张和着急	□	□	□	□
2. 我会无缘无故地感到害怕	□	□	□	□
3. 我容易心里烦乱或觉得惊恐	□	□	□	□
4. 我觉得我可能将要发疯	□	□	□	□
5. 我觉得一切都好，也不会发生什么不幸	□	□	□	□
6. 我手脚发抖打战	□	□	□	□
7. 我因为头痛、颈痛和背痛而苦恼	□	□	□	□
8. 我感觉容易衰弱和疲乏	□	□	□	□
9. 我觉得心平气和，并且容易安静坐着	□	□	□	□
10. 我觉得心跳很快	□	□	□	□
11. 我因为一阵阵头晕而苦恼	□	□	□	□
12. 我有晕倒发作或觉得要晕倒似的	□	□	□	□
13. 我吸气、呼气都感到很容易	□	□	□	□
14. 我手脚麻木和刺痛	□	□	□	□
15. 我因为胃痛和消化不良而苦恼	□	□	□	□
16. 我常常要小便	□	□	□	□
17. 我的手常常是干燥温暖的	□	□	□	□
18. 我脸红发热	□	□	□	□
19. 我容易入睡并且一夜睡得很好	□	□	□	□
20. 我做噩梦	□	□	□	□

附录 F　生活事件量表

指导语：下面是每个人都有可能遇到的一些日常生活事件，究竟是好事还是坏事，可根据个人情况自行判断。这些事件可能对个人有精神上的影响（体验为紧张、压力、兴奋或苦恼等），影响的轻重程度是各不相同的，影响持续的时间也不一样。请您根据自己的情况，实事求是地回答下列问题，请在最合适的答案上画“√”。

生活事件名称	事件发生时间				性质		精神影响程度					影响持续时间				备注
	未发生	一年前	一年内	长期性	好事	坏事	无影响	轻度	中度	重度	极重	三个月内	半年内	一年内	一年以上	
举例：房屋拆迁			√			√		√					√			
家庭有关问题																
1. 恋爱或订婚																
2. 恋爱失败、破裂																
3. 结婚																
4. 自己（爱人）怀孕																
5. 自己（爱人）流产																
6. 家庭增添新成员																
7. 与爱人父母不和																
8. 夫妻感情不好																
9. 夫妻分居（因不和）																
10. 夫妻两地分居（因工作需要）																
11. 性生活不满意或独身																
12. 配偶一方有外遇																
13. 夫妻重归于好																
14. 超指标生育																
15. 本人（爱人）做绝育手术																
16. 配偶死亡																
17. 离婚																
18. 子女升学（就业）失败																
19. 子女管教困难																
20. 子女长期离家																
21. 父母不和																
22. 家庭经济困难																

续　表

生活事件名称	事件发生时间				性质		精神影响程度					影响持续时间				备注
	未发生	一年前	一年内	长期性	好事	坏事	无影响	轻度	中度	重度	极重	三个月内	半年内	一年内	一年以上	
23. 欠债																
24. 经济情况显著改善																
25. 家庭成员重病、重伤																
26. 家庭成员死亡																
27. 本人重病或重伤																
28. 住房紧张																
工作学习中的问题																
29. 待业、无业																
30. 开始就业																
31. 高考失败																
32. 扣发奖金或罚款																
33. 突出的个人成就																
34. 晋升、提级																
35. 对现职工作不满意																
36. 工作学习中压力大（如成绩不好）																
37. 与上级关系紧张																
38. 与同事、邻居不和																
39. 第一次远走他乡异国																
40. 生活规律重大变动（饮食、睡眠规律改变）																
41. 本人退休、离休或未安排具体工作																
社交与其他问题																
42. 好友重病或重伤																
43. 好友死亡																
44. 被人误会、错怪、诬告、议论																
45. 介入民事法律纠纷																
46. 被拘留、受审																
47. 失窃、财产损失																
48. 意外惊吓、发生事故、自然灾害																
如果您还经历其他生活事件，请依次填写																
49.																
50.																

附录 G　社会支持评定量表

指导语：下面的问题用于反映您在社会中所获得的支持，请按各个问题的具体要求，根据您的实际情况填写，谢谢您的合作。

1. 您有多少关系密切，可以得到支持和帮助的朋友（只选一项）

（1）一个也没有　（2）1～2 个　（3）3～5 个　（4）6 个或 6 个以上

2. 近一年来您（只选一项）

（1）远离家人，且独居一室　（2）住处经常变动，多数时间和陌生人住在一起

（3）和同学、同事或朋友住在一起　（4）和家人住在一起

3. 您和邻居（只选一项）

（1）相互之间从不关心，只是点头之交　（2）遇到困难可能稍微关心

（3）有些邻居很关心您　（4）大多数邻居都很关心您

4. 您和同事（只选一项）

（1）相互之间从不关心，只是点头之交　（2）遇到困难可能稍微关心

（3）有些同事很关心您　（4）大多数同事都很关心您

5. 从家庭成员得到的支持和照顾（在合适的框内画"√"）

家庭成员	无	极少	一般	全力支持
A. 夫妻（恋人）				
B. 父母				
C. 儿女				
D. 兄弟姐妹				
E. 其他成员（如嫂子）				

6. 过去，在您遇到急难情况时，曾经得到的经济支持和解决实际问题的帮助的来源有

（1）无任何来源

（2）下列来源（可选多项）

A. 配偶　B. 其他家人

C. 亲戚　D. 同事

E. 工作单位　F. 党团工会等官方或半官方组织

G. 宗教、社会团体等非官方组织　H. 其他（请列出）

7. 过去，在您遇到急难情况时，曾经得到的安慰和关心的来源有

（1）无任何来源

（2）下列来源（可选多项）

A. 配偶　　B. 其他家人
C. 亲戚　　D. 同事
E. 工作单位　　F. 党团工会等官方或半官方组织
G. 宗教、社会团体等非官方组织　　H. 其他（请列出）

8. 您遇到烦恼时的倾诉方式是（只选一项）
(1) 从不向任何人倾诉　　(2) 只向关系极为密切的 1 ~2 个人倾诉
(3) 如果朋友主动询问您会说出来　　(4) 主动倾诉自己的烦恼，以获得支持和理解

9. 您遇到烦恼时的求助方式是（只选一项）
(1) 只靠自己，不接受别人帮助　　(2) 很少请求别人帮助
(3) 有时请求别人帮助　　(4) 有困难时经常向家人、亲友、组织求援

10. 对于团体（如党组织、宗教组织、工会、学生会等）组织活动，您（只选一项）
(1) 从不参加　　(2) 偶尔参加　　(3) 经常参加　　(4) 主动参加并积极活动

附录 H　A 型行为类型评定量表

指导语：请根据您过去的情况回答下列问题。凡是符合您的情况的就在“是”对应的方框内画“√”；凡是不符合您的情况的就在“否”对应的方框内画“√”。每个问题必须回答，答案无所谓对与不对、好与不好。请尽快回答，不要在每道题目上过多思索。回答时不要考虑“应该怎样”，只回答您平时“是怎样的”就行了。

项目	是	否
1. 我觉得自己是一个无忧无虑、悠闲自在的人	□	□
2. 即使没有什么要紧的事，我走路也快	□	□
3. 我经常感到应该做的事太多，有压力	□	□
4. 我自己决定的事，别人很难让我改变主意	□	□
5. 有些人和事常常使我十分恼火	□	□
6. 我急需买东西但又要排长队时，我宁愿不买	□	□
7. 有些工作我根本安排不过来，只能临时挤时间去做	□	□
8. 上班或赴约会时，我从来不迟到	□	□
9. 当我正在做事，谁要是打扰我，不管有意无意，我总是感到恼火	□	□
10. 我总看不惯那些慢条斯理、不紧不慢的人	□	□
11. 我常常忙得透不过气来，因为该做的事情太多了	□	□
12. 即使跟别人合作，我也总想单独完成一些更重要的部分	□	□
13. 有时我真想骂人	□	□
14. 我做事总是喜欢慢慢来，而且思前想后，拿不定主意	□	□
15. 排队买东西，要是有人加塞，我就忍不住要指责他或出来干涉	□	□
16. 我总是力图说服别人同意我的观点	□	□
17. 有时连我自己都觉得，我所操心的事远远超过我应该操心的范围	□	□
18. 无论做什么事，即使比别人差，我也无所谓	□	□
19. 做什么事我也不着急，着急也没有用，不着急也误不了事	□	□
20. 我从来没想过要按自己的想法办事	□	□
21. 每天的事情都使我精神十分紧张	□	□
22. 就是去玩，如逛公园，我也总是先看完，等着同来的人	□	□
23. 我常常不能宽容别人的缺点和毛病	□	□
24. 在我认识的人里，个个我都喜欢	□	□
25. 听到别人发表不正确的见解，我总想立即就去纠正他	□	□
26. 无论做什么事，我都比别人快一些	□	□

续 表

项目	是	否
27. 人们认为我是一个干脆、利落、高效率的人	□	□
28. 我总觉得我有能力把一切事情办好	□	□
29. 聊天时，我也总是急于说出自己的想法，甚至打断别人的话	□	□
30. 人们认为我是个安静、沉着、有耐性的人	□	□
31. 我觉得在我认识的人之中值得我信任和佩服的人实在不多	□	□
32. 对未来我有许多想法和打算，并总想都能尽快实现	□	□
33. 有时我也会说人家的闲话	□	□
34. 尽管时间很宽裕，我吃饭也快	□	□
35. 听人讲话或报告如讲得不好，我就非常着急，总想还不如我来讲哩	□	□
36. 即使有人欺侮了我，我也不在乎	□	□
37. 我有时会把今天该做的事拖到明天去做	□	□
38. 当别人对我无礼时，我对他也不客气	□	□
39. 有人对我或我的工作吹毛求疵时，很容易挫伤我的积极性	□	□
40. 我常常感到时间已经晚了，可一看表还早呢	□	□
41. 我觉得我是一个对人对事都非常敏感的人	□	□
42. 我做事总是匆匆忙忙的，力图用最少的时间办尽量多的事情	□	□
43. 如果犯有错误，不管大小，我全都主动承认	□	□
44. 坐公共汽车时，尽管车开得快我也常常感到车开得太慢	□	□
45. 无论做什么事，即使看着别人做不好，我也不想拿来替他做	□	□
46. 我常常为工作没做完，一天又过去了而感到忧虑	□	□
47. 很多事情如果由我来负责，情况要比现在好得多	□	□
48. 有时我会想到一些说不出口的坏念头	□	□
49. 即使领导我的人能力差、水平低、不怎么样，我也能服从和合作	□	□
50. 必须等待什么的时候，我总是心急如焚，缺乏耐心	□	□
51. 我常常感到自己能力不够，所以在做事遇到不顺利时就想放弃不干了	□	□
52. 我每天都看电视，也看电影，不然心里就不舒服	□	□
53. 别人托我办的事，只要答应了，我从不拖延	□	□
54. 人们都说我很有耐性，干什么事都不着急	□	□
55. 外出乘车、船或跟人约定时间办事时，我很少迟到，如对方耽误，我就恼火	□	□
56. 偶尔我也会说一两句假话	□	□
57. 许多事本来可以大家分担，可我喜欢一个人去干	□	□
58. 我觉得别人对我的话理解太慢，甚至理解不了我的意思似的	□	□
59. 我是一个性子暴躁的人	□	□
60. 我常常容易看到别人的短处而忽视别人的长处	□	□

附录 I　护士用住院患者观察量表

姓名：　性别：　年龄：　职业：　住院号：　评定日期：

项目	0 无	1 有时有	2 常常	3 经常	4 一直是
1. 肮脏	□	□	□	□	□
2. 不耐烦	□	□	□	□	□
3. 哭泣	□	□	□	□	□
4. 对周围活动感兴趣	□	□	□	□	□
5. 不督促就一直坐着	□	□	□	□	□
6. 容易生气	□	□	□	□	□
7. 听到不存在的声音	□	□	□	□	□
8. 衣着保持整洁	□	□	□	□	□
9. 对人友好	□	□	□	□	□
10. 不如意便心烦	□	□	□	□	□
11. 拒绝做日常事务	□	□	□	□	□
12. 易激动、发牢骚	□	□	□	□	□
13. 忘记事情	□	□	□	□	□
14. 问而不答	□	□	□	□	□
15. 对好笑的事发笑	□	□	□	□	□
16. 进食狼藉	□	□	□	□	□
17. 与人攀谈	□	□	□	□	□
18. 自觉抑郁沮丧	□	□	□	□	□
19. 谈论个人爱好	□	□	□	□	□
20. 看到不存在的东西	□	□	□	□	□
21. 提醒后才做事	□	□	□	□	□
22. 不督促便一直睡着	□	□	□	□	□
23. 自觉一无是处	□	□	□	□	□
24. 不太遵守医院规则	□	□	□	□	□
25. 难以完成简单任务	□	□	□	□	□
26. 自言自语	□	□	□	□	□
27. 行动缓慢	□	□	□	□	□
28. 无故发笑	□	□	□	□	□
29. 容易生气	□	□	□	□	□
30. 保持自身整洁	□	□	□	□	□